임/상/응/용

카이로프랙틱, 도수치료 테크닉

인곡(仁谷) 정지문 대체의학박사

도서출판 대학서림

들어가기

약이나 메스를 사용하지 않고 손의 기술로 요통이나 경부통 등의 근골격계 문제를 해결할 수 있다는 희망으로 이 길로 들어선지 벌써 강산이 세 번째 변해가고 있다. 처음 입문했을 때 제대로 된 자료나 교육기관이 없었기에 힘든 시기였지만 그래도 꿋꿋하게 참고 열정을 불태워왔던 그 시간이 보람으로 남는다. 특히나 요즘처럼 일반인들에게 카이로프랙틱이나 도수치료가 널리 알려지고 사랑받고 있는 상황에서 카이로프랙틱을 직업으로 선택한 것에 개인적으로 자랑스럽게 생각하고 있다.

카이로프랙틱을 오랫동안 연구하고 업으로 해오면서 테크닉을 익히고 임상에 적용하는데 많은 어려움을 겪고 있는 분들을 만나게 되었다. 많이 모자라지만, 개인적으로 오랫동안 축적해왔던 테크닉과 임상 경험을 필요로 하는 분들에게 조금이라도 도움이 되었으면 하는 차원에서 책을 집필하게 되었다. 누구나 처음엔 카이로프랙틱 테크닉을 익히는데 많은 어려움을 느끼게 된다. 또한 개별적인 테크닉을 어느 정도 익혔으나 임상에서는 어떻게 활용해야 할지 엄두가 나지 않기도 한다. 처음에는 테크닉만 마스터하면 내원자들이 곧바로 좋아지리라 생각하지만 실제로 임상에서는 그렇지 않을 때도 많다. 그리고 어디서부터 어떻게 시술을 해야 하며, 나의 진단이 맞는지, 내가 습득한 테크닉이 어느 정도의 완성도를 가지고 있는지 제대로 파악이 안 되기에 고민은 더욱 깊어지게 된다.

이러한 여러 가지 문제들 때문에 카이로프랙틱을 배운 많은 분들이 제대로 임상에서 활용을 못하고 실망하거나 포기하기도 하며, 그동안 시간과 비용만 허비했다고 생각하기도 한다. 4, 5년, 또는 10년 이상을 공부해도 제대로 테크닉을 마스터하지 못하고 임상에서 활용하지 못하는 분들을 보면서 저자 개인적으로 안타까울 때가 많았다.

테크닉을 익히는 데는 개인적인 차이는 존재하지만 내가 누구에게 얼마나 열정적으로 배우면서 익혔느냐가 대단히 중요하다. 어떤 분야이든 전문가가 되려면 최소 10년 이상의 기간 동안 10,000시간의 열정과 노력이 필요하다고 한다.

실력 있는 카이로프랙터가 되기 위해서는 먼저 입문하기 전에 국내외 많은 정보를 섭렵하고 꼼꼼히 알아본 다음에 본인이 배우고자 하는 선생에게 사사를 받는 게 무엇보다도 중요하다고 할 수 있다. 그런 다음 테크닉을 배우는데 온 열정과 노력을 불 태우길 권하고 싶다. 특히나 사람의 건강을 다루는 카이로프랙틱 테크닉은 처음부터 책이나 동영상만으로 배우고 익힌다는 것은 있을 수 없다. 처음에는 선생에게 지도를 받으면서 그와 관련된 책이나 동영상을 활용한다면 테크닉을 마스터하는데 많은 도움이 된다고 생각한다.

본서는 진단과 테크닉 및 임상 적용에 어려워하는 분들을 위해 저자가 지금까지 카이로프랙틱과 오스테오파시, 에너지 테크닉 등의 다양한 수기치료를 배우고 임상에 적용 그리고 오랫동안 학생들을 가르치면서 나름대로 구체화시킨 방법들을 소개하고 한다. 즉 효과적으로 임상에 폭넓게 활용할 수 있는 다양한 테크닉과 진단방법, 임상 적용 방법이다. 본서에서 소개한 방법 이외에 다른 진단법과 테크닉 등은 얼마든지 존재한다. 만일 독자분들 중에 다른 진단법이나 테크닉을 활용하고 있다면 취사 선택하여 함께 활용하는 것도 좋다고 생각한다.

본서는 카이로프랙틱이나 도수치료를 배우는 분들이나 테크닉을 업그레이드하기를 원하는 분들에게 실용적 측면에서 접근하고 있다. 따라서 테크닉의 철학이나 생리학적 원리, 신경학적 원리, 해부학 등에 관한 세세한 부분은 그와 관련된 별도의 서적을 참고하길 부탁드리고 싶다.

참고로 본서에서 카이로프랙틱이라는 용어를 주로 사용하지만 본서에서 소개하는 진단법이나 테크닉은 카이로프랙틱뿐만 아니라 오스테오파시 등의 다양한 테크닉을 취하거나 응용한 것이다. 단지 우리들에게 카이로프랙틱이 친밀하게 다가오는 용어이기에 본서에서 주로 사용하고 있다.

본서에서는 각 테크닉이나 진단방법을 소개하면서 더욱 이해를 돕기 위해 그와 관련된 "정지문 카이로프랙틱 TV-JJ chiropractic TV" 유튜브 동영상을 함께 소개하고 있다. 핸드폰으로 QR 코드를 찍으면 해당되는 동영상을 볼 수가 있다. 단, 본서에 기술한 진단과 유튜브에 소개한 내용이 완전히 같은 리스팅과 동일 추골에 대한 테크닉이 아닌 경우도 있기에 이 부분에서는 양해를 구하고 싶다. 리스팅이나 테크닉 부위가 다르더라도 원리는 동일하기에 참고하는데 별 문제가 없으리라 생각한다.

본서에 더 많은 테크닉과 진단방법을 소개하고 싶으나, 지면 관계상, 여러 여건상 그렇게 못한 부분에 아쉬움이 있다. 본서에서 하나하나 소개하지 못한 "정지문 카이로프랙틱 TV-JJ chiropractic TV” 유튜브에 있는 테크닉과 진단방법에 관한 다양한 콘텐츠는 제Ⅷ장에 QR 코드를 삽입한 형태로 모아 놓았기에 관심이 있는 분들은 참고하길 권한다. 앞으로도 유튜브를 통해서 더 많은 테크닉과 진단방법에 관한 콘텐츠를 업그레이드함으로써 독자 여러분들의 관심에 부응하려고 생각하고 있다.

본서에서는 선장관절과 천장관절에 대해 선장관절, 선골과 천골에 대해 선골로 표기를 하였다. 이는 역서인 “척주 모션 팔페이션”과 “카이로프랙틱 디버시파이드 테크닉1, 2”에서 사용했던 용어에 대한 일관성을 유지하고 싶었기 때문이다. 단, 유튜브 동영상에서는 선호도가 있을 수 있기에 양쪽 모두를 사용하기도 했음으로, 이 부분에 이해를 구하고 싶다.

본서가 테크닉과 진단방법, 임상 적용에 고민하고 힘들어 하는 분들에게, 또 제대로 진단방법과 테크닉을 배우고자 하는 입문자들에게 조금이라도 도움이 되기를 바라고 있다. 그리고 열정이 앞서다 보니 본서에 미진한 부분이 많이 있다고 생각하고 있다. 따라서 이 부분에 관해서는 앞으로 더욱 열심히 연구하여 수정해가리라 다짐하고 있으며, 독자 여러분들의 넓은 아량과 양해를 부탁드리고 싶다.

그리고 궁금한 점이나 이해가 안 되는 부분, 더 심오함을 갈급하는 분들은 유니온 카이로프랙틱 협회(02-794-7040)나 E-메일(unionchiro@hanmail.net)을 주시면 시간 나는 대로 성심성의껏 응대하려고 생각하고 있기에 부담없이 연락주시길 바란다.

본서를 집필함에 있어 많은 분들에게 도움을 받았다. 본서의 사진과 삽화, 동영상 제작을 담당해주신 마츠시타 토모코(松下朋子) 선생에게 감사를 드린다. 토모코 선생이 없었다면 본서와 테크닉 동영상은 만들어지지 못했음을 알기에 그 고마움을 깊이 간직하고 있다. 그리고 유튜브 동영상과 본서에서 주저없이 모델을 해 주신 키나 아스카(喜納 あすか) 씨에게도 고마움을 간직하고 있다. 모델을 찾는데 어려움이 많았었는데 키나 아스카 씨가 밝은 표정으로 흔쾌히 승낙해주었던 그때의 모습을 잊을 수가 없다. 그리고 오랫동안 저자와 카이로프랙틱을 연구하고 후진 양성과 건강 전도사로서 뜻을 함께 하고 있는 유니온 카이로프랙틱 협회의 부회장님 및 이사님들에게도 감사를 드리며, 항상 응원해주고 힘이 되어준 많은 회원들과 학생들, 지인들에게도 감사를 드린다. 끝으로 본서를 세상에 나오도록 해 주신 대학서림 사장님과 관계자 분들에게 감사를 드린다.

인곡(仁谷) **정 지문** 대체의학박사 드림

목 차

I

실력 있는 카이로프랙터가 되기 위해서

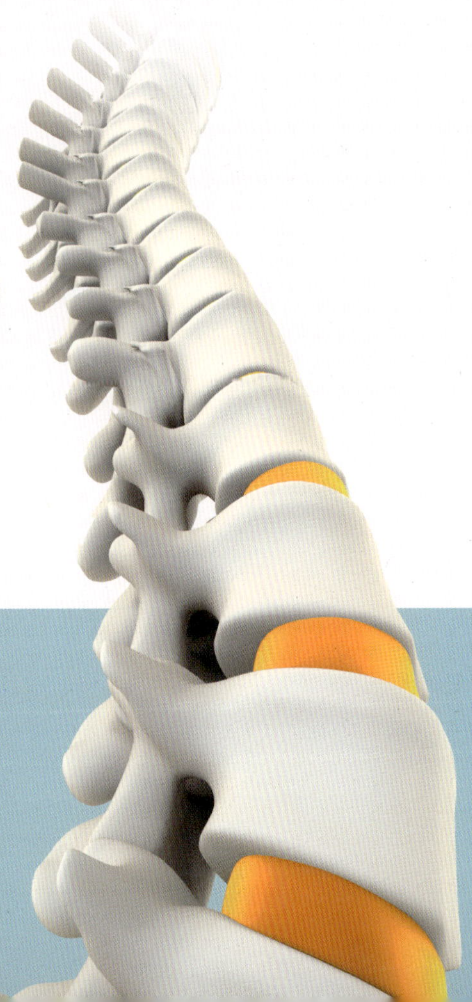

1. 시술에 필요한 테크닉

카이로프랙터는 몇 가지 테크닉을 구사해야 좋은가라고 궁금해하는 분들이 있다. 다양한 테크닉을 마스트하고 있다면 좋겠지만, 현실적으로 어려운 부분이 많이 있다. 많은 테크닉을 체득했다고 하여 그 모두를 사용할 수 있는 것도 아니다. 중요한 것은 제대로 테크닉을 마스트했는가이다.

카이로프랙틱은 뼈와 신경에서 출발한 학문이기에 뼈 관점에서 얘기하자면 카이로프랙터는 한 추골에 대해 최소 3가지 이상의 테크닉을 구사할 수 있어야 한다. 그래야만이 어떠한 상황에서도 대처가 가능하기 때문이다.

예를 들면 요통을 호소하는 내원자가 왔을 때, 본인이 측와위(side posture) 척추교정밖에 구사할 수 없다면 난감해질 때가 있다. 내원자의 상태가 심하지 않고 측와위 척추교정을 받을 정도라면 시술이 가능하겠지만, 그 정도가 심하여 앙와위(바르게 누운 자세)나 복와위(엎드린 자세) 자세밖에 취할 수 없다면 시술을 할 수가 없게 된다. 동일한 사람이라도 어제까지는 측와위 척추교정이 잘 되더라도 오늘은 안 될 때도 많다. 그리고 나이 드신 분이나 어린 아이에게는 척추교정이 때론 무리일 수도 있다. 만일 임산부라면 엎드린 자세에서 시술을 하기가 곤란하기도 한다.

카이로프랙터는 남녀노소 어떠한 내원자라도 카이로프랙틱 시술을 할 수 있어야 하고, 내원자가 어떠한 자세, 즉 앙와위, 복와위, 측와위, 좌위, 입위를 취하더라도 그 상황에 맞춰서 테크닉을 구사할 수 있어야 한다. 그러기 때문에 실력 있는 카이로프랙터가 되기 위해서는 한 추골에 대해 최소 3가지 이상의 테크닉의 구사가 필요하게 된다.

2. 직접법과 간접법

카이로프랙터는 남녀노소, 내원자가 취하는 자세와 상관없이 무난하게 시술이 가능하도록 직접법과 간접법 테크닉 한 종류씩 체득하고 있어야 한다. 즉 디버시파이드나 간스테드 테크닉과 같은 직접법 테크닉과 SOT나 CST, 스트레인 카운터스트레인 테크닉과 같은 간접법 테크닉 한 종류씩 온전히 구사할 수 있도록 마스터해 놓으며 어떠한 상황에서도 카이로프랙터는 시술을 할 수가 있게 된다.

테크닉은 크게 직접법과 간접법으로 나눌 수가 있다.

뼈에 대한 어프러치 관점에서 설명을 하면

1) 직접법: 뼈에 대해 저진폭의 고속 스러스트를 하는 방법
   (1) 직접법: 틀어진 뼈에 대해 정상의 방향으로 교정하는 방법
   (2) 간접법: 틀어진 뼈에 대해 틀어진 방향으로 교정하는 방법
2) 간접법: 교정을 하지 않고 5~100 g 정도의 힘으로 시술하는 방법
   (1) 직접법: 틀어진 뼈에 대해 정상의 방향으로 시술하는 방법
   (2) 간접법: 틀어진 뼈에 대해 틀어진 방향으로 시술하는 방법

세계적으로 널리 알려진 수기치료는 크게 카이로프랙틱과 오스테오파시로 분류할 수가 있다. 이 두 종류의 수기(手技) 테크닉은 100여 년 이상의 역사를 가지고 있으며, 수기 테크닉의 양대 산맥이라고 할 수 있다. 카이로프랙틱에는 디버시파이드 테크닉, 간스테드 테크닉, SOT(선골후두골테크닉), CMRT(SOT 내장치료), 톰슨 테크닉, 터글 리코일 테크닉, 피어스 테크닉 등 다양한 테크닉이 있으며, 이들 테크닉은 폭넓게 활용되고 있다. 오스테오파시에도 CST(두개천골요법), 스트레인 카운터스트레인 테크닉, 근막 릴리스 테크닉, 오서페딕 테크닉, 내장치료 테크닉 등 다양한 테크닉이 존재한다.

이들 테크닉 중에 디버시파이드나 간스테드, 톰슨 등과 같은 테크닉은 저진폭의 고속 스러스트를 하는 직접법의 테크닉이며, 더 분류를 하면 직접법의 직접법 테크닉이라고 할 수 있다. CST나 CMRT, SOT, 스트레인 카운터스트레인 테크닉은 교정을 하지 않고 뼈나 근육, 조직 등에 부드러운 압을 가해서 시술하는 간접법 테크닉이라고 할 수 있다. 즉 간접법의 직접법 테크닉이다.

간접법과 직접법은 어느 테크닉이 효과적인가, 좋은가로 판단할 수 있는 부분은 아니며, 모든 테크닉은 그 나름대로 원리와 철학이 있기 때문에 내원자에게 어떤 테크닉이 좋은

지, 시술자인 본인에게는 어떤 테크닉이 더 배우기 쉽고 구사할 수 있는지를 판단하여 활용하는 것이 좋다.

보통 직접법은 즉효성을 발휘하며, 간접법은 근육이나 근막 등이 이완되는데 시간이 소요된다. 상황에 따라서는 간접법이 더 즉효성을 발휘할 때도 있다. 테크닉의 선택은 내원자마다 원하는 테크닉이나 잘 받는 테크닉이 다르기에 시술자와 내원자에 맞춰서 구사한다면 효과를 극대화시킬 수가 있다.

참고로 운동을 하는 분들이나 조금 와일드한 분들은 직접법을 선호하는 경향이 강하며, 교정음에 몸이 부숴지는 느낌을 갖는 분들이나 교정에 두려움을 갖는 분들, 몸이 민감한 분들에겐 간접법을 선호하는 경향이 있다. 또한 남성은 직접법을 선호하고 여성은 간접법을 선호하는 경향이 강하다. 나이 드신 분이나 어린 아이들은 비교적 간접법이 안전하며, 젊은 사람에겐 직접법이 더 좋다고 생각한다.

국민성에 따라서도 테크닉에 대한 선호도가 확연히 달라지는데, 한국인들의 경우 "투둑"하고 교정음이 들리는 직접법에 대해서 "아! 시원하다"라는 느낌과 함께 "치료받았다", "좋아지고 있다"라고 생각하는 경향을 가지고 있다. 물론 최근에는 직접법의 선호도가 조금씩 떨어지고 있으며, 오히려 간접법을 좋아하는 분들이 점점 늘어나고 있는 추세이다. 일본인들은 직접법을 싫어하는 분들이 많은데, "위험하다", "뼈가 부숴진다", "아프다"라는 인식이 많다. 어떤 분들은 "투둑"의 교정음만으로도 기겁을 할 때도 있다. 많은 일본인들이 간접법을 선호하는 경향이 많지만, 물론 직접법을 좋아하는 분들도 있다.

테크닉의 선호 문제는 지금까지 저자의 경험에 의한 것으로 달리 생각하고 느끼는 분들도 있다고 생각한다. 중요한 점은 케이스 바이 케이스이기에 내원자에 따라 적절한 테크닉을 선택해서 사용하는 것이 좋다.

요약하자면 실력 있는 카이로프랙터가 되기 위해서는 직접법 테크닉 하나, 간접법 테크닉 하나를 온전하게 구사할 수 있도록 하며, 이에 부가해서 한 추골에 대해 어프러치 할 수 있는 최소 3가지 이상의 테크닉을 습득하는 것이 필요하다.

본서에서는 이러한 관점에 입각하여 직접법과 간접법을 섞어서 3종류 이상의 테크닉을 소개하고 있다.

3. 건강 3요소와 카이로프랙틱 어프러치

건강이란 몸과 마음, 영양의 균형이라고 말할 수 있다. 어느 것 하나라도 균형이 깨질 때 서로가 악영향을 미치게 되어 건강을 도모할 수가 없게 된다. 신체가 건강하려면 영양이 제대로 공급되어야 하고 마음이 평안해야 한다(그림 1).

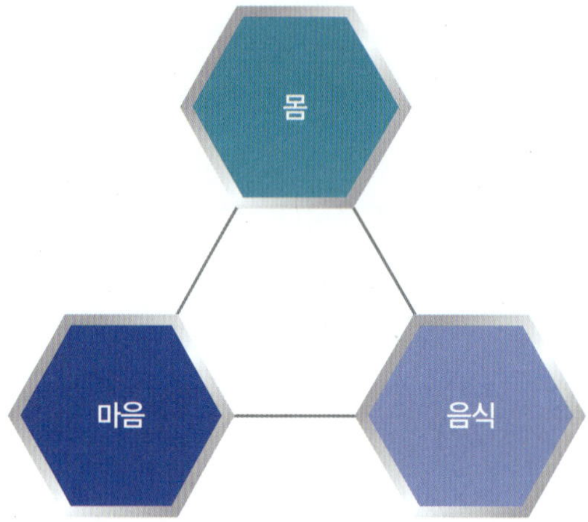

-그림 1-

카이로프랙틱은 몸의 치료를 우선적으로 하기 때문에 먼저 다양한 테크닉을 마스터하는 데 심혈을 기울여야 한다. 물론 기초의학의 중요성은 말할 필요도 없다.

요통을 호소하는 내원자 중에 시술을 했음에도 개선이 잘 안 되거나 반복되는 경우가 종종 있다. 물론 서블럭세이션(subluxation)을 제대로 못 찾았을 수도 있고, 생활습관의 문제도 존재할 수 있겠지만, 다른 원인이 잠재되어 있을 때가 많다. 즉 마음의 상처나 스트레스가 내재되어 있다면 여기에 대한 어프러치가 없을 때 효과는 더디거나 개선이 잘 되지 않기도 한다. 일례로 사람들로부터 오해를 받거나 스트레스를 좀 받게 되면 위장 부위가 곧바로 긴장이 되어 급성요통을 유발하는 케이스가 있다. 이런 타입은 신체에 미치는 마음의 영향이 다른 사람보다는 강하다고 할 수 있다.

내원자 중에 간혹 입이나 눈 또는 얼굴 주위 근육의 떨리는 증상 때문에 고민된다고 호소하는 분들이 있다. 이러한 증상은 마그네슘(Mg)이 부족하여 나타날 때가 있다. 만일 마그네슘 부족이 문제라면 마그네슘만 섭취하면 해결된다. 이러한 케이스는 몸에 대한 접근이 아닌, 영양적인 면에서 접근이 필요함을 알려주는 좋은 일례라고 할 수 있다.

몸이 마음에 영향을 미치는 경우로는 몸이 아프게 되면 몸을 뜻대로 움직일 수가 없게 되기에 스트레스가 쌓이게 되고, 통증과 기능장애로 인해 움직이지 않거나 움직일 수 없게 되면 의욕이 상실되고 우울증에 빠질 수도 있다. 이런 상황이 이어지면 몸과 마음이 안 좋은 상태로 계속해서 반복하게 된다.

내원자를 시술할 때 카이로프랙터는 주로 몸에 대해 어프러치를 하지만, 내원자에 따라서는 영양적인 면과 함께 몸의 어프러치가 필요할 때도 있으며, 어떤 경우에는 마음에 대한 어프러치와 함께 시술을 해야 할 때도 있다. 물론 카이로프랙터이기에 베이스는 몸에 대한 어프러치가 먼저이지만.

따라서 카이로프랙터는 몸을 주로 다루지만, 건강이란 몸과 마음과 영양이 서로 유기적으로 균형이 이루어져야 한다는 관점에서 신체를 바라보고 시술을 한다면 더 효과를 발휘할 수가 있다.

물론 지금은 몸의 치료가 기본이기에 진단과 테크닉을 마스터하는데 중점을 두고 어느 정도 이 부분이 해소되면 차후 영양적인 면과 마음의 관점에서 인체를 보도록 시야를 넓혀 가는 것이 좋다.

4. 진단 패턴의 필요성

요통을 호소하는 내원자가 왔을 때 그 요통의 원인이 요추인지, 골반의 문제인지 또는 근육인지, 내장의 문제인지 파악이 안 된다면 대단히 난감해진다. 또한 요통을 일으키고 있는 원인이 뼈의 문제라고 할 때 요추 몇 번이 원인인지를 모른다면 시술을 할 수가 없게 된다. 카이로프랙틱을 오랫동안 배웠으면서도 막상 요통의 내원자를 만나게 되면 어떻게 해야 할지 고민된다고 하는 분들은 제대로 진단을 못하기 때문이다.

카이로프랙터가 신체 어느 부위부터 진단을 해서 어떻게 해야 할지 개념이 서 있지 않으면 내원자는 통증을 호소하며 힘들어 하는데 시간만 소비하게 되고 신뢰를 잃게 된다. 내원자는 장시간의 진단을 그다지 좋아하지 않는다.

카이로프랙틱에서는 진단이 제대로 되었다면 치료는 이미 70% 좋아진 것과 마찬가지라고 곧잘 얘기한다. 그만큼 진단이 중요하다는 의미이다. 진단을 잘 하기 위해서는 다양한 진단 방법을 숙지한 후에 나름대로 진단 패턴이 필요하다. 자신만의 제대로 된 진단 패턴을 가지고 있다면 망설이지 않고 진단을 할 수가 있으며 시간도 절약할 수 있다. 그러기 때문에 카이로프랙터는 문진(聞診), 문진(問診), 정형외과검사법, 신경학적 검사법, 피부분절 진단, 엑스레이, 촉진, 모션 팔페이션(가동성 검사법), 각종 테크닉에 존재하는 진단법을 활용하여 나름대로 진단 패턴을 만들기를 권한다.

테크닉에는 그에 맞는 인디케이터(지표)나 고유의 진단법이 반드시 존재한다. 그러기 때문에 다양한 테크닉을 익혀 두면 그만큼 진단하는데 도움이 된다. 만일 두 세 종류의 진단법만 숙지하고 있다면 거기에 해당되는 내원자에게는 정확한 진단이 되겠지만 그렇지 않을 때는 아무리 시술을 하더라도 효과를 볼 수가 없게 된다. 진단 방법이 많으면 많을수록 서불럭세이션을 찾는데 그만큼 정확성이 높아지고 곧바로 치료의 효과로 이어지게 된다.

처음부터 자신만의 진단 패턴을 만드는 것은 대단히 어렵다. 그러기 때문에 초창기에는 내원자가 되어 선생의 진단과 시술을 직접 경험하여 참고하는 것도 하나의 방법이다. 또 다른 방법은 자신이 배웠던 선생의 진단 방법이나 패턴을 그대로 모방하여 임상에 적용하면서 점점 내공이 쌓여 갔을 때 자신만의 진단 패턴으로 완성해가면 좋다.

실력 있는 카이로프랙터가 되기 위해서는 제대로 된 자신만의 진단 방법, 즉 진단 패턴이 필요하다.

5. 치료 패턴의 필요성

다양한 테크닉을 배우고 익혔지만 정작 임상에서는 어떻게 치료를 해야 할지 망설여지거나 고민될 때도 많다. 즉 요통의 내원자가 왔을 때 아픈 부위에 대해 먼저 어프러치를 해야 할지, 신체 균형에 대해 먼저 어프러치를 해야 할지 또는 신체의 원위 부위부터 혹은 근위 부위부터 해야 할지 고민될 때가 많다. 또한 내원자의 상황에 따라 어떤 테크닉이

적합할지 망설여질 때도 많다. 그리고 내원자의 성별이나 나이에 따라 어떠한 테크닉으로 어디서부터 해야 할지 고민되기도 한다. 여기에는 치료에 대한 개념이 제대로 서 있지 않기 때문으로, 자신만의 치료 패턴을 만들어 놓으면 곧바로 해결이 된다.

처음에는 자신의 치료 패턴을 만들기가 아주 어렵기 때문에 실력 있는 선생의 방법을 모방하고, 이후에 자신의 역량이 높아지고 임상 경험이 쌓일 때 조금씩 수정해가면서 본인만의 치료 패턴을 만들면 된다. 치료 패턴을 모방하는데 가장 좋은 대상은 자신이 마스터한 테크닉을 사용하는 선생의 치료 방법이다. 그 선생의 치료법은 자신에게 부담 없이 다가오며, 이해가 쉽고 임상에 곧바로 적용이 가능해진다. 그리고 좋은 인간관계를 맺어 두면 이후에 원만한 커뮤니케이션을 할 수 있기에 자신의 내공을 쌓는데 도움이 된다. 저자도 테크닉을 한참 배울 때 일부러 치료를 받으러 가서 선생님은 테크닉을 어떻게 활용하고 구사하는지, 효과는 어떻게 나타나는지 관찰하고 모방하였다. 또한 어떤 선생님에게는 견학을 부탁하여 가기도 했으며, 어떤 선생님에게는 개인 교습을 받은 후에 나름대로 시술 시스템을 만들 수가 있었다. 그리고 좋은 인간관계를 맺은 덕분에 지금까지도 저자 자신의 테크닉을 더욱 깊게 갈고 닦는데 많은 도움이 되고 있다.

오스테오파시를 전공한 저자의 일본인 동료는 학교 졸업 후, 관심을 가지고 있었던 테크닉 선생의 치료원에서 3년 동안 취직하여 테크닉을 마스터하고 나름대로 치료 패턴을 만들어서 개업을 했다. 지금은 내원자들 때문에 아주 바쁜 생활을 보내고 있다.

테크닉은 배울 때와 직접 임상에서 활용할 경우는 많이 다르다. 테크닉의 치료원리에서는 A → B → C 순서대로 배우지만, 실제 임상에서는 A → C → B가 되기도 하고 B → A → C나 C → B → A 등이 되기도 한다. 그러기 때문에 선생의 치료원에서는 내원자의 상태나 상황에 따라 어떻게 테크닉을 적용시키며, 어떠한 패턴으로 응용하여 치료하는지를 알 수 있기에 여건이 허락된다면 초창기에 어느 정도 기간까지는 선생의 치료원에서 일을 하거나 견학을 하는 것도 좋은 방법 중의 하나이다.

실력 있는 카이로프랙터가 되기 위해서는 남녀노소 및 내원자의 상황에 따라 어프러치할 수 있도록 자신만의 치료 패턴을 만드는 것이 중요하다.

6. 내원자에게 맞춤형 자가치료와 생활습관 개선 필요성

1) 맞춤형 자가치료 필요성

임상에서는 내원자의 증상이나 기능 개선을 더욱 높이기 위해 카이로프랙틱 시술 외에도 자가치료가 필요할 때가 많다. 어떤 내원자는 시술만으로도 효과를 발휘하지만, 어떤 내원자에게는 가정에서 스스로 할 수 있는 맞춤형 자가치료가 꼭 필요할 때도 있다. 자가치료를 함께 했을 때 그 효과는 더 극대화되고 오랫동안 지속된다.

자가치료는 전신적인 자가치료와 부위별 자가치료로 분류하여 내원자에게 맞춤형으로 소개하는 것이 좋다. 즉 요통의 내원자에게는 요통에 맞는 자가치료를, 목의 통증의 내원자에게는 목의 통증을 개선하는 자가치료가 필요하게 된다. 일례로 오십견은 증상이 개선되는데 보통 많은 시간이 걸리게 되며 카이로프랙틱 시술만으로는 모자란 부분도 많다. 그러나 오십견에 맞는 자가치료법을 활용한다면 증상이나 통증으로부터 빨리 회복될 수가 있다.

증상이나 기능장애에 대한 부위별 자가치료도 필요하지만, 건강한 생활을 할 수 있도록 전신에 대한 자가치료도 내원자에겐 필요한 부분이다. 즉 혈액순환을 좋게 하거나 면역력을 높이는 자가치료, 전신의 긴장을 풀어주는 전신 자가치료 방법은 평소에 가정에서 매일 할 수 있도록 한다면 내원자는 건강한 생활을 유지할 수가 있게 된다.

따라서 실력 있는 카이로프랙터가 되기 위해서는 카이로프랙터는 신체 부위별에 따른 자가치료 방법과 전신 건강을 위한 전신 자가치료 방법을 다양하게 습득하여 어떠한 내원자가 오더라도 그 내원자에 대해 맞춤형 자가치료 방법을 소개할 수 있도록 하는 것이 좋다.

본서에서는 신체 부위별 자가치료와 전신의 자가치료 방법을 일부 소개하고 있다. 본서에서 소개하는 자가치료 요법을 활용한다면 많은 도움이 될 것이며, 또한 효과적인 다른 자가치료 방법이 있다면 그것을 함께 활용하길 권한다.

2) 생활습관 개선 필요성

아무리 시술을 잘하고 맞춤형 자가치료를 하더라도 통증이나 증상이 원하는 만큼 개선

되지 않기도 하며, 다시 반복하기도 한다. 그 원인에는 생활습관이 종종 자리잡고 있다. 일례로 빈번히 요통을 호소하는 분들 중에 몸을 구부리고 앉는 분들이 많다. 이러한 분들은 생활습관을 개선하지 않고는 좋아지지 않으며, 요통이 반복된다.

다른 예로, 머리카락이 긴 여성이 자고 일어나면 목을 삘 때가 있는데, 그 원인 중의 하나가 머리카락을 취침 전에 감는 습관 때문일 수도 있다. 즉 머리카락을 감고 난 후에 제대로 말리지 않는 상태에서 잠을 자게 되면 취침 중에 머리카락의 물기가 증발되면서 목 주변의 체온이 떨어지게 된다. 목에는 감각수용기가 많고 대단히 민감한 부위이기 때문에 목 주변의 체온 저하로 목 근육은 쉽게 긴장을 하게 된다. 이로 인해 아침에 일어났을 때 목이 삐게 되는 것이다

이처럼 나쁜 생활습관이나 잘못된 생활습관은 카이로프랙틱 시술의 효과를 더디게 할 뿐만 아니라 증상이나 통증을 반복적으로 유발시키는 원인이 될 수가 있다. 그러기 때문에 내원자의 생활습관에 대한 카이로프랙터의 조언은 대단히 중요하다.

내원자마다 생활습관이 다르기에 카이로프랙터는 내원자와 원활한 커뮤니케이션을 통해서 안 좋은 생활습관을 찾아 개선할 수 있도록 항상 염두에 두어야 한다.

3) 실력 있는 카이로프랙터가 되기 위한 요약

카이로프랙틱을 배워서 제대로 활용하고 싶으나 어떻게 해야 할지 앞이 보이지 않는다는 분들을 자주 만나면서 저자 나름대로 해결할 수 있는 방법을 오랫동안 고민해왔다.

내원자의 건강을 도모하는 일은 쉬운 일이 아니지만, 지금까지 앞에서 기술한 부분을 아래와 같이 요약해보았다.

(1) 한 추골에 대해 최소 3종류 이상의 테크닉을 마스터할 것

(2) 직접법 테크닉과 간접법 테크닉 중, 각각 한 종류씩 온전히 마스터할 것

(3) 몸에 대한 어프러치가 기본이 되지만 이후에는 마음과 영양적 면까지 시야를 넓힐 것

(4) 본인만의 진단 패턴을 만들 것

(5) 본인만의 치료 패턴을 만들 것

(6) 내원자에게 필요한 맞춤형 자가치료 방법을 체득할 것

(7) 내원자의 생활습관을 유심히 관찰할 것

카이로프랙틱을 임상에 적용하는데 이 외에도 더 많이, 더 철저하게 준비해야 하는 부분도 있지만, 모든 것을 다 갖춘 후에 시술을 할 수 있는 것은 아니다. 앞에서 기술한 내용을 준비를 한다면 임상에서 그리 어려움 없이 활용할 수 있다고 생각한다. 임상을 해가면서 모자라고 필요한 부분이 있다면 앞으로 그 부분에 더욱 심혈을 기울여 준비하고 수정 보완하면 된다.

7. 카이로프랙틱 치료 원리

카이로프랙틱을 배운 후에 어떻게 하면 효과적인 치료를 할 수 있을까라고 카이로프랙터는 고민을 많이 한다. 카이로프랙틱 시술은 최소한의 시술로 최대의 효과를 얻게 하는 것이라고 말할 수 있다. 즉, 침술에서 말하는 일침요법처럼 인체에 많은 자극을 통해 시술을 하는 것이 아니라 가능하면 최소 자극을 통해서 내원자의 문제를 해결하는 것이다. 그러기 위해서는 카이로프랙터는 첫째, 원인을 긴 안목으로 바라본다. 즉 깊게 관찰해야 한다. 둘째, 다면(多面), 전체적으로 본다. 셋째, 원인을 근본적으로 본다. 즉 원인을 철저하게 살펴보아야 한다는 3원칙에 입각하여 진단하고 시술하기를 카이로프랙틱은 강조한다.

그리고 카이로프랙터의 고민 중의 하나가 어디서부터 시술을 해야 하나라는 문제이다. 즉 무릎이 아파 내원한 분이 있다면 무릎만 시술해야 하는지, 무릎부터 해야 하는지 고민을 한다.거의 모든 카이로프랙틱 치료는 Above → Down, Inside → Outside의 관점에서 하는 게 보통이다. 즉 위에서 아래로, 안에서 밖으로 시술을 하게 된다. 사지관절 문제로 내원하더라도 체간(몸통)을 먼저 하고 사지(四肢)를 하게 된다. 여기에는 신체의 기준이 되는 체간을 안정시킨 후에 사지에 대해 어프러치를 할 때 통증이나 기능 개선이 더 효과적으로 나타나고 지속된다는 의미가 포함되어 있다. 체간이 안정되어 있지 않으면 사지에 대해 어프러치를 하더라도 효과가 오랫동안 지속되지 않거나, 다시 재발하기 쉽기 때문이다. 따라서 보통 시술을 할 때 체간을 안정화시킨 후에 사지에 어프러치를 하는 것이 좋다.

카이로프랙터가 임상에 임할 때 어느 정도의 간격으로 시술을 해야 하는지에 관해서도 고민을 많이 한다. 이 부분에 관해서는 케이스 바이 케이스에 따라 다를 수도 있으며, 여러 상황이 작용하기에 어려운 부분이기도 하다.

오스테오파시를 창시한 A.T. Still 선생은 시술을 할 때, Find it, Adjust it, Leave in alone이라고 표현하였다. 즉 서블럭세이션을 찾아서 어져스트를 하고 몸이 적응하면서 스스로 치료할 수 있도록 놓아두어라는 의미이다.

뼈가 변위된 후에 시술을 통해 제 역할을 하는 데는 어느 정도의 시간(기간)이 필요하게 된다. 매일 시술한다고 효과가 있는 것은 아니며, 오버를 하게 되면 몸의 상태가 더 나빠지는 경우도 있다. 시술을 위한 몸에 자극(교정이나 마니퓰레이션)은 치료를 위해 반드시 필요하지만 몸의 관점에서 보면 에너지의 크나큰 소비라고 할 수가 있다. 따라서 몸이 적응할 시간(기간)이 필요한 것이다.

보통 급성일 때 2~3일에 한 번, 만성의 경우 1주일에 한 번 정도가 무난하다. 몸이 적응되어 가면 그 기간을 2주에 한 번, 3주에 한 번으로 늘려간다. 그리고 이후에는 건강을 위한 몸 관리 차원에서 한 달에 한 번, 두 달에 한 번으로 평생 시술 시스템이 좋다고 생각한다.

카이로프랙터들에게 또 다른 고민 중의 하나가 1회 시술을 했을 때 어느 선까지 내원자의 기능 이상과 통증의 개선을 기준으로 삼아야 하는가이다. 어떤 내원자는 1회의 시술로 완치되기도 하고, 어떤 분은 그 당시에 변화가 없기도 한다. 그리고 어떤 분은 시술을 이어갈수록 점점 개선되기도 한다. 그렇다면 완치된 분이나 효과가 없다면 그렇다 치더라도 시간을 들여 좋아지는 타입이라면 1회에 어느 선까지 해야 하는가이다. 어느 선까지의 기준 설정은 대단히 어렵다. 몸이란 자극에 대해 어떻게 변화가 일어날지 어느 정도 예상은 할 수 있지만, 확신할 수가 없다. 어느 적정 선이 아니면 시술이 모자란 느낌이 들기도 하고, 어느 선을 넘어버리면 오히려 몸이 안 좋아지기도 하기 때문이다.

이 부분에 대해 확실하게 어느 선까지라고 얘기할 수는 없지만 보통 통증이나 증상이 60~70% 개선되었다면 조금은 아쉽더라도 그 선에서 멈추고 몸의 변화를 지켜보면서 이후에 다시 시술의 기회를 가지길 권한다. 그런데 내원자의 바람이나 카이로프랙터의 바람이 다르면 시술에 욕심을 내게 된다. 그러나 한 번의 계속된 시술로 효과를 더 낸다면 괜찮지만, 중간에 멈췄을 때보다 시술의 효과가 오히려 떨어진다면 신뢰를 잃게 되고, 내원자의 몸 컨디션이 더 안 좋아져서 나쁜 인상으로 남을 수도 있다.

시술을 어느 선까지 해야 하는가에 대해 저자 자신도 뼈 아픈 경험을 한 적이 있다. 유학 시절, 카이로프랙틱 시술원에서 아르바이트를 했는데, 어느 날 목 통증을 호소하는 40대 후반의 남성이 내원했었다. 시술을 해가면서 내원 전보다 목 통증이 80% 이상 개선되었는데, 조금만 더 하면 100% 좋아질 것 같은 욕심에 시술을 이어갔다. 그런데 개선이 되지 않고 내원 전보다는 통증의 60% 개선, 즉 시술 시 도중에 멈춰야 했던 80%의 개선보다 오히려 20%가 떨어진 것이다. 그 내원자는 시술하여 이미 80% 효과의 맛을 보았기 때문에 결과적으로 60%에 머물렀던 개선 효과에는 오히려 악화되었다는 인식을 가지고 있었다. 처음보다는 절반 이상이 좋아졌지만, 그 내원자는 처음의 기준이 아닌 80% 개선된 기준으로 계속 이어진 시술의 효과를 판단하기에 좋은 감정으로 받아들일 수가 없었던 것이다. 오히려 신뢰를 잃어버린 계기가 되었다. 그때의 경험은 시술에 대한 내원자의 바람, 저자 자신의 바람과 함께 지금도 어느 선까지 시술을 해야 하나라는 고민의 진행형이다.

누구나 통증이나 기능 이상으로 힘들어 하는 내원자를 보면 도움을 드리고 싶은 마음이 앞서서 무리를 하게 된다. 하지만 시술의 오버는 역효과를 낼 수 있기에 조심할 필요가 있다.

II

골격계 진단 및 테크닉

1 요추
2 흉추
3 경추
4 골반

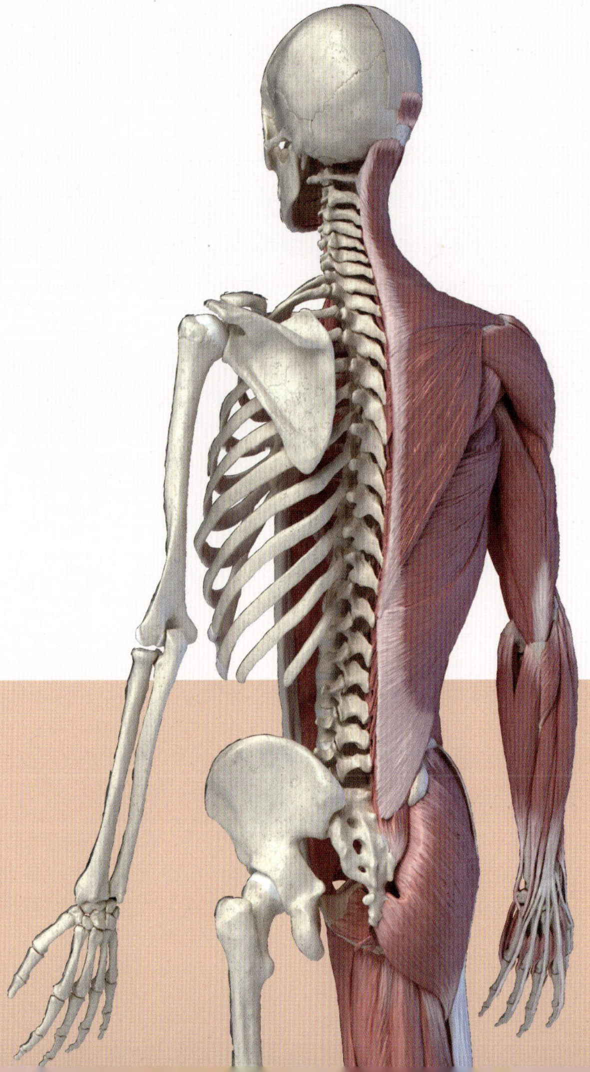

카이로프랙틱이나 오스테오파시 등의 도수치료를 업으로 하려는 입문자나 이미 직업으로 하고 있는 분들이 막상 임상에서 어떻게 진단을 하고 테크닉을 활용해야 하는지 어려워한다. 그러기 때문에 본 장에서는 저자 자신이 카이로프랙틱이나 오스테오파시의 다양한 테크닉과 그 외 다른 수기치료에서 배우고 임상에 적용해왔던 골격계 진단법과 테크닉들을 소개한다.

서블럭세이션(원인이 되는 추골)을 시술하는 방법은 다양하게 존재한다. 다양한 테크닉을 구사할 수 있으면 어떤 상황에서나 남녀노소 상관없이 시술을 할 수 있게 된다. 본서에 소개한 다양한 테크닉을 익혀 두면 임상에 많은 도움이 되리라 확신한다.

본서에서 가능하면 더 많은 테크닉을 소개하는데 중점을 두고 구상을 했으나 여건상 어려운 부분이 존재하여 소개하지 못한 유용한 테크닉도 많이 있다. 이후 소개할 수 있는 기회를 가져보리라 생각하고 있다. 본서에 소개되지 않는 다른 테크닉 중에서도 내원자의 건강을 위해 안전하면서도 효과적인 테크닉이라면 어떠한 테크닉을 활용해도 좋다. 마사지나 지압 등도 상황에 따라 필요할 때도 있다. 테크닉에는 우열이 존재하지 않는다고 생각하고 있다. 단 내원자의 건강 입장에서 선호가 존재할 뿐이기에 필요에 따라 테크닉을 적절하게 활용하길 권한다.

참고로 본서에서 각 진단법이나 테크닉에 관해 설명하고 기술하지만 한계가 있다. 독자들 또한 지면으로 이해하고 익히는데 어려움이 존재하리라 생각한다. 이를 보강하기 위해 "정지문 카이로프랙틱 TV-JJ chiropractic TV" 유튜브 동영상을 함께 소개하고 있다. 책을 읽으면서 본서에서 소개한 동영상을 참고한다면 도움이 많이 되리라 생각한다.

1. 요추

1) 요추 설명

척주를 이루는 요추는 5개가 존재한다. 요추는 흉추나 경추에 비해 추골 중 가장 크며, 요추의 3번과 4번의 추체 두께가 다른 요추에 비하여 두껍다. 요추 극돌기는 상대적으로 짧으면서 두껍고 건실한 형태이다. 이에 비해 횡돌기는 약하고 좌우 균형이 맞지 않기에

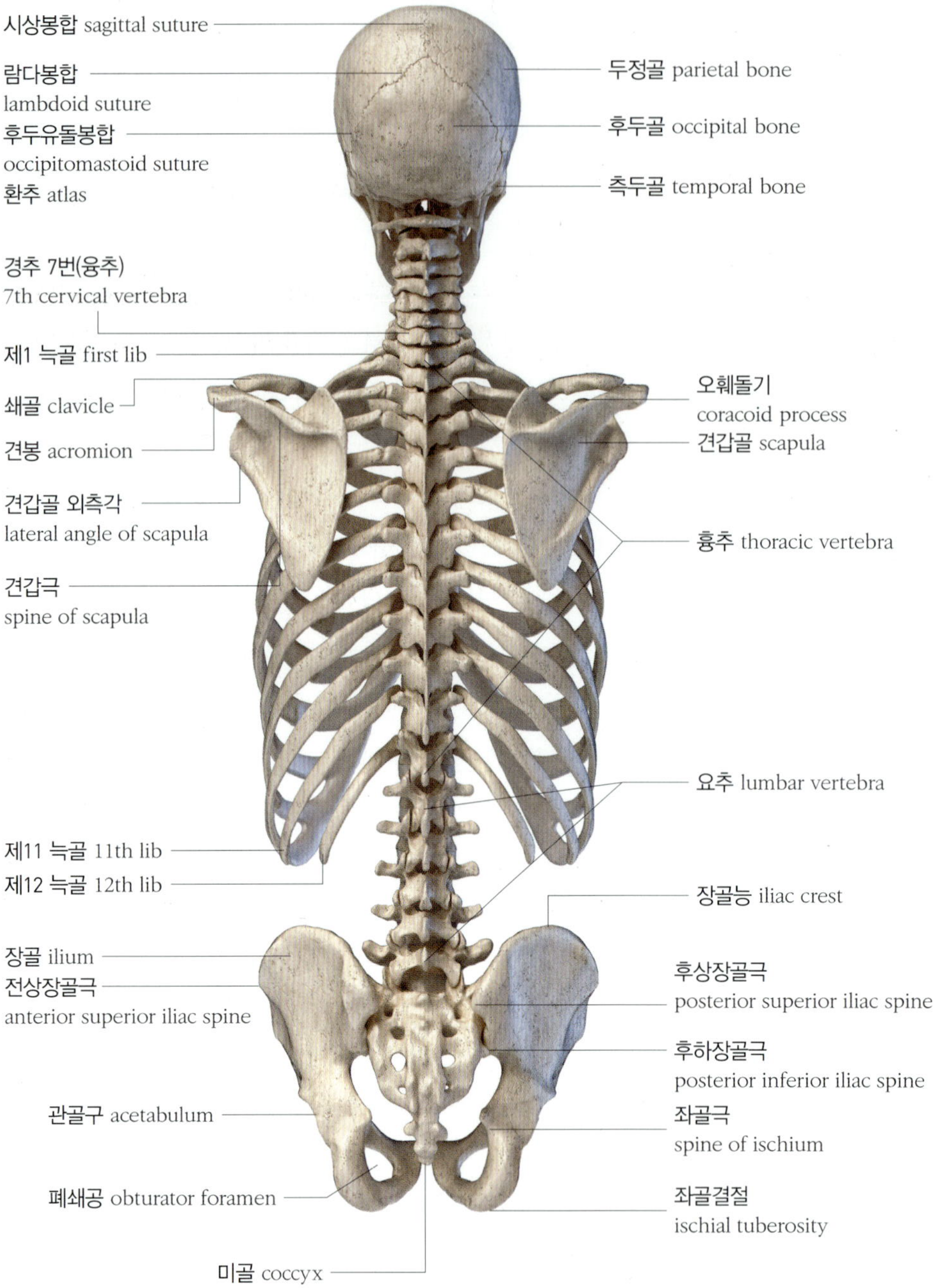

시상봉합 sagittal suture
람다봉합
lambdoid suture
후두유돌봉합
occipitomastoid suture
환추 atlas
경추 7번(융추)
7th cervical vertebra
제1 늑골 first lib
쇄골 clavicle
견봉 acromion
견갑골 외측각
lateral angle of scapula
견갑극
spine of scapula
제11 늑골 11th lib
제12 늑골 12th lib
장골 ilium
전상장골극
anterior superior iliac spine
관골구 acetabulum
폐쇄공 obturator foramen
미골 coccyx
두정골 parietal bone
후두골 occipital bone
측두골 temporal bone
오훼돌기
coracoid process
견갑골 scapula
흉추 thoracic vertebra
요추 lumbar vertebra
장골능 iliac crest
후상장골극
posterior superior iliac spine
후하장골극
posterior inferior iliac spine
좌골극
spine of ischium
좌골결절
ischial tuberosity

-그림 2-

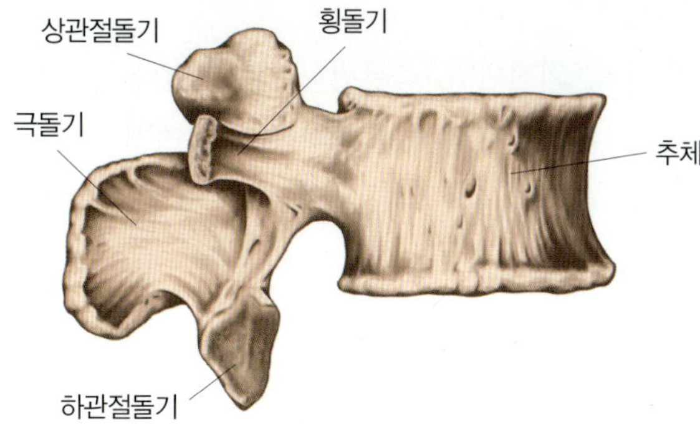

-그림 3-

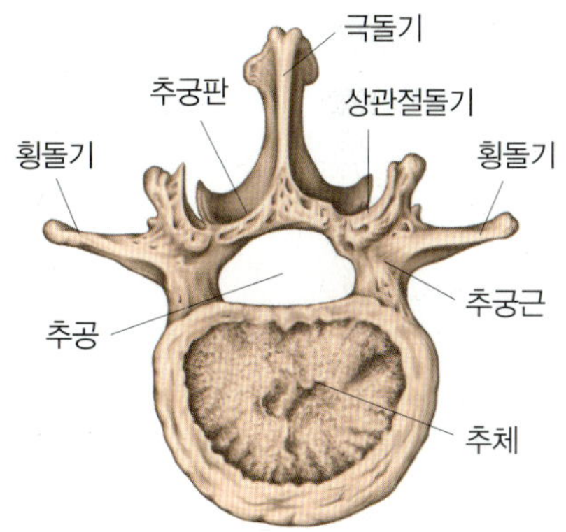

-그림 4-

촉진 진단에서 횡돌기를 기준으로 삼지 않는다. 또한 교정을 할 때에도 요추 횡돌기에 컨택트(contact, 접촉)해서 교정하지 않는다. 요추에서는 유두돌기를 진단이나 교정할 때 지표나 컨택트 포인트로 삼는다(그림 2) (그림 3) (그림 4).

요추의 추간관절(facet joint)은 후방에서 보았을 때 직각의 형태를 띄고 있기에 좌우로 회전을 하더라도 추간관절에 의해 어느 정도 제한을 받게 된다. 요추 5번의 하관절면은 선골과 이은 부위 관절을 구성해야 하기 때문에 직각의 형태보다는 약간 완만한 형태로 관절을 형성하고 있다. 또한 선골과 연동되어 움직이고 있다. 그러기 때문에 요추 5번은 변위나 카이로프랙틱 시술을 할 때 중요하게 다루고 있다.

2) 리스팅(Listing)

추골의 변위는 후방변위, 회전변위, 측굴변위가 존재한다. 추골의 움직임은 3차원이기에 이들의 변위를 말로 표현하는데 한계가 존재한다. 따라서 이들 변위 형태를 로마자 앞글자를 따서 표기하는데, 이를 리스팅(Listing)이라고 한다. 요추에서 소개하는 리스팅은 요추와 흉추, 경추에 함께 적용된다. 단 상부경추인 경추 1번만 특별하게 다루는데, 경추 1번은 형태도 특이할 뿐만 아니라 변위가 너무나 다양하기 때문이다.

널리 사용하는 리스팅으로는 크게 두 종류가 존재하는데, 이들을 자유자재로 응용이 가능하도록 숙지해두면 도움이 많이 된다.

(1) 풀 스파인 리스팅(full spine listings, 일명: 간스테드 리스팅)

풀 스파인 리스팅(full spine listings)은 극돌기를 기준으로 해서 추골이 후방변위(Posterior, P)된 후에 극돌기가 왼쪽(Left, L)이나 오른쪽(Right, R) 중, 어느 쪽으로 변위 되었는지를 판단한다. 이후 회전변위된 극돌기 쪽이 상방변위(Superior, S) 되었는지, 하방변위(Inferior, I) 되었는지를 확인하여 표기한다.

풀 스파인 리스팅에서는 추골의 후방변위인 P를 먼저 표기하고, 이어서 좌, 우 회전변위인 L, R를 표기하며, 마지막으로 상방변위와 하방변위인 S, I를 순서대로 표기한다.

풀 스파인 리스팅 표기법

① 추골의 후방변위와 극돌기의 좌회전변위: PL

② 추골의 후방변위와 극돌기의 우회전변위: PR

③ 추골의 후방변위와 극돌기의 좌회전변위와 상방변위: PLS

④ 추골의 후방변위와 극돌기의 좌회전변위와 하방변위: PLI

⑤ 추골의 후방변위와 극돌기의 우회전변위와 상방변위: PRS

⑥ 추골의 후방변위와 극돌기의 우회전변위와 하방변위: PRI

(2) 디버시파이드 리스팅(diversified listings)

디버시파이드 리스팅(diversified listings)은 횡돌기나 유두돌기를 기준으로 하여, 후방변위된 추골의 횡돌기나 유두돌기가 왼쪽(Left, L)이나 오른쪽(Right, R) 중, 어느 쪽으로 회전변위되어 있는가를 진단한다. 그리고 회전변위된 어느 한쪽의 횡돌기나 유두돌기가 상방변위(Superior, S) 되었는지, 하방변위(Inferior, I) 되었는지를 확인하여 표기한다.

디버시파이드 리스팅은 추골의 좌, 우 횡돌기나 유두돌기의 회전변위인 L, R을 먼저 표기하고 이어서 후방변위인 P를 표기하며, 마지막으로 횡돌기나 유두돌기의 회전변위된 쪽의 상방변위, 하방변위를 S, I로 표기한다.

디버시파이드 리스팅 표기법

① 추골의 후방변위와 좌횡돌기 회전변위(좌횡돌기 후방변위): LP

② 추골의 후방변위와 우횡돌기 회전변위(우횡돌기 후방변위): RP

③ 추골의 후방변위와 좌횡돌기 회전변위(좌횡돌기 후방변위)와 상방변위: LPS

④ 추골의 후방변위와 좌횡돌기 회전변위(좌횡돌기 후방변위)와 하방변위: LPI

⑤ 추골의 후방변위와 우횡돌기 회전변위(우횡돌기 후방변위)와 상방변위: RPS

⑥ 추골의 후방변위와 우횡돌기 회전변위(우횡돌기 후방변위)와 하방변위: RPI

(3) 풀 스파인 리스팅과 디버시파이드 리스팅 비교 영상 1

풀 스파인 리스팅은 극돌기 기준이 되고, 디버시파이드 리스팅은 횡돌기나 유두돌기 기준이기에 리스팅 표기에서 후방변위인 P가 먼저 나오는지, 횡돌기 회전변위인 L, R이 먼저 나온 지에 대한 차이가 존재한다.

아래는 풀 스파인 리스팅과 디버시파이드 리스팅을 비교한 것인데, 표기 형태만 다를 뿐 동일한 추골 변위의 리스팅을 나타내고 있다. 풀 스파인 리스팅이나 디버시파이드 리스팅의 사용은 테크닉을 구사하는 선생이나 논문, 서적에 따라 빈도가 달라지며, 교정을 할 때 부위에 따라 사용하기 편한 리스팅도 있기에 이 두 종류의 리스팅을 자연스럽게 활용할 수 있도록 숙지하는 것이 좋다.

① PL = RP

② PR = LP

③ PLS = RPI

④ PLI = RPS

⑤ PRS = LPI

⑥ PRI = LPS

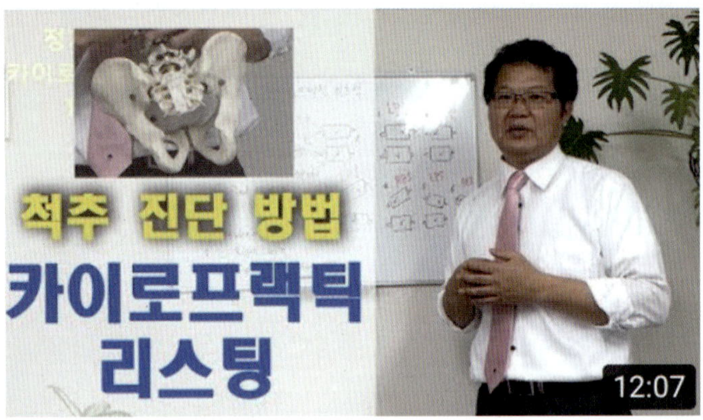

영상 1

3) 요추 모션 팔페이션(motion palpation, 동적 촉진, 가동성 검사법)

촉진 진단 방법은 스태틱 팔페이션(static palpation, 정적 촉진(靜的觸診))과 모션 팔페이션(motion palpation, 가동성 검사법, 동적 촉진(動的觸診))으로 분류한다.

스태틱 팔페이션은 복와위나 앙와위, 좌위, 입위에서 신체의 각 체크 포인트를 체크하여 신체가 어떻게 변위되었는지를 판단한다. 카이로프랙틱에서는 대략적으로 신체 변화를 진단하는데 스태틱 팔페이션을 많이 활용한다. 스태틱 팔페이션의 활용에 관해서는 제Ⅶ장의 "신체균형 진단 방법"에서 소개한다.

이 장에서 소개하는 모션 팔페이션은 일본에서 널리 사용되고 있는 나카가와 다카오 선생의 방법을 소개한다. 자세별, 부위별에 따른 더 다양한 방법을 원하는 분들은 나카가와 다카오 저, 정지문 역의 "척주 모션 팔페이션(신일서적)"을 참고하길 바란다.

나카가와 선생의 모션 팔페이션은 대단히 소프트하면서도 효과적인 진단 방법이라고 할 수 있다. 이 방법은 서블럭세이션이나 픽세이션(fixation, 고정화)을 찾는데 매우 효과적일 뿐만 아니라 응용을 통해서 간접법 테크닉으로도 활용이 가능하다.

모션 팔페이션을 처음 배울 때 뼈의 움직임을 잘 느끼지 못하기 때문에 어려워하는 분들이 더러 있으나, 연습을 거듭하다 보면 어느 순간에 느낌이 오는 시기가 있다. 나카가와 선생의 방법은 가능하면 아주 작은 힘으로 아주 부드럽게 해야만 뼈의 움직임을 잘 느낄 수가 있다. 힘을 가할수록 뼈의 움직임은 느낄 수가 없기에 이 부분에 신경을 많이 써야 한다.

요추 파트에서 소개하는 모션 팔페이션은 복와위 상태에서 사용하는 방법으로 요추와 흉추까지 사용이 가능하다.

(1) 모션 팔페이션을 통한 리스팅 내는 순서

모션 팔페이션을 통한 리스팅은 아래의 순서대로 실행한다.

① 스프링 테스트(spring test)를 통해 후방변위 검사

② 극돌기나 유두돌기를 통해 회전변위 검사

③ 횡돌기나 유두돌기를 통해 상, 하방변위(측굴변위) 검사

(2) 복와위에서의 요추, 흉추 모션 팔페이션 방법

① 피술자는 바르게 테이블 위에 엎드린다.

② 먼저 서블럭세이션이나 픽세이션을 찾기 위해 스프링 테스트를 하는데, 달리 표현하면 후방변위된 추골을 찾는 것이다.

시술자는 피술자의 왼쪽에 서서 오른손 두상골(pisiform)로 피술자의 척추 극돌기를 지긋이 누른다. 이때 압을 가하는 방향은 피술자의 체표에 수직으로 이루어져야 한다(사진 1).

극돌기에 압을 가할 때 다른 추골에 비하여 가동성이 결여되어 있거나 소실되어 있다면 그 추골이 서블럭세이션이나 픽세이션일 가능성이 높다.

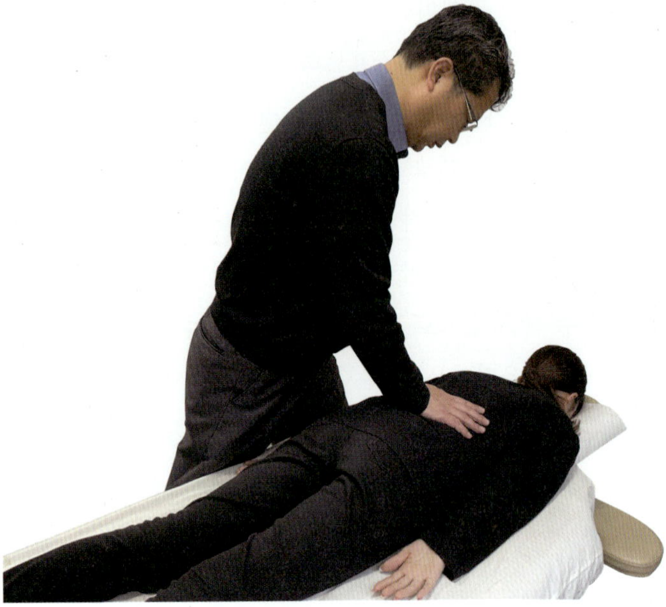

-사진 1-

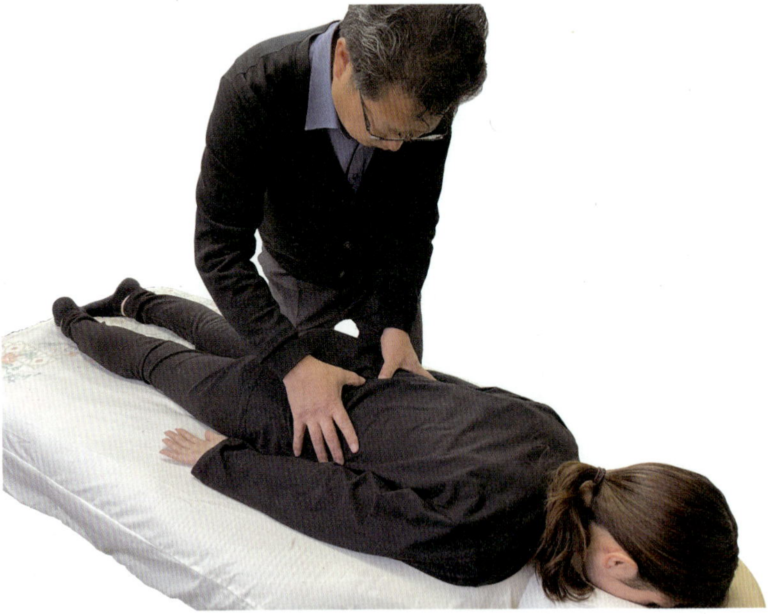

-사진 2-

③ 스프링 테스트를 통해 만일 L4(요추 4번)가 가동성이 소실되어 있다면 이어서 회전변위 검사를 한다(사진 2) (사진 3).

시술자의 왼손 모지로 L5의 극돌기를 좌측에서 고정하고 오른손 모지로 L4 극돌기를 오른쪽에서 왼쪽으로 밀어본다.

반대로 오른손 모지로 L5의 극돌기 우측에서 고정하고 왼손 모지로 L4 극돌기를 왼쪽에서 오른쪽으로 밀어본다.

좌, 우를 비교해서, L4 극돌기를 오른쪽에서 왼쪽으로 밀었을 때 가동성이 소실되어 있으면, PR 또는 LP가 된다.

만일, L4 극돌기를 왼쪽에서 오른쪽으로 밀었을 때 가동성이 소실되어 있으면 PL 또는 RP가 된다.

④ 상방변위 검사는 L4의 유두돌기를 컨택트(contact, 접촉)하여 상방으로 밀어본다(사진 4).

좌, 우를 비교해서, 가동성이 있으면 상방변위로 S, 가동성이 없으면 하방변위로 I가

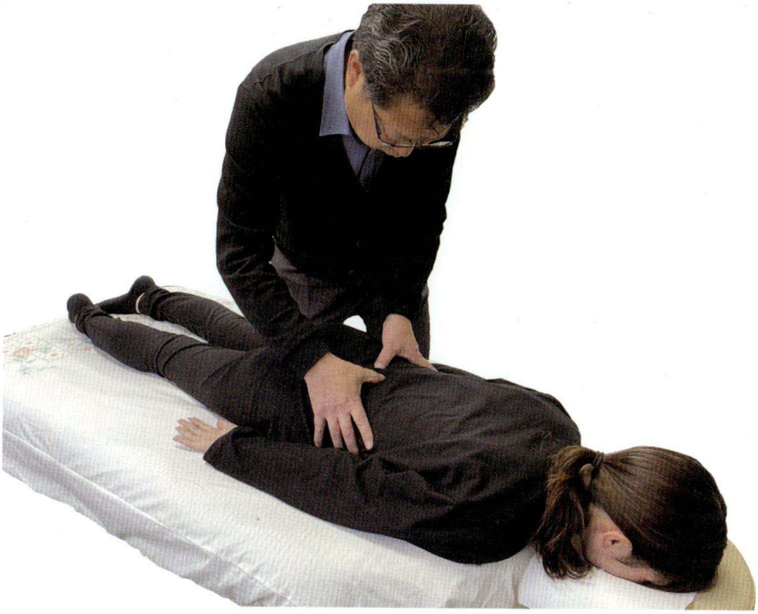

-사진 3-

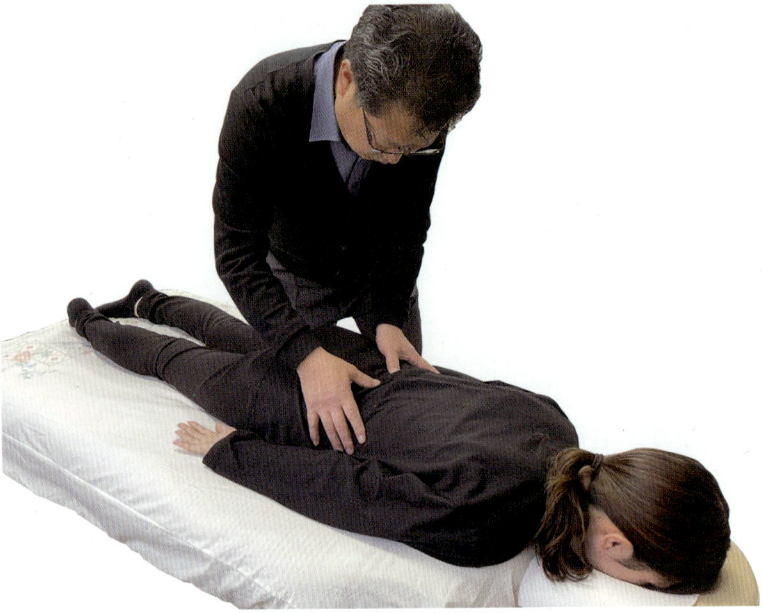

-사진 4-

된다.

⑤ 따라서 리스팅은 L4가 PR(또는 LP)일 경우, 극돌기가 회전변위된 쪽인 우측의 유두돌기에 가동성이 있으면 PRS 또는 LPI가 되며, 만일 우측의 유두돌기에 가동성이 없다면 PRI 또는 LPS가 된다.

4) 측와위 요추교정(side posture adjustment)

측와위 교정법은 디버시파이드나 간스테드 테크닉에서 폭 넓게 활용되고 있다. 본 테크닉은 디버시파이드 테크닉으로, 단계적으로 쇼크(shock, slack out)를 맞춰가면서 조작을 하고 마지막에는 시술자의 체중을 실어서 저진폭의 고속 스러스트(thrust)를 한다.

◈ **측와위 요추교정 순서(예, L4 PRI 또는 L4 LPS)** 영상 2 영상 3

① 피술자는 극돌기가 회전되어 있는 쪽을 테이블측으로 하여 천장측 무릎을 구부린 상태에서 양 손가락을 깍지 끼고 측와위를 취한다.

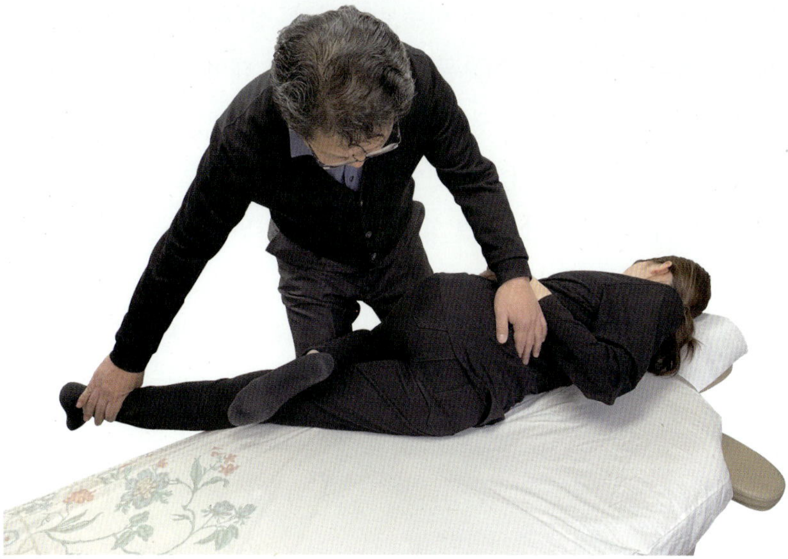

-사진 5-

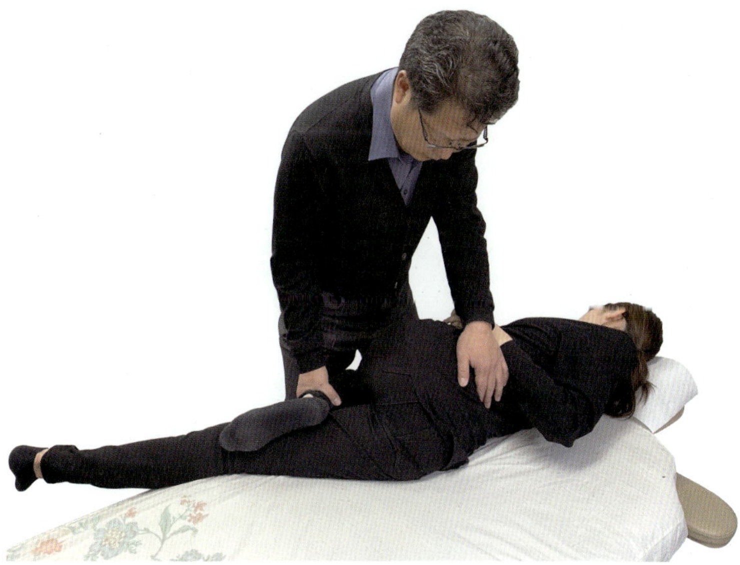

-사진 6-

예의 경우는 L4 PRI이기에 피술자의 오른쪽을 테이블측으로 하여 측와위를 취한다.

② 시술자는 피술자의 허리 부위에서 마주보고 서서, 상방수(왼손)의 검지와 중지로 L4 극돌기에 컨택트하면서 하방수(오른손)로 피술자의 테이블측 다리를 피술자 방향으로 L4에 쇼크가 오도록 천천히 당긴다. 즉 테이블측 고관절을 굴곡시킨다(사진 5).

이후 극돌기가 회전된 방향이 하방변위(측굴)이기에 테이블측 다리를 직선으로 약간 당겨서 하방변위를 제거한다. 만일 상방변위(측굴)라면 테이블측 다리를 직선으로 약간 밀어서 상방변위를 제거한다.

③ 이어서 천장측 다리를 L4에 쇼크가 오도록 고관절을 굴곡한다(사진 6).

④ 시술자는 손을 바꿔서 하방수의 검지와 중지로 L4 극돌기에 컨택트하면서 상방수로 피술자 테이블측 팔을 내방, 하방으로 약간 당긴다.

팔을 너무 많이 당길 경우 피술자 몸의 회전이 커짐으로써 교정할 때 늑골이나 다른 부위에 리스크가 생기기에 주의한다.

⑤ 이어서 시술자는 상방수로 피술자의 천장측 어깨 부위(대흉근 부위)를 대고 후방, 상방으로 밀어준다(사진 7).

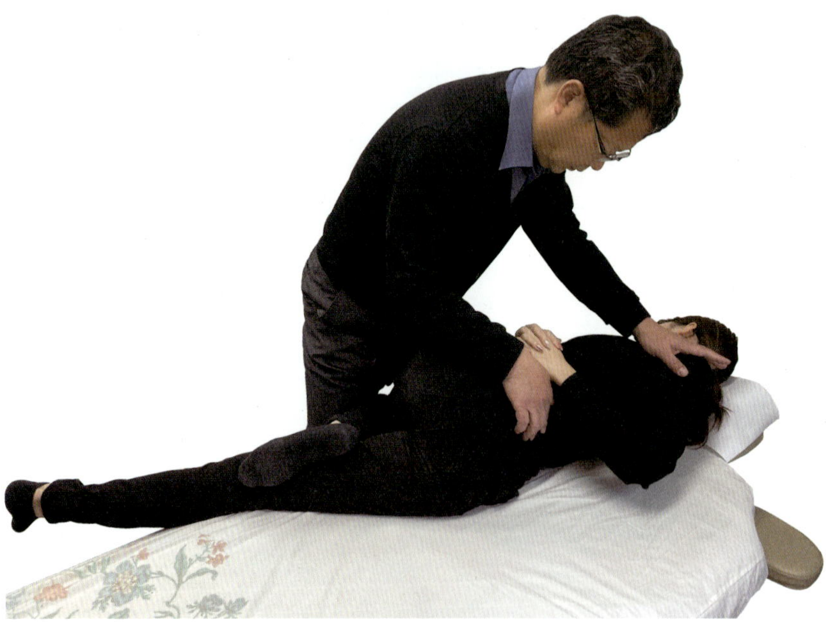

-사진 7-

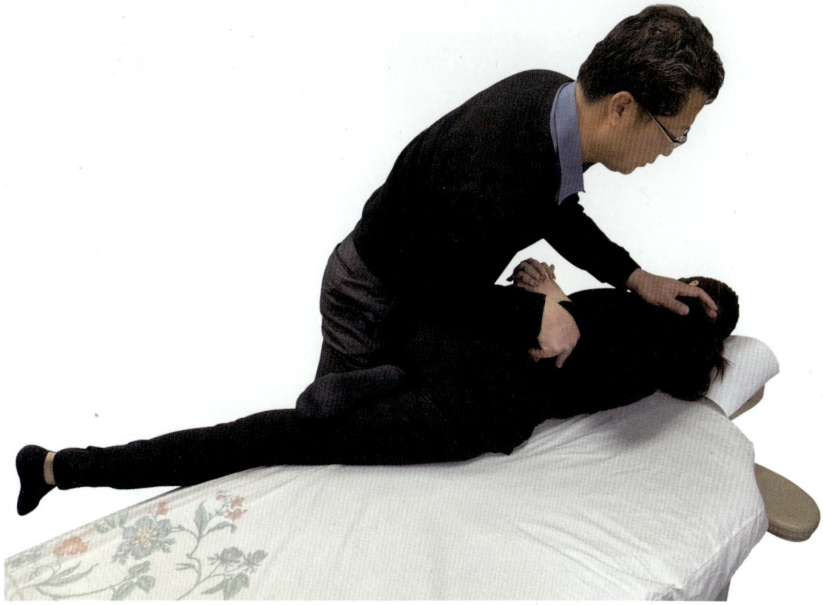

-사진 8-

⑥ 여기까지가 피술자의 다리와 팔을 통한 조작으로 L4에 쇼크를 맞춘 상태가 된다.

⑦ 이어서 시술자는 피술자의 쇼크가 풀어지지 않도록 하면서 피술자의 몸을 감싼 후 시술자의 방향으로 피술자의 몸을 전체적으로 회전시킨다.

⑧ 시술자는 대퇴부 전면, 측면으로 피술자의 천장측 다리를 고정하면서 하방수 전완의 근육이 있는 부위로 피술자의 둔부에 대고 하방수 손가락은 L4 극돌기에 컨택트한다. 상방수는 피술자의 천장측 어깨, 즉 대흉근 부위에 대고 상방, 후방으로 밀어서 다시 한 번 쇼크를 맞춘다.

⑨ 시술자의 상방수로 피술자의 천장측 대흉근 부위에 대한 쇼크와 시술자의 대퇴 그리고 하방수 전완을 통해 L4 극돌기에 대한 쇼크를 최종적으로 맞춘 다음에 시술자는 체중을 실어서 저진폭의 고속 스러스트를 가한다(사진 8).

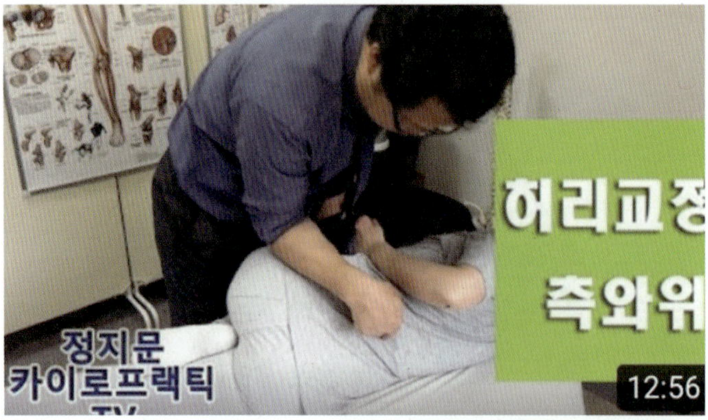

영상 2

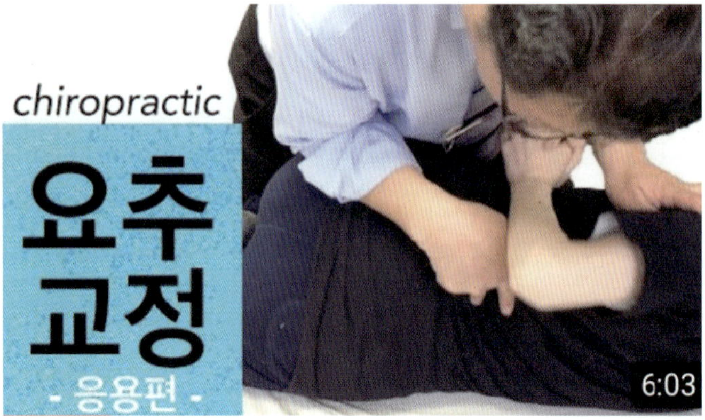

영상 3

5) 측와위 회전변위 요추교정

요추 측와위 회전변위 테크닉은 낙차를 이용한 드럽(drop) 테이블에서 교정을 하면 더욱 효과적이지만, 평평한 테이블에서도 활용할 수가 있다. 평평한 테이블에서 교정할 때 약간 쿠션이 있고 두껍지 않은 베개를 허리 부위에 넣은 후에 저진폭의 고속 스러스트를 부드럽게 하면 된다.

요추에 회전변위가 있을 때 좌우 어느 한 쪽의 횡돌기에는 긴장이나 통증이 존재한다(톰슨 선생의 의견). 임상에서 횡돌기의 긴장이나 통증의 인디케이터를 활용하여 진단하고 모션 팔페이션을 통해 함께 확인한다면 더 정확한 진단이 된다.

또한 저자의 임상 경험상 이 테크닉은 리스팅이 PRI, PLI 뿐만 아니라 PRS, PLS, PR, PL에서 응용해도 무방하다고 생각한다.

◈ 요추 측와위 회전변위 교정 순서(예, L4 PRI 또는 L4 RPS) 영상 4

① 피술자는 극돌기가 회전된 쪽을 위로 해서 측와위를 취한다.
L4 PRI 이기에 오른쪽을 천장측으로 하여 옆으로 눕는다.

② 시술자는 시술자 뒤에 서서 L4 추골의 추궁 부위에 오른손의 두상골을 컨택트하고 왼손은 오른손을 보강하기 위해 손목을 잡는다.
터글 리코일(toggle recoil) 테크닉의 교정하는 손 모양을 취한다.

③ 교정 방향은 환자 기준에서 후방에서 전방, 우측에서 좌측, 하방에서 상방의 벡터 방향으로 저진폭의 고속 스러스트를 가한다(사진 9).

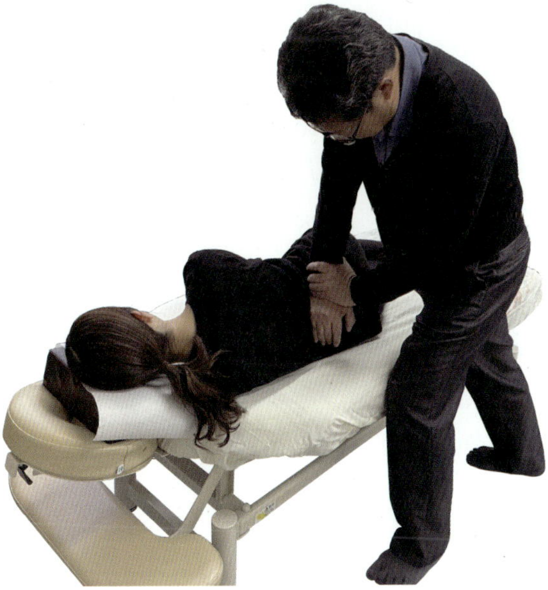

-사진 9-

④ 교정 후 L4 횡돌기의 긴장이나 통증이 소실되었는지, 가동성이 생겼는지 확인한다.

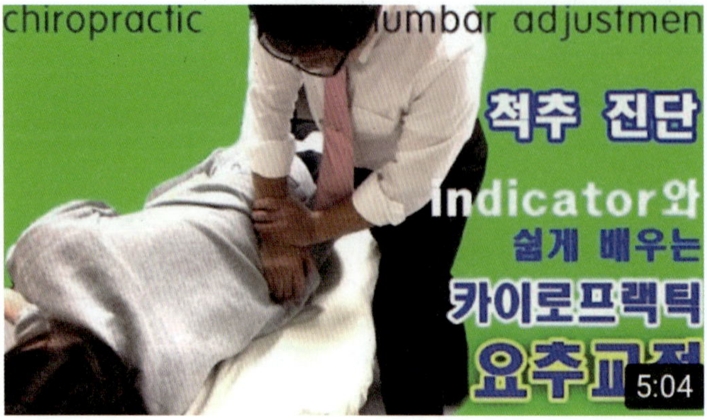

영상 4

6) 요추 니(knee) 테크닉

어떤 분들은 무릎을 이용한 니 테크닉을 손으로 하는 기술이 아니기에 카이로프랙틱이 아니라고 하는 분들도 있다. 개인적으로 손의 기술을 통하든, 신체의 다른 부위를 통하든, 사람들의 건강을 도모하는데 안전하고 효과적이며, 실용적이라면 카이로프랙틱이든, 오스테오파시든, 지압이든 어떠한 테크닉이든 간에 임상에 활용하면 된다고 저자는 생각하고 있다. 또한 어떤 분들은 무릎으로 추골에 컨택트하기가 어렵기에 교정은 무리다고 생각하는 분들이 있지만, 본인이 니 테크닉을 마스터하여 직접 활용해 본다면 그러한 의문은 사라진다고 확신한다.

니(knee) 테크닉은 일본에서 많이 활용하고 있는 테크닉 중의 하나이다. 이 테크닉은 일본 고가 선생의 테크닉을 "척주 모션 팔페이션"의 저자이신 나카가와 타카오 선생이 응용해서 완성했다고 알려져 있다.

니 테크닉의 장점을 들자면 장소에 구애받지 않으며, 베드가 업더라도 앉을 수 있는 작은 공간만 있으면 어디서나 부담 없이 활용할 수가 있다. 또한 척추 이은 부위, 즉 흉요부와 경흉부는 앙와위나 복와위 교정이 잘 안 되는 부위인데, 니 테크닉으로는 의외로 쉽게 교정이 가능하다는 장점이 있다. 게다가 힘의 강약만 제대로 조절하면 아이들부터 어느 정도 건실한 나이 드신 분들에게도 적용이 가능하다. 그러기 때문에 니 테크닉을 마스터 한다면 앙와위나 복와위에서 교정이 안 되는 분들까지 폭넓게 활용이 가능하게 된다.

니 테크닉은 요추나 흉추에 적용하는 일반적인 니 테크닉과 상부흉추에 적용하는 니 테크닉, 두 종류로 분류할 수 있다. 요추편에서 소개하는 니 테크닉은 요추 4번부터 흉추 5번 또는 4번까지 교정이 가능하다. 요추 5번은 장골 때문에 요추의 유두돌기나 횡돌기에 컨택트를 할 수가 없음으로 적용이 불가능하다.

참고로, 척추교정에서는 유두돌기나 횡돌기에 컨택트해서 교정하는 경우가 많기 때문에 풀 스파인 리스팅보다는 디버시파이드 리스팅을 활용하면 좌, 우 컨택트 하는 쪽을 혼동하지 않고 자연스럽게 할 수 있다. 일례로, L3 RPI의 경우라면 L3의 우측 횡돌기가 후방변위(회전변위) 되어 있기에 오른쪽 횡돌기를 전방으로 교정해야 함으로 리스팅 표기대로 오른쪽 횡돌기에 컨택트한다는 인식이 가능해진다. 본서에서는 이해를 돕기 위해 디버시파이드 리스팅과 풀 스파인 리스팅을 동시에 표기한다. 부위별 테크닉에 따라 디버시파이드 리스팅을 앞에나 뒤에 기술한다.

◈ 요추 니(knee) 테크닉 순서(예, L3 RPI 또는 L3 PLS)

① 피술자는 테이블 끝 부분에 바른 자세로 앉는다. 이때 피술자에게 약간 두께가 있는 방석에 앉도록 하면 시술자가 자세를 취하는데 편해진다.

② 시술자는 피술자 뒤에서 오른쪽 무릎(대퇴 원위부위 내측)을 L3 우측 유두돌기 및 횡돌기에 컨택트한다(사진 10).

③ 시술자는 양 손으로 피술자의 포갠 양쪽 손을 잡고 피술자의 양쪽 겨드랑이에 밀착시키며, 시술자의 이마는 피술자의 후두부에 댄다.

④ 시술자의 왼쪽 무릎을 L3 좌측 유두돌기 및 횡돌기 부위에 컨택트하여 지지한다(사진 11).

⑤ 시술자는 자신의 양 팔을 자신의 양쪽 겨드랑이에 제대로 붙이고 자신의 이마로 피술자의 후두부를 살짝 밀면서 고정시킨다.

⑥ 시술자는 양 무릎을 전방, 약간 상방으로 밀면서 피술자에게 밀착된 양쪽 손을 당김

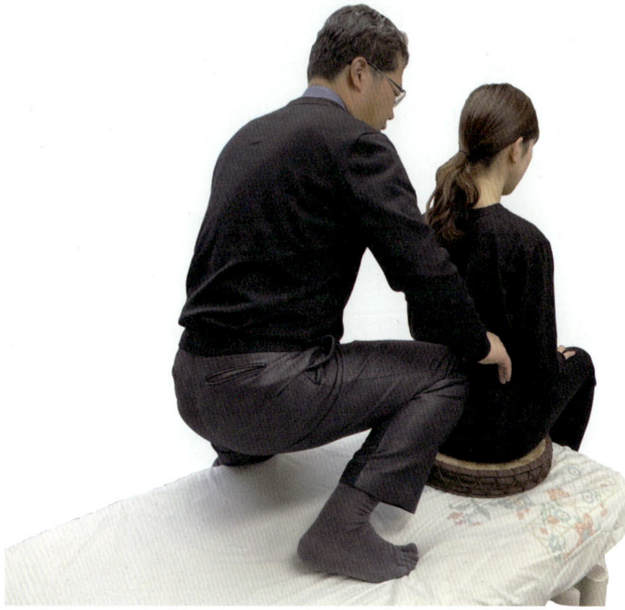

-사진 10-

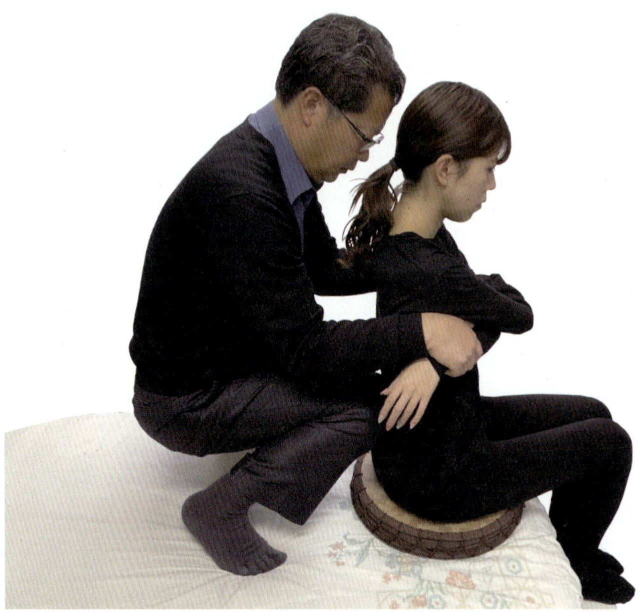

-사진 11-

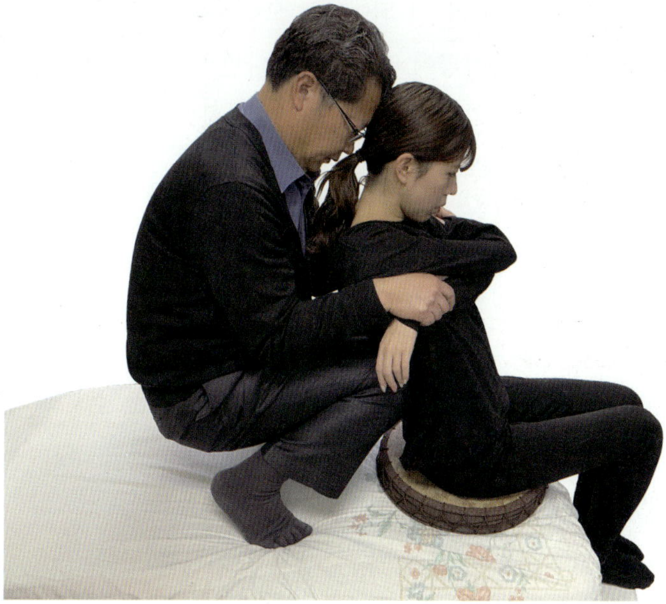

-사진 12-

으로써 L3에 쇼크를 맞춘다. 이때 시술자의 이마도 전방으로 약간 밀면서 쇼크에 도움을 주도록 한다.

⑦ 교정은 시술자의 무릎은 전방, 약간 상방으로 밀며, 양쪽 손으로 고정된 피술자의 몸을 시술자 쪽으로 들어올리듯 당기면서 리드미컬하게 압을 가하여 교정한다(사진 12).

Cf) 요추 니 테크닉 동영상은 유튜브 "정지문 카이로프랙틱 TV-JJ chiropractic TV"를 참고해주세요.

7) 요추 모빌리제이션-간접법 테크닉

디버시파이드나 간스테드 등의 직접법 교정 테크닉은 마스터하는데 어느 정도 많은 시간과 노력이 필요하기에 자신의 테크닉이 되지 않으면 사용할 수가 없게 된다. 또한 어린 아이들이나 나이 드신 분들에게는 직접법의 척추교정은 부담으로 작용할 때도 왕왕 존재한다. 교정을 아직 마스트하지 못했더라도 또는 어린 아이나 나이 드신 분, 교정을 싫어하거나 두려워하는 분들에게 부담 없이 활용할 수 있는 방법이 간접법의 모빌리제이션

(mobilization)이다. 척추교정이 효과가 더 뛰어나고 모빌리제이션은 효과가 덜 있는 것이 아닌, 케이스 바이 케이스이기에 상황에 따라 응용한다면 임상에서 많은 도움이 된다. 물론 카이로프랙터가 다양한 테크닉을 구사할 수 있다면 언제 어디서나 적재적소에 활용이 가능하기에 어느 정도 다양한 테크닉을 마스터하기를 권한다.

◈ 요추 모빌리제이션 테크닉 순서(예, L3 PLS 또는 L3 RPI) 영상 5

① 피술자는 테이블에서 바르게 엎드린다(복와위).

② 시술자는 피술자의 왼쪽 골반 부위 쪽에 선다.

③ 시술자는 왼손(상방수) 모지로 L3 극돌기를 왼쪽에서 컨택트하고 오른손(하방수)으로 피술자의 왼쪽 발목 위로 잡고 무릎을 구부린 후 바깥 방향(고관절 내회전)으로 L3에 쇼크가 느껴질 때까지 당긴다.

④ 시술자는 오른손으로 피술자의 다리를 좌우로 바이브레이션(vibration)을 해주면서 왼손 모지는 피술자 L3의 극돌기를 왼쪽에서 오른쪽으로 동시에 밀어준다. 이 조작이 회전변위 교정이 된다(사진 13).

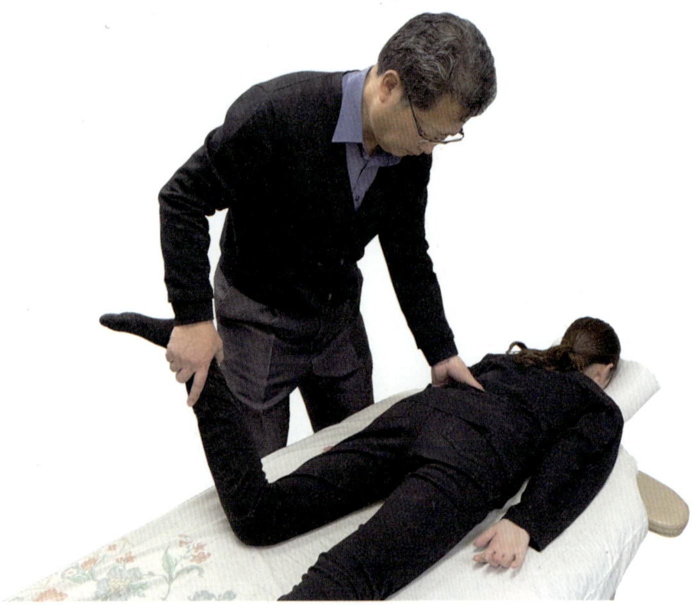

-사진 13-

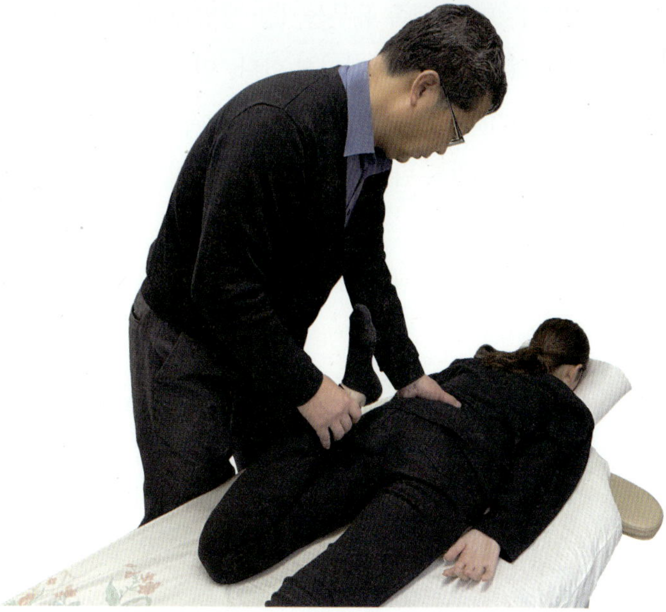

-사진 14-

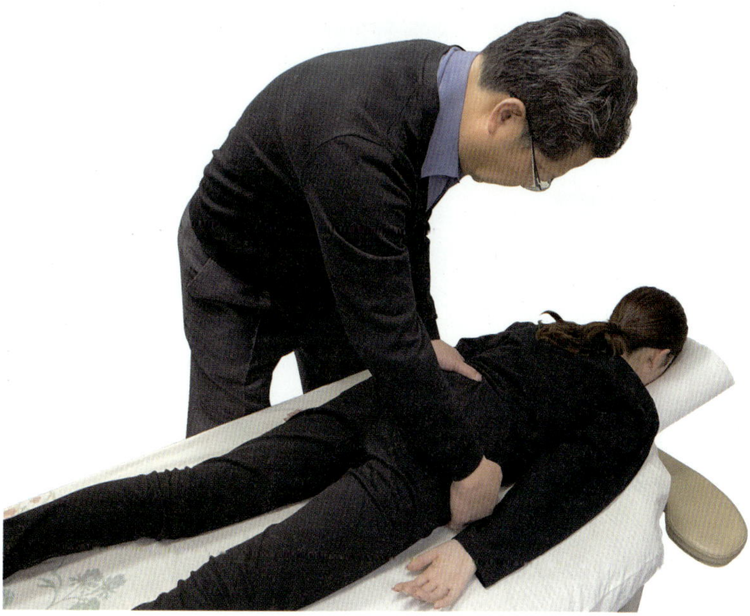

-사진 15-

⑤ 이어서 시술자의 왼손은 L3의 왼쪽 유두돌기를 상방에서 하방으로 약간 압을 가하면서 오른손으로 피술자의 발을 바이브레이션 한다. 이 조작으로 상방변위가 교정된다.

⑥ 이어서 왼손을 L3 극돌기 후방에서 전방을 향해(피술자 기준) 컨택트하여 밀어주면서 오른손으로 피술자의 다리를 바이브레이션 한다. 이 조작이 추골의 후방변위 교정이 된다.

⑦ 지금까지 조작을 통해 L3 PLS가 교정이 된다.

본서에서 소개한 모빌리제이션 방법은 임상에서 활용하기 쉽도록 저자가 약간 응용한 것이다.

앞서 소개한 모빌리제이션 방법은 발목을 좌우로 바이브레이션시켰으나, 다른 방법으로는 무릎을 굴곡한 후에 골반을 향해 밀어주는 동작으로 응용할 수가 있다(사진 14).

또 다른 방법으로서는 발목 윗부분을 잡지 않고 오른쪽 ASIS(상전장골극)를 컨택트하여 바이브레이션을 가하는 방법도 있다(사진 15).

필요에 따라 어느 것을 사용해도 무방하며, L3에 대한 조작은 동일하게 하면 된다.

이들 모빌리제이션 방법은 링크된 동영상을 활용하면 이해가 한층 쉬워지고 쉽게 배울 수가 있기에 참고하길 바란다.

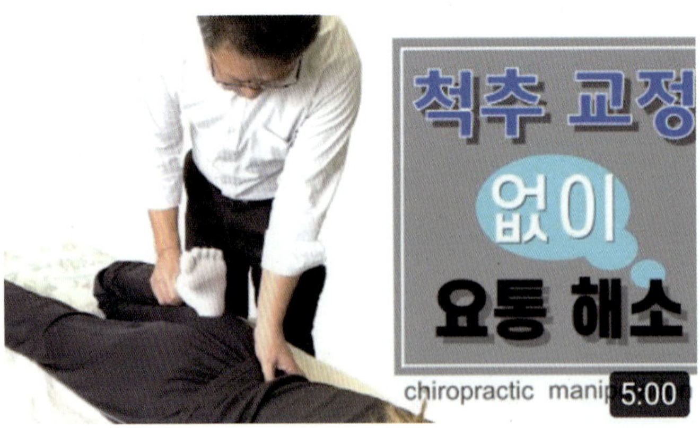

영상 5

2. 흉추

1) 흉추 설명

흉추는 12개의 추골로 구성되어 있으며, 추체는 경추보다는 크고 요추보다는 작다. 횡돌기는 경추나 요추보다도 건실하며 극돌기 또한 건실하면서 긴 형태이다. 흉추는 회전의 움직임이 크게 이루어지는 구조이지만 늑골이 단단하게 부착되어 있기에 움직임에 많은

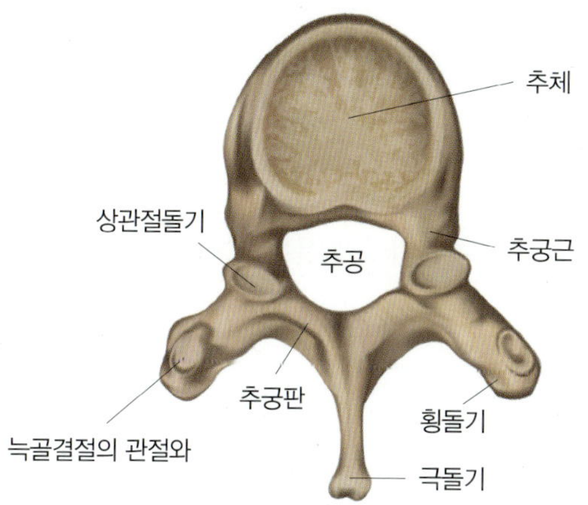

-그림 5-

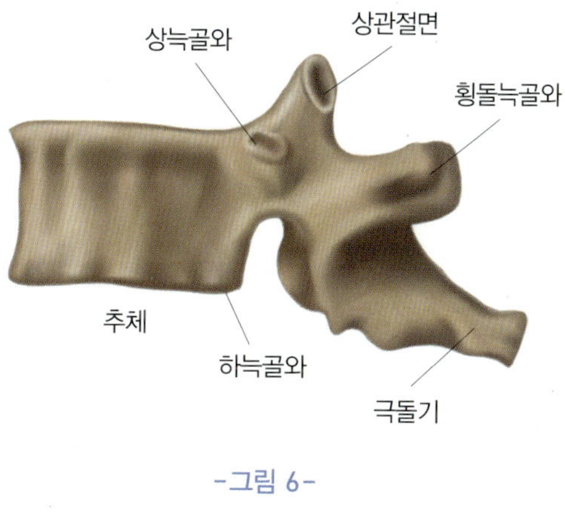

-그림 6-

제한을 받고 있다. 흉추 11번과 12번 흉추는 횡돌기가 다른 흉추의 횡돌기에 비해 제대로 발달되어 있지 않으며, 12번 흉추 하관절면은 요추와 이은 부위로 요추의 관절 형태를 띄는 것이 특징이다(그림 5) (그림 6).

흉추의 리스딩과 모션 팔페이션은 요추와 동일하기에 요추편의 설명을 참조하길 바란다.

2) 앙와위 흉추교정

카이로프랙틱에서 널리 사용되고 있는 앙와위 흉추교정은 리드미컬하고 부드럽게 한다면 비교적 안전한 테크닉이라 할 수 있다. 흉추 4~8번까지는 교정이 무난하게 되는 부위이고, 흉추 9, 10번은 조심해야 하는 부위이다. 흉추 11, 12번은 앙와위 흉추교정이 어렵기에 가능하면 피하는 것이 좋다. 흉추 1, 2, 3번의 경우 응용 앙와위 흉추교정으로 실시한다.

앙와위 흉추교정은 포옹하듯이 이루어지기에 특히나 어떤 여성 내원자들은 선호하지 않는 분들도 간혹 존재한다. 또한 여성은 가슴 부위 때문에 부담을 느끼기도 함으로 이러한 부분에 신경을 써서 실시해야 한다.

◈ 앙와위 흉추교정 순서(예, T7 RPI 또는 T7 PLS) 영상 6

① 피술자는 테이블 끝에 바른 자세로 앉은 후, 오른손으로는 왼쪽 어깨를, 왼손으로는 오른쪽 어깨에 대고 팔을 포갠다.

② 시술자는 피술자의 오른쪽에 선 후, 시술자는 왼손(상방수)의 검지와 중지로 피술자의 흉추 7번(T7)의 양쪽 횡돌기에 컨택트하여 위치를 표시한다(사진 16).

③ 이어서 시술자는 포옹하듯이 피술자를 앞으로 끌어당긴 후에 오른손(하방수) 모지를 편 상태에서 주먹을 가볍게 쥔 후, 흉추 7번 극돌기 부위를 모지구와 구부린 손가락 사이의 오목한 부위에 오도록 하고, 흉추 7번 양쪽 횡돌기에 모지구와 구부린 손가락 등이 컨택트되도록 한다(사진 17).

④ 이어서 시술자 왼손은 피술자의 목과 머리 부위를 지지하면서 피술자를 테이블에 눕혀 간다.

⑤ 시술자의 왼손으로 피술자의 머리를 약간 들어서 흉추 7번에 쇼크를 맞추고 시술자

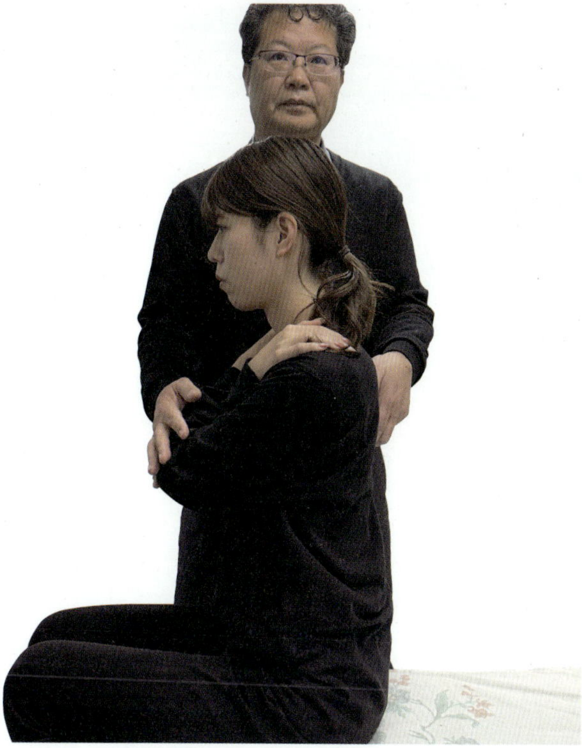

-사진 16-

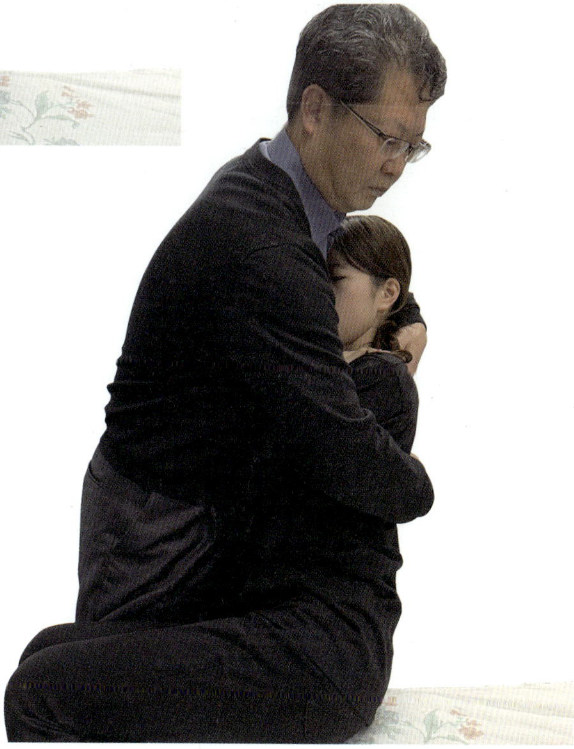

-사진 17-

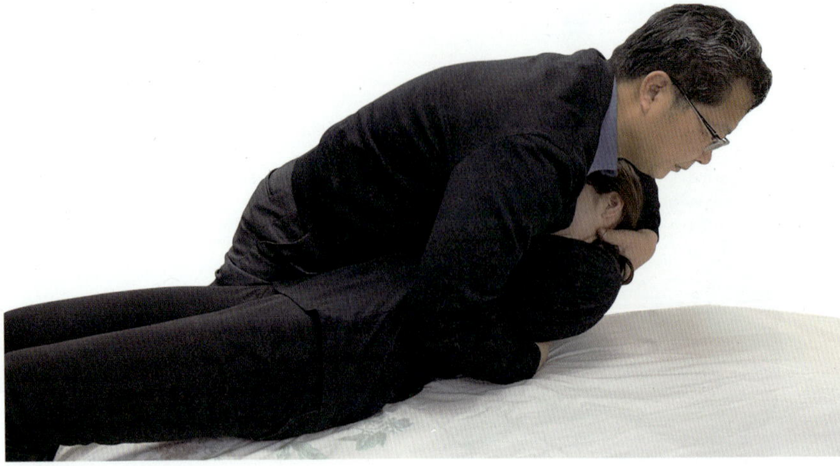

-사진 18-

의 가슴으로 하방에서 상방, 전방에서 후방의 벡터 방향으로 쇼크를 맞춘다.

⑥ 시술자는 가슴을 이용해서 피술자를 전체적으로 약간 오른쪽으로 회전시킴으로써 회전변위에 대한 쇼크를 맞춘다.

⑦ 이어서 피술자의 가슴으로 흉추 7번에 대해 하방에서 상방, 전방에서 후방으로 아주 작은 쇼크를 다시 한 번 맞춰준다.

⑧ 쇼크가 풀어지지 않도록 하면서 시술자는 가슴으로 하방에서 상방, 전방에서 후방으로 밀듯이 약간 속도를 주어서 교정한다. 이때 주의할 점은 시술자의 가슴이 피술자의 포갠 팔에서 떨어져서는 안 된다. 피술자와 시술자가 한 몸이 된 밀착 상태에서 교정을 해야 한다(사진 18).

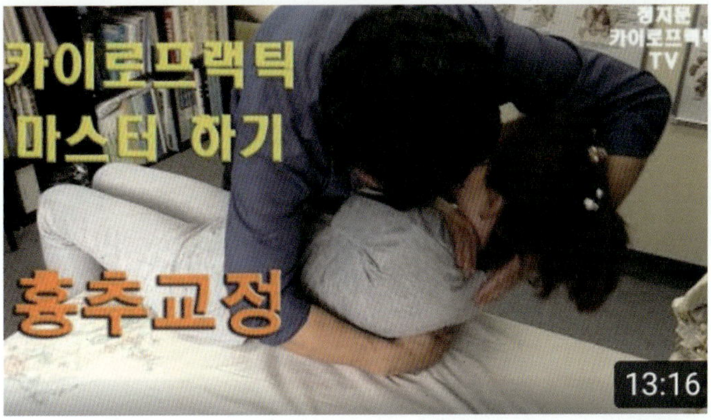

영상 6

3) 복와위 흉추교정

복와위 흉추교정은 앙와위 흉추교정과 함께 널리 사용되고 있다. 이 교정법은 흉추 4~8번까지 보통 활용하는데 용이하며, 만일 상부 흉추인 1~3번을 할 경우에는 피술자의 경추 부위에 압이 가하지 않도록 주의하면서 활용해야 한다. 흉추 9번과 10번의 교정은 조심해야 되며, 흉추 11번과 12번은 안정성이 담보되지 않음으로 교정을 피하는 것이 좋다.

저진폭의 고속 스러스트를 하는 모든 척추교정은 부드럽고 리드미컬하게 이루어져야 한다. 특히나 복와위 흉추교정은 피술자와 호흡을 잘 맞춰서 실시해야 한다. 신체는 숨을 내쉴 때 릴랙스를 하게 되는데, 대부분의 교정은 피술자가 숨을 최대한 내쉰 상태에서 실시한다. 만일 호흡이 잘 안 맞거나, 피술자가 긴장을 하고 있는 상태에서 교정을 하게 되면 대단히 부담이 되는 교정이 되며, 늑골의 골절이나 금이 생길 가능성도 아주 가끔은 존재한다. 이 부분에 신경을 쓰면서 압을 조절하여 교정해야 한다.

◈ 복와위 흉추 교정(예, T7 RPI 또는 T7 PLS) 영상 7

① 피술자는 테이블에 바르게 엎드린다.

② 시술자는 횡돌기가 후방으로 회전변위된 쪽에 선다. 리스팅이 T7 RPI이기에 시술자는 흉추 7번 부위 오른쪽에 선다.

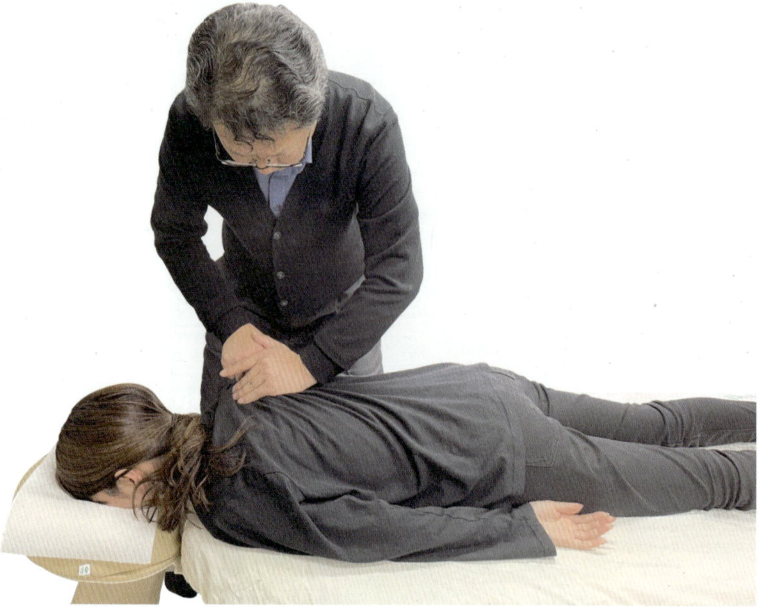

-사진 19-

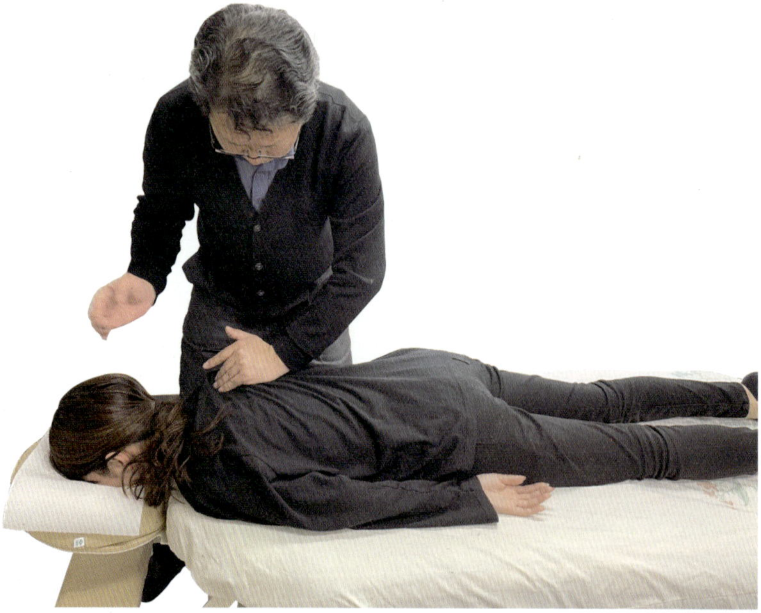

-사진 20-

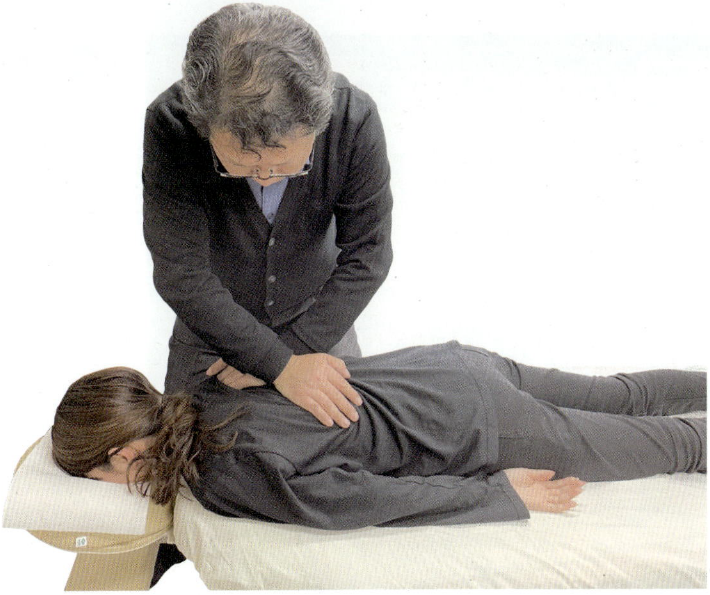

-사진 21-

③ 시술자는 오른손(상방수) 검지로 흉추 7번 우측 횡돌기를 하방에서 상방으로 티슈 풀(tissue pull, 연부조직의 여유를 제거하는 조작)을 함과 동시에 왼손(하방수)의 두상골로 흉추 7번 우측 횡돌기에 컨택하면서 피부 조직의 여유를 제거할 목적으로 상방을 향해 왼손 손가락은 구부려서 피부를 늘려주듯이 약간 펴준 후 고정한다(사진 19)(사진 20).

④ 피술자의 오른손 두상골은 흉추 7번 좌측 횡돌기에 컨택하면서 손가락은 피부의 여유를 제거할 목적으로 하방을 향해 약간 펴주면서 고정한다.

⑤ 시술자는 피술자에게 숨을 깊게 들이마시고 내쉬도록 지시하는데, 이때 시술자는 쇼크가 풀어지지 않도록 하면서 피술자의 호흡에 연동된 몸의 움직임에 따라가 주면서 2회째 숨을 들이마시고 최대한 내쉴 때, 순간적으로 저진폭의 고속 스러스트를 가한다(사진 21).

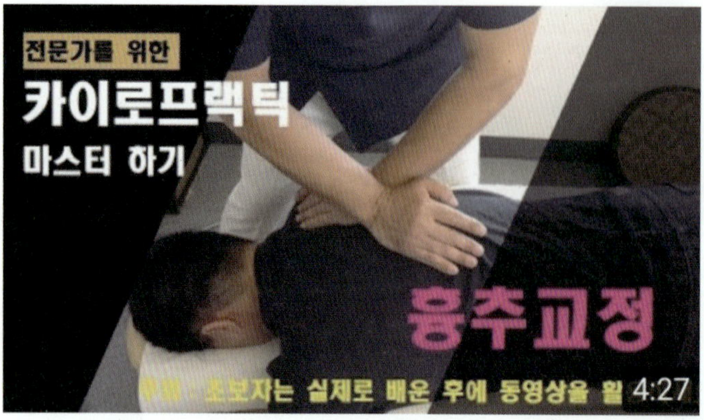

영상 7

4) 흉추 니(knee) 테크닉

앙와위에서나 복와위에서 흉추교정은 잘 안 되는 부위 또는 해서는 안 되는 부위가 존재한다. 특히나 요추와 흉추, 흉추와 경추의 이은 부위는 교정이 어렵거나 위험하기도 하다. 그런데 이 부위들은 내원자의 통증이나 기능장애를 개선시키는데 대단히 효과를 발휘하는 부위이기도 하다. 앙와위나 복와위에서 교정이 잘 안되거나, 교정이 어려운 부위에 대해 니 테크닉은 대단히 유용하게 활용할 수가 있다. 제대로 마스터만 하면 언제 어디서나 해당 부위에 대해 부담 없이 교정이 가능하게 된다. 저자 자신도 니 테크닉을 임상에서 많이 활용하고 있다.

본 장에서 소개한 니(knee) 테크닉은 상부 흉추를 제외하고 요추 4번에서 흉추 5번 또는 4번까지 활용할 수가 있다. 흉추 니 테크닉은 요추 니 테크닉과 동일하지만 교정을 더욱 매끄럽고 잘 하기 위해서는 변형이 약간 필요하다. 요추에서 니 테크닉을 적용할 때에는 요추에 무릎을 컨택트하기가 어렵기 때문에 적당한 높이의 방석을 넣고 하면 더 쉬워진다. 또한 몸의 구조상 피술자는 시술자 쪽으로 몸을 많이 기댈 수가 없기 때문에 거의 수직인 상태에서 이루어지게 된다. 흉추에서의 니 테크닉은 무릎으로 컨택트하는데 위치적으로 부담이 없기 때문에 피술자는 방석이 필요하지 않게 된다. 그리고 흉추에서 쇼크와 교정을 더욱 잘 하기 위해서는 요추에서와 달리 피술자 몸 전체를 시술자 쪽으로 기대는 게 좋다.

◈ **흉추 니(knee) 테크닉 순서(예, T8 RPI 또는 T8 PLS)** 영상 8

① 피술자는 테이블 끝 부분에 바른 자세로 앉는다.

② 시술자는 피술자 뒤에서 오른쪽 무릎(대퇴 원위부위 내측)을 T8 우측 횡돌기에 컨택트한다(사진 22).

③ 시술자는 양 손으로 피술자의 포갠 양쪽 손을 잡고 피술자의 양쪽 겨드랑이에 밀착시키며, 시술자의 이마는 피술자의 후두부에 댄다.

④ 시술자의 왼쪽 무릎을 T8 좌측 횡돌기 부위에 컨택트한다.

⑤ 시술자는 자신의 양 팔을 자신의 양쪽 겨드랑이에 제대로 붙이고 자신의 이마로 피술자의 후두부를 살짝 전방으로 밀면서 고정시킨다.
이때 시술자에게 피술자가 기대도록 하면 쇼크와 교정이 한결 용이해진다.

⑥ 시술자는 양 무릎을 전방, 약간 상방으로 밀면서 피술자에게 밀착된 양쪽 손을 당김으로써 T8에 쇼크를 맞춘다. 이때 시술자의 이마도 전방으로 약간 밀면서 쇼크에 도움을 주도록 한다.

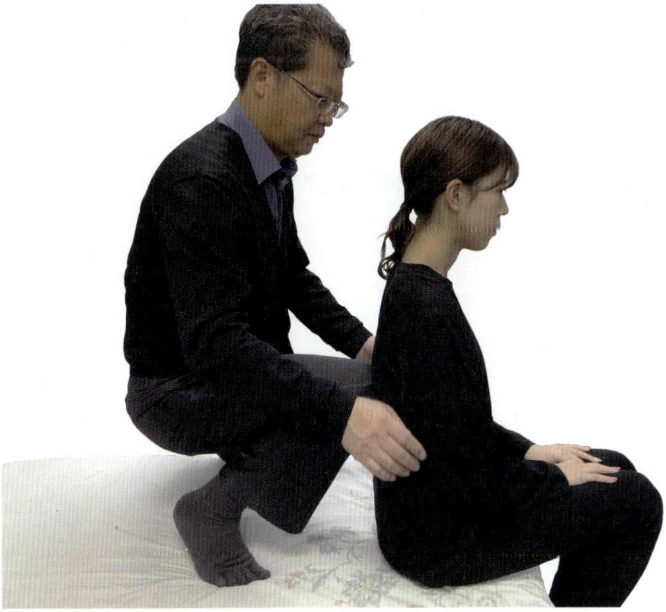

-사진 22-

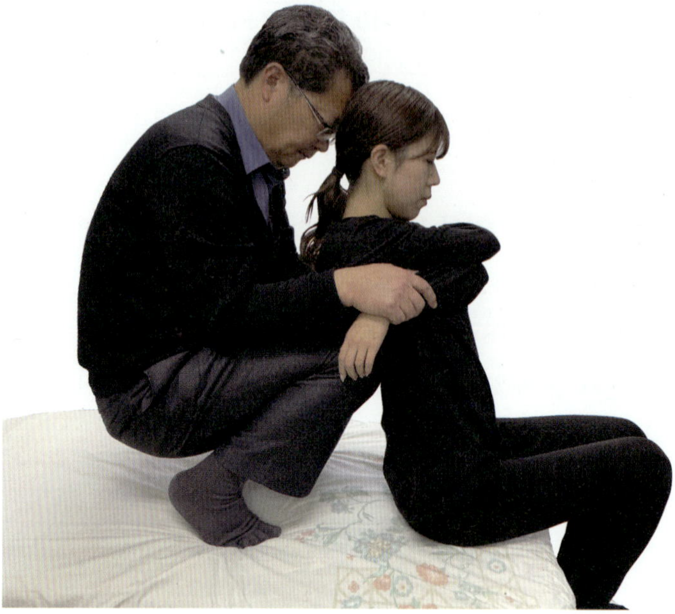

-사진 23-

⑦ 교정은 시술자의 무릎은 전방, 약간 상방으로 밀며, 양쪽 손으로 고정된 피술자의 몸을 시술자 쪽으로 당기면서 리드미컬하게 압을 가하면서 교정한다(사진 23).

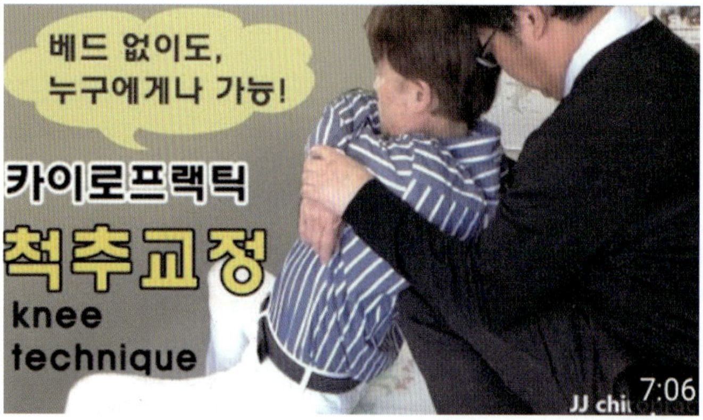

영상 8

5) 상부 흉추 니(knee) 테크닉

상부 흉추는 의외로 교정이 어려운 부위이다. 반대로 얘기하면 교정이 잘 안 되는 부위나 어려운 부위는 교정이 되었을 때 그만큼 효과를 낼 수 있는 부위라고 할 수 있다. 본 장에서 소개한 상부 흉추 니 테크닉은 앙와위나 복와위 교정에 비해 무난하게 교정이 가능한 테크닉이라고 할 수 있다.

상부 흉추 니 테크닉은 흉추 1, 2, 3번까지 활용이 가능하다. 때론 4번도 활용할 수가 있다. 부드럽고 리드미컬하게 교정을 한다면 적용 대상은 폭이 넓어진다. 물론 골다공증 등, 교정의 금기사항에 해당되는 경우에는 당연히 금기라는 것을 마음에 새겨두길 바란다.

◈ 상부 흉추 니(knee) 테크닉 순서(예, T2 RPI 또는 T2 PLS) 영상 9

① 피술자는 테이블 끝에 바르게 앉은 후, 자신의 목 뒤로 손가락 깍지를 낀다.

② 시술자는 피술자 뒤에 앉아서 오른쪽 무릎, 즉 상부 경골 부위로 T2 우측 횡돌기에 컨택트하면서 오른손은 피술자 오른쪽 손목, 왼손은 피술자 왼손 손목 부위를 잡는다

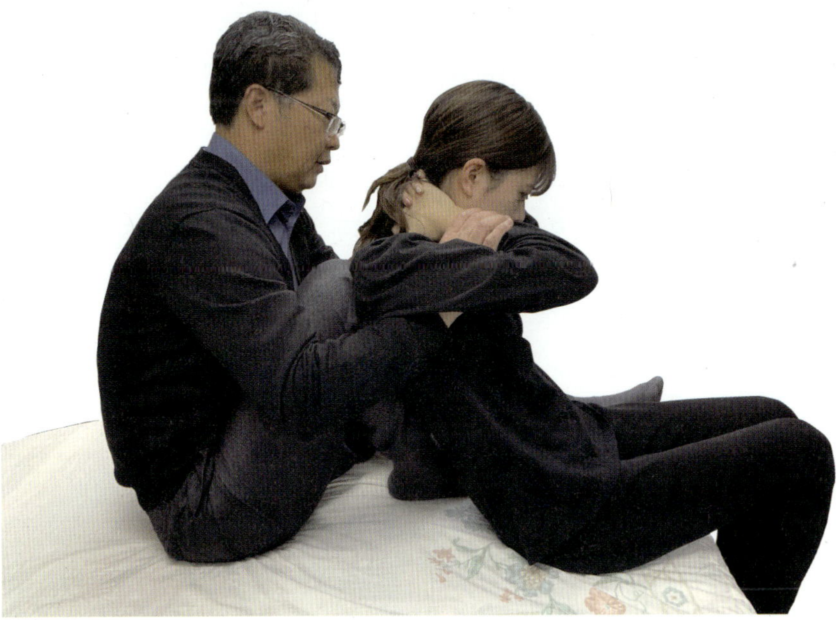

-사진 24-

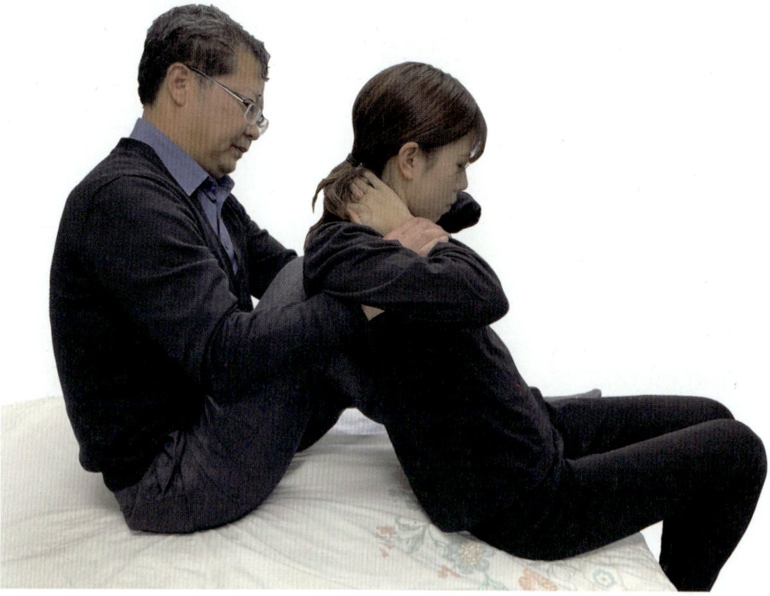

-사진 25-

(사진 24).

③ 시술자는 오른쪽 경골 부위에 컨택트를 정확하게 하기 위해 하퇴를 약간 전방으로 밀어주고, 피술자는 여기에 호응해서 배를 앞으로 내민다.

④ 시술자는 양 손과 무릎으로 T2에 대해 쇼크를 맞춘다.

⑤ 시술자는 양 손을 본인 쪽으로 위로 들어올리듯 잡아당기면서 동시에 우측 무릎으로 전방, 상방으로 압을 가하면서 교정한다(사진 25).

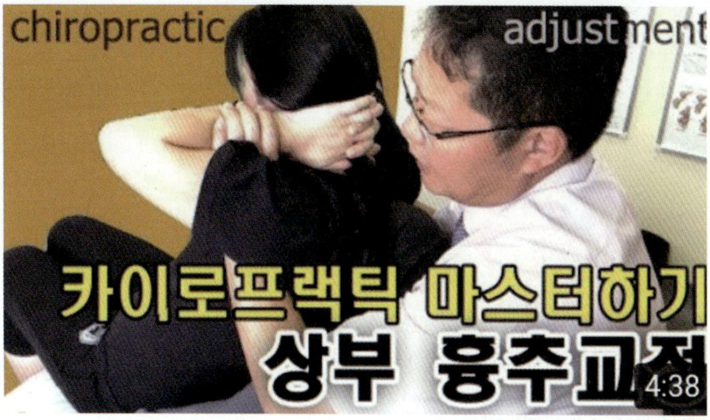

영상 9

6) 흉추 모빌리제이션

신체 부위에 따라 척추교정이 되는 부위도 있고 잘 되지 않는 부위도 존재한다. 또한 동일한 사람이라도 이전까지는 잘 되었지만 어떤 날에는 잘 안 되는 경우도 존재한다. 그리고 나이 드신 분들이나 아이들은 교정을 조심해야 한다. 또한 교정을 해서는 안 되는 분들도 있다. 이때 부담 없이 활용할 수 있는 테크닉이 모빌리제이션이다. 모빌리제이션 테크닉을 익혀 두면 교정을 마스터하지 못하더라도 어프러치가 가능하다.

흉추 모빌리제이션은 다양한 방법이 있으나 오랫동안 임상을 해오면서 편안하고 효과를 높이기 위해 저자 자신이 응용해왔던 방법을 소개한다. 물론 자신의 테크닉이 있다면 그것을 사용해도 되고, 선택하여 임상에서 활용해도 무방하다.

◈ 흉추 모빌리제이션(예, T8 RPI 또는 T8 PLS)

① 피술자는 테이블 끝에 바르게 앉은 후, 오른손은 왼쪽 어깨, 왼손은 오른쪽 어깨에 대서 팔을 포갠다.

② 시술자는 피술자 오른쪽에서 시술자를 바라보고 선다.

③ 시술자는 왼손(상방수) 모지로 T8 우측 횡돌기를 컨택트하고 나미지 손가락은 지지를 한다. 이후 오른손(하방수)으로 피술자의 포개진 팔을 잡는다, 그리고 시술자의

가슴은 피술자의 오른쪽 어깨에 대서 밀착시킨다.

④ 시술자는 횡돌기 후방변위(회전변위)와 하방변위를 동시에 교정하기 위해 왼손 모지로 T8 우측 횡돌기에 컨텍트하여 하방에서 상방, 후방에서 전방으로 압을 가하면서 시술자 오른손은 이에 호응하여 전방에서 후방으로 압을 가한다. 3~5회 반복한다. 이 조작으로 회전변위와 측굴변위가 교정된다(사진 26) (사진 27).

리스팅이 RPI로 횡돌기 후방변위(회전변위)와 하방변위를 가지고 있기에 동시에 교정을 한다. 만일 횡돌기 후방변위와 상방변위를 가지고 있다면 별도로 나누어서 모빌리제이션을 한다.

⑤ 이어서 추골의 후방변위를 교정하기 위해서 시술자의 왼손 모지로 T8의 극돌기 하부에 컨택한 후, 하방에서 상방, 후방에서 전방으로 압을 가하고 오른손은 이에 호응하여 전방에서 후방으로 압을 가한다. 3~5회 반복한다. 이 조작을 통해 추골의 후방변위가 교정된다(사진 28).

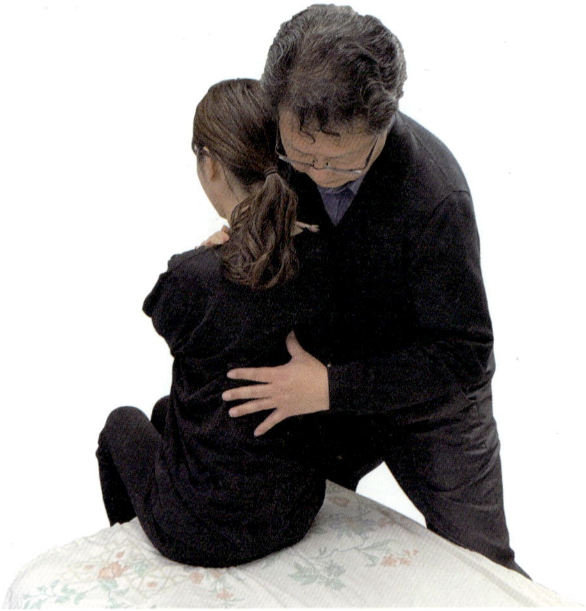

-사진 26-

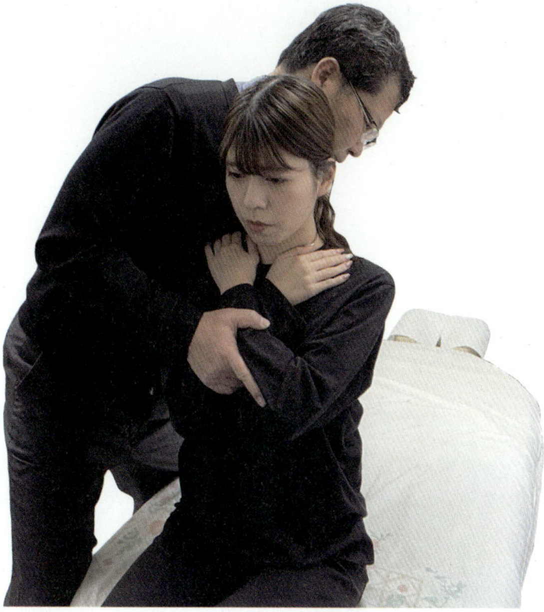

-사진 27-

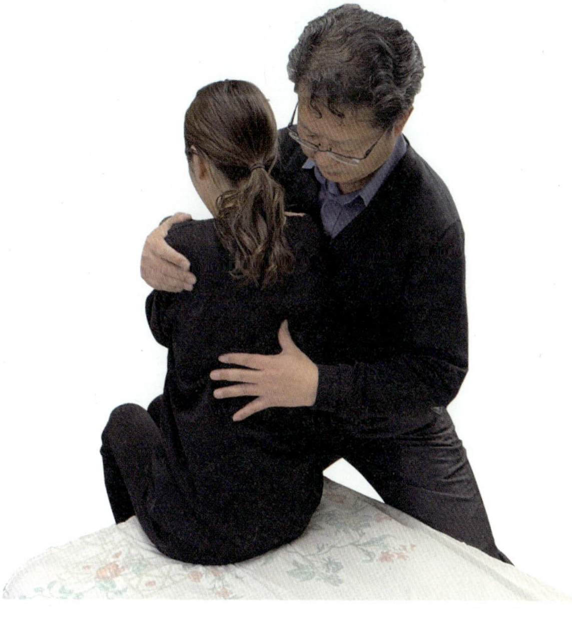

-사진 28-

Cf) 흉추 모빌리제이션 테크닉은 유튜브 "정지문 카이로프랙틱 TV-JJ chiropractic TV"를 참고해주세요.

3. 경추

1) 경추 설명

경추는 7개의 추골로 구성되어 있으며, 요추와 흉추에 비해 추체가 작고 극돌기는 기형의 형태로 이루어져서 일정하지 않는 구조이다. 경추 1번과 경추 2번은 각각 독특한 구조를 가지고 있는데, 경추 1번은 추체가 존재하지 않기에 추간판 탈출증도 존재하지 않는다. 경추 2번은 치돌기가 존재하여 경추 1번과 관절을 이루면서 경추 1번의 후방 움직임을 제한한다. 때문에 경추 1번은 후방변위가 존재하지 않는다. 또한 상부 경추, 즉 경추 1번과 2번은 다른 관절에 비교하여 회전의 움직임이 제일 큰 곳이기도 하다, 경추 3번~7번까지는 비슷한 형태를 가지며, 경추 7번은 융추(prominent vertebra)라고 하여 추골 위치의 기준점으로 활용한다. 경추의 상하관절은 45도 정도로 경사되어 있기에 경추교정을 할 때 이 경사각이 중요한 방향이 된다. 경추의 중요한 특징으로서는 횡돌기에 구멍,

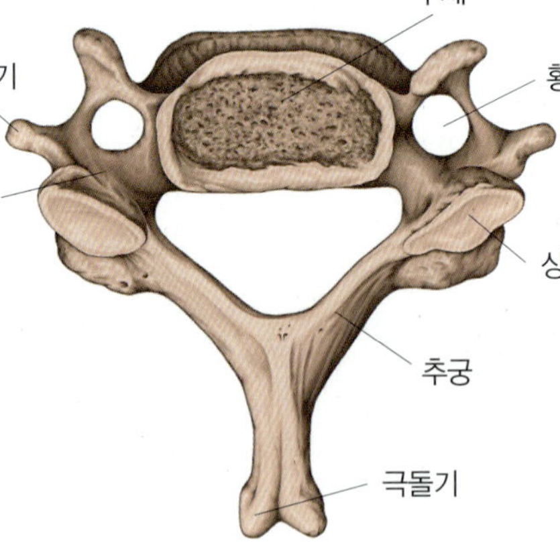

-그림 7-

즉 횡돌공이 경추 1번~7번까지 존재하여 뇌로 향하는 추골동맥이 경추 6번부터 통과하게 된다. 그러기 때문에 경추교정 시, 추골동맥의 압박에 주의가 필요하다(그림 7).

2) 경추 모션 팔페이션

경추 리스팅은 요추와 흉추의 리스팅과 동일하다. 단, 상부 경추인 경추 1번은 독특하고 다양한 움직임을 가지고 있기 때문에 별도의 리스팅을 사용한다. 경추 모션 팔페이션은 요추와 흉추에서 사용했던 모션 팔페이션과 비슷하지만 앙와위에서 한다는 점이 다르다고 할 수 있다. 경추 1번은 그 독특한 움직임 때문에 모션 팔페이션 또한 약간 다르다. 본 장에서는 일반적인 경추 모션 팔페이션 방법을 소개한다.

◈ 경추 모션 팔페이션 순서

① 피술자는 테이블에 바르게 눕는다(앙와위).

② 시술자는 피술자 머리 쪽에서 피술자를 향해 앉은 다음, 양손 검지와 중지로 피술자의 경추 추궁 부위를 좌우에서 동시에 컨택트한다.

③ 피술자를 기준으로 시술자는 양손의 검지와 중지를 이용해서 후방에서 전방으로 티슈 풀(tissue pull, 피부, 연부조직의 여유를 제거함)을 한 후에 검사하고자 하는 추골에 대해 약간 두방으로 당겨 추골과 추골의 간격을 벌린 후에, 후방에서 전방으로 가동성을 검사한다. 동일한 방법으로 모든 경추에 실시한다. 가동성이 소실되어 있는 추골이 후방변위 되었음을 의미한다. 이 방법은 요추나 흉추 모션 팔페이션의 스프링 테스트에 해당되며, 후방변위 검사이다(사진 29).

④ 이어서 후방변위된 추골에 대해 동일하게 컨택트한 다음에 피술자의 경추가 축에서 벗어나지 않도록 하면서 오른쪽에서 왼쪽, 왼쪽에서 오른쪽으로 회전의 가동성을 검사한다. 이때 오른쪽에서 왼쪽으로 회전검사를 했을 때 가동성이 소실되어 있으면 우회전 변위(RP)가 되고, 왼쪽에서 오른쪽으로 회전검사를 했을 때 가동성이 없으면 좌회전 변위(LP)가 된다(사진 30).

⑤ 후방변위검사와 동일하게 피술자 경추의 추궁 부위에 컨택트해서 하방으로 가동성이 있는지 여부를 검사한다. 이 검사는 측굴변위 검사이다.

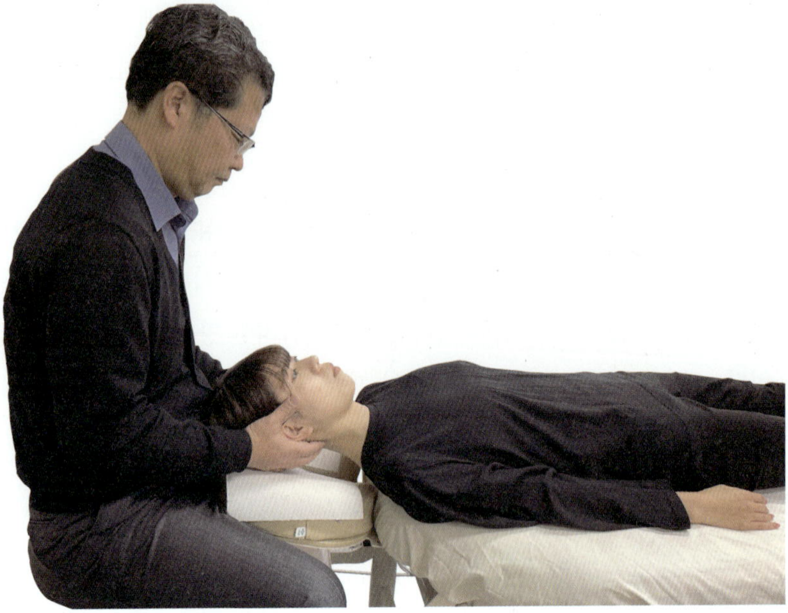

-사진 29-

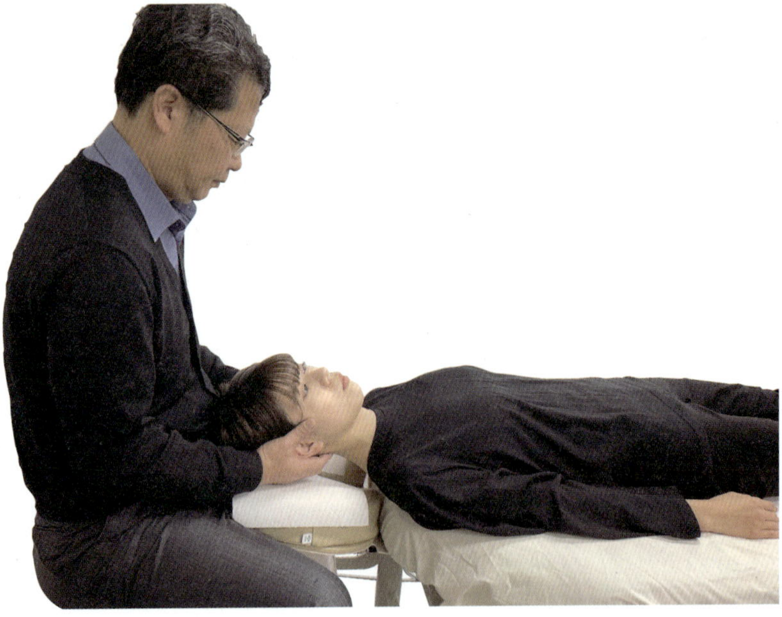

-사진 30-

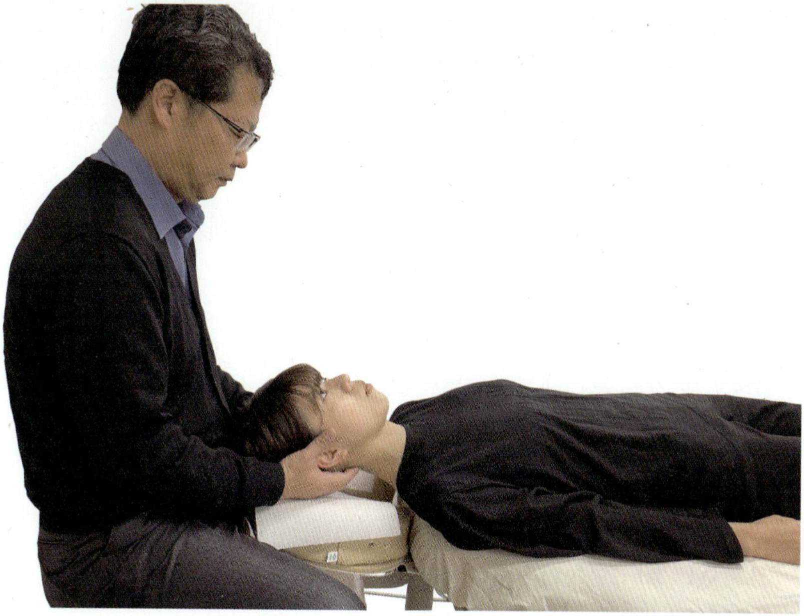

-사진 31-

좌측이나 우측에서 추궁 부위를 상방에서 하방으로 밀었을 때 가동성이 있으면 하방변위이며, 가동성이 없으면 상방변위이다.

⑥ 경추 2번을 예로 한다면, 후방변위 검사에서 경추 2번이 제일 가동성이 없다면 경추 2번이 후방변위이며, 경추 2번(C2)의 양쪽 추궁에 컨택트하여 오른쪽에서 왼쪽으로, 왼쪽에서 오른쪽으로 회전변위 검사를 했을 때, 오른쪽에서 왼쪽으로 가동성이 없다면 오른쪽 회전변위인 RP가 된다. 반대의 경우는 LP가 된다.

⑦ 경추 2번이 후방변위이고 오른쪽으로 회전변위 되었으며, 오른쪽 추궁 부위를 상방에서 하방으로 가동성 검사를 했을 때 가동성이 없다면 오른쪽이 상방변위 되어 있기 때문에 리스팅은 C2 RPS 또는 C2 PLI가 된다(사진 31).

3) 앙와위 경추교정 1(Rotary Break 교정)

경추교정은 제대로 마스터한 다음에 임상에서 부드럽고 안전하게 실시해야 한다. 경추 부위는 대단히 민감한 부위로, 피술자가 교정에 대한 두려움을 갖거나 교정에 대한 트라

우마가 있다면 목이 긴장되어 교정을 할 수 없게 된다.

모든 교정에 통하는 말이지만, 무리해서 하지 않는 것을 철칙으로 한다. 제대로 쇼크를 맞추고 저진폭의 고속 스러스트를 했는데 교정이 잘 안 될 때, 2, 3회 정도는 스러스트를 시도할 수 있지만, 그 이상은 무리해서는 안 된다. 특히나 경추교정은 조심해야 한다. 동일한 내원자라도 상황에 따라 잘 되거나 안 되기도 하기에 그때는 모빌리제이션이나 다른 테크닉을 활용해서 시술하는 것이 좋다.

경추교정에는 4종류가 있는데 회전변위와 측굴변위를 동시에 교정하는 방법과 회전변위, 측굴변위를 각각 분리해서 교정하는 방법 그리고 상부 경추교정 방법이다. 상부 경추는 독특한 변위 때문에 교정 방법도 다양하다.

◈ 경추교정 4종류

(1) Rotary break: 회전변위와 측굴변위를 동시에 교정한다.
RPS, LPS의 변위가 여기에 해당된다.

(2) Rotary: 회전변위 교정.
RPI나 LPI의 변위가 여기에 해당된다.

(3) Break: 측굴변위 교정.
RPI나 LPI의 변위가 여기에 해당된다.

(4) Upper cervical: 상부 경추교정

◈ 모디파이드 에디슨 테스트(modified adoson test)

경추에는 뇌에 혈액을 공급하는 추골동맥이 경추의 횡돌공을 통하여 주행하고 있다. 경추의 신전이나 회전, 측굴 그리고 경추교정 시에 추골동맥이 압박을 받을 때도 있다. 이 경우 일시적으로 어지럼증이나 매스꺼움 등이 나타날 수 있기에 주의해야 한다. 모디파이드 에드슨 테스트는 추골동맥의 압박 여부를 판단하는 테스트이며, 덤으로 이 테스트를 통해 교정할 수 있는지 여부와 경추교정 시 어느 정도의 가동 범위까지 할 수 있는지를 참고할 수가 있다.

– 모디파이드 에디슨 테스트 방법

① 피술자는 테이블에 바르게 눕는다.

② 시술자는 피술자의 두방에 위치하여 오른손 검지와 중지 사이에 피술자의 오른쪽 귀를 넣고 나머지 손가락과 손바닥으로 머리를 지지한다. 왼손도 오른손과 동일하게 피술자의 왼쪽을 컨택트한다(사진 32).

③ 시술자는 양손으로 피술자의 경추가 신전되도록 두방으로 약간 당긴 다음, 최대한으로 오른쪽으로 머리를 회전하여 30초~1분간 유지한다. 이후 원위치로 하여 어지럼증이나 매스꺼움이 있는가를 확인한다. 왼쪽도 동일한 방법으로 하여 어지럼증이나 매스꺼움이 있는지를 확인한다(사진 33).

④ 만일 어지럼증이나 매스꺼움이 존재한다면 추골동맥이 압박 받고 있을 가능성이 높으므로 교정을 피하는 것이 좋다.
물론 다른 원인도 존재할 수 있다.

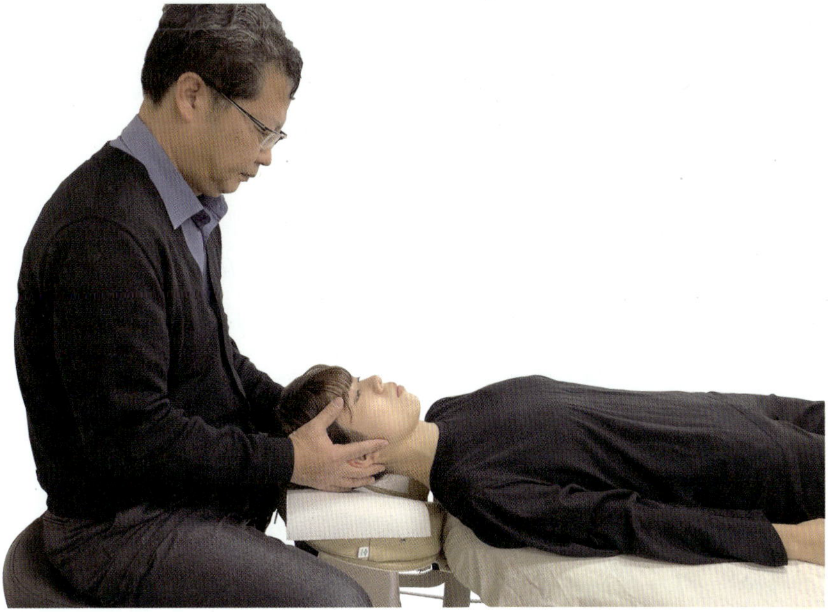

-사진 32-

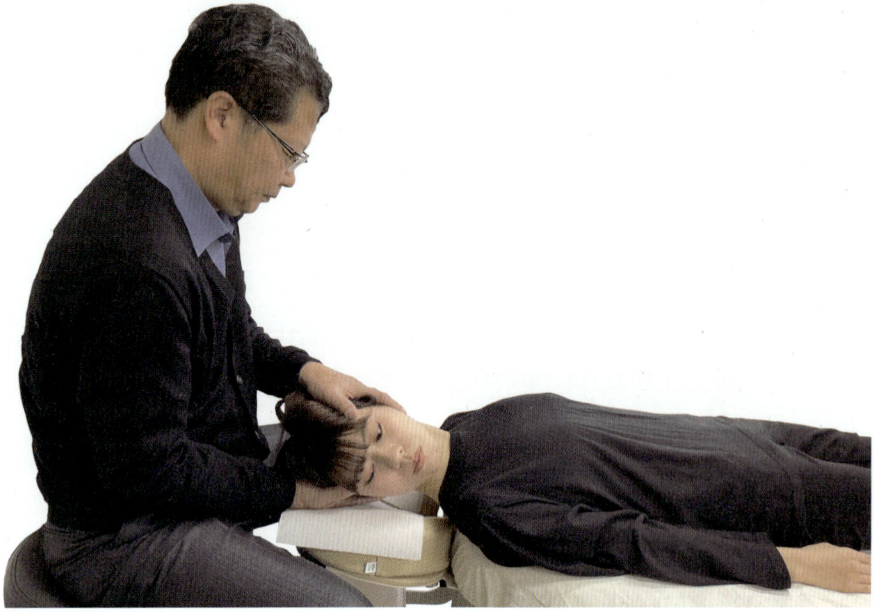

-사진 33-

◈ 앙와위 경추교정 1 순서(Rotary Break 교정) 영상 10

(예, C2 RPS 또는 C2 PLI)

① 피술자는 테이블에 바르게 눕는다.

② 시술자는 피술자를 바라보면서 두방에 선다.

③ 시술자는 오른손 검지(나이프 엣지) 부위에 경추 2번(C2) 우측 추궁 부위(횡돌기에 근접한 부위가 좋다)에 컨택트하고 나머지 손가락과 손바닥은 머리 부위를 감싸서 지지한다. 왼손은 전체적으로 피술자의 왼쪽 머리 부위를 접촉하여 지지한다(사진 34).

④ 시술자는 피술자의 두부(머리)를 경추 2번까지 쇼크가 오도록 굴곡시킨다.

⑤ 왼쪽으로 경추 2번까지 측굴시킨(open wedge) 후에 다시 오른쪽으로 경추 2번을 측굴시킨다(close wedge). 이 조작을 통해 경추 2번의 측굴 조작이 제대로 이루어져 교정이 수월하게 된다(사진 35).

⑥ 시술자는 경추 2번을 아주 약간 후방에서 상방과 더불어 오른쪽에서 왼쪽을 향해 회전시켜서 쇼크를 맞춘다.

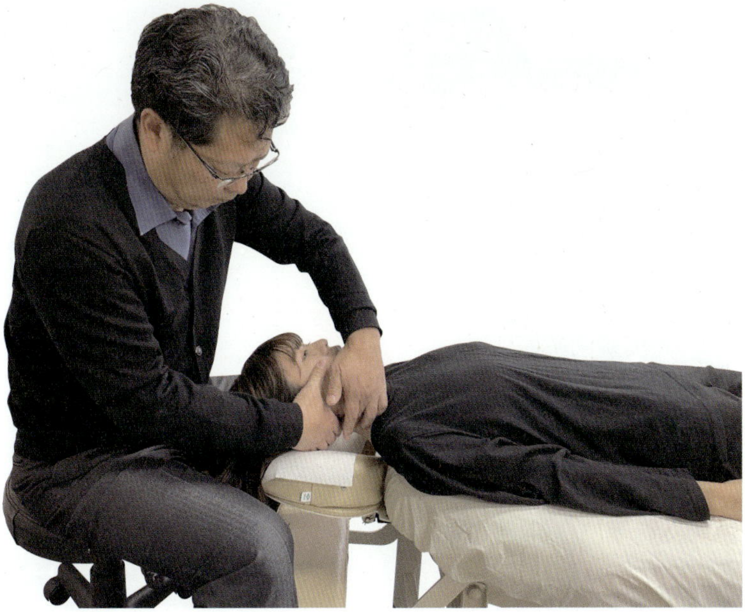

-사진 34-

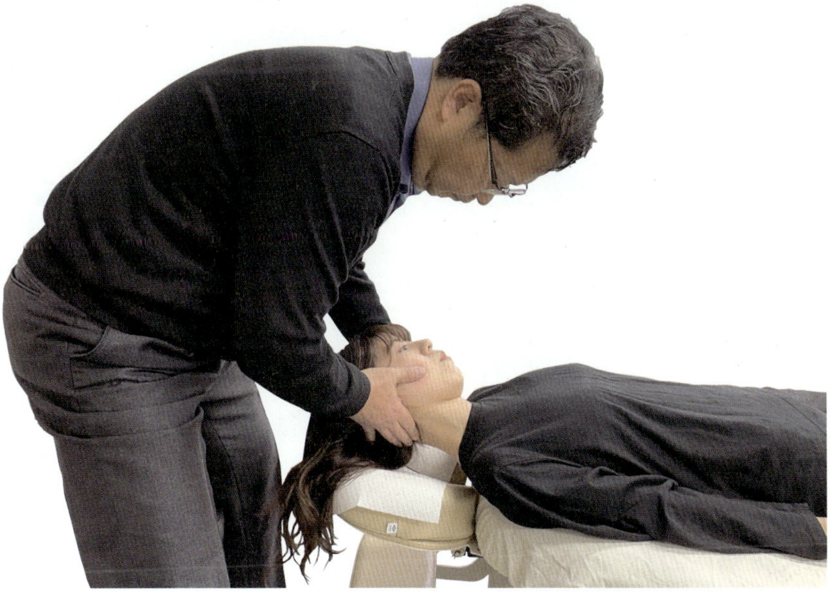

-사진 35-

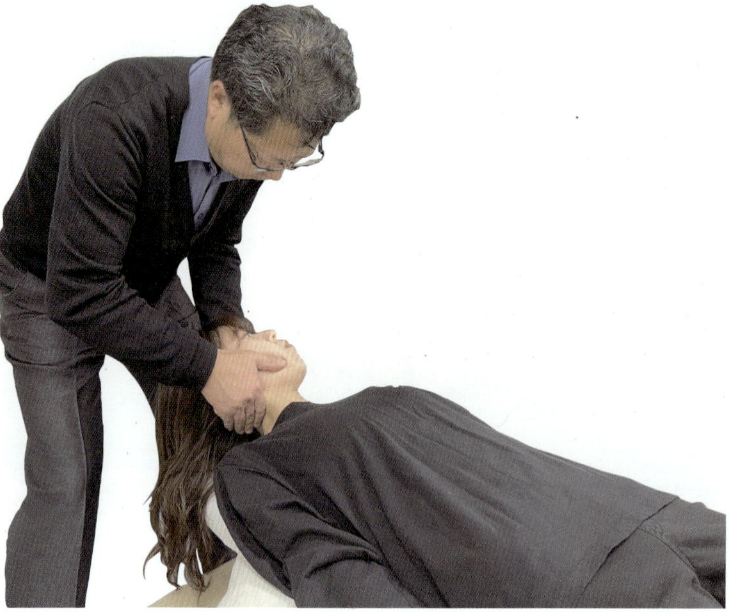

-사진 36-

⑦ 교정은 후방에서 전방, 오른쪽에서 왼쪽으로 약간 회전을 가하는 방향으로 저진폭의 고속 스러스트를 해준다(사진 36).

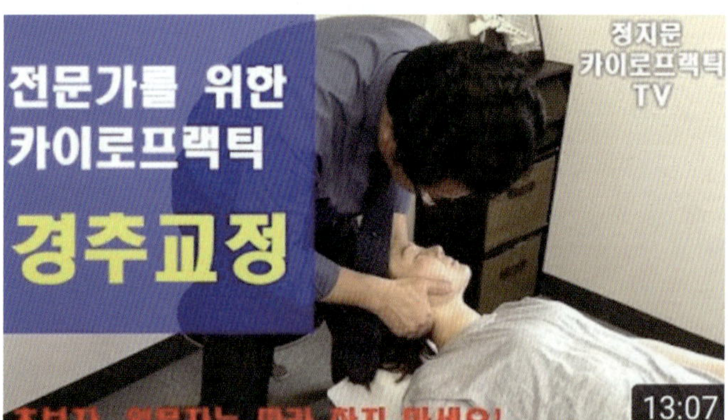

영상 10

4) 앙와위 경추교정 2(Rotary Break 또는 Rotary 교정)

이 교정 방법은 외관상 조금은 부담스럽게 보이나 실제로는 의외로 부드럽고 피술자도 그다지 부담스러워하지 않는 방법이다.

이 테크닉은 회전변위와 측굴변위(Rotary Break)를 동시에 교정할 수 있으며, 회전변위(Rotary)된 경추도 교정이 가능하다.

◈ 앙와위 경추교정 2 순서(Rotary Break 또는 Rotary 교정) 영상 11

(예, C2 RPS 또는 C2 PLI)

① 피술자는 테이블에 바르게 눕는다.

② 시술자는 피술자의 두방에서 오른쪽에 피술자를 바라보고 앉는다.

③ 시술자는 오른손 검지(나이프 엣지)로 경추 2번(C2) 우측 추궁 부위(횡돌기에 근접한 부위)에 컨택트하고 나머지 손가락과 손바닥은 피술자의 머리를 지지한다. 왼손은 피술자 왼쪽 머리 밑으로 넣어서 네 손가락으로 피술자의 턱을 잡는다(사진 37).

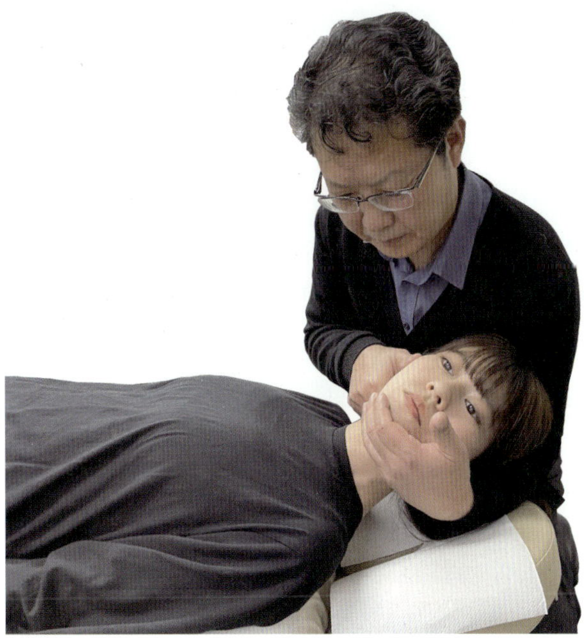

-사진 37-

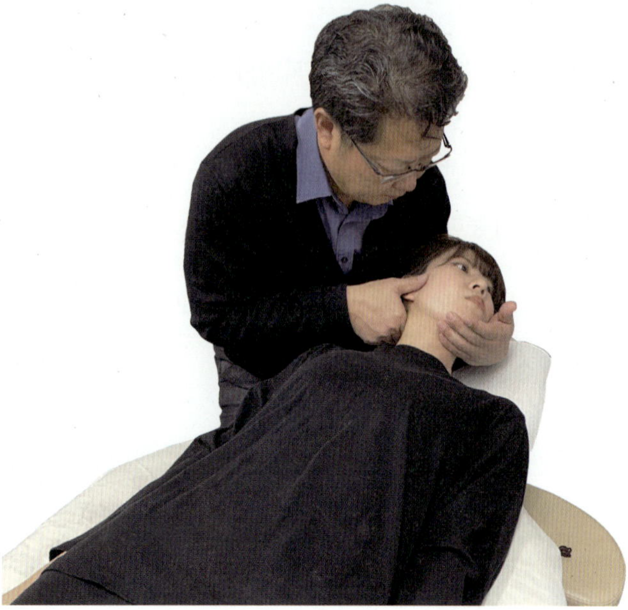

-사진 38-

④ 시술자의 오른손 검지를 지렛대 삼아 피술자의 턱을 잡고 있는 왼손과 왼쪽 팔로 피술자의 머리를 움직여서 측굴의 쇼크를 맞춘다.

⑤ 시술자는 오른손과 오른손 검지의 컨택트 부위로 후방에서 전방 그리고 회전을 통해 쇼크를 맞춘다.

⑥ 교정은 오른손과 오른쪽 검지로 후방에서 전방, 약간 하방에서 상방의 벡터 방향으로 저진폭의 고속 스러스트를 가한다. 이때 피술자의 턱 부위를 잡고 있는 시술자의 왼손도 오른손의 벡터 방향으로 동시에 동작을 취해주는 것이 포인트이다. 단, 교정 손인 오른손보다는 아주 약간 따라간다는 느낌으로 동작을 취해야 한다(사진 38).

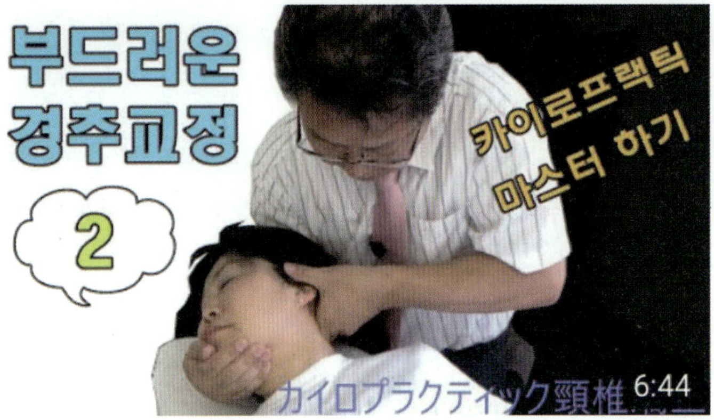

영상 11

5) 앙와위 경추 측굴교정(Break 교정)

피술자는 경추의 측굴교정을 조금 부담스러워하는 경향이 있다. 왜냐하면 Rotary Break 교정법과는 달리, 압이 경추에 직접적으로 전달되기 때문에 부드럽게 교정이 이루어지지 않으면 아파한다. 피술자는 교정에서 한 번이라도 안 좋은 인식이 각인되면 다음부터는 경추교정을 두려워하고 피하려고 한다. 그리고 피술자 본인도 모르게 목을 컨택트하는 것만으로도 긴장을 하여 이후에 교정이 제대로 안 되기도 한다. 때문에 특히나 Break 교정을 할 때에는 이 부분에 신경을 쓰면서 부드럽게 해야 한다.

경추의 변위가 RPI나 LPI일 때, 회전변위와 측굴변위를 동시에 교정할 수가 없기 때문에 이러한 경추의 변위에서는 회전변위 교정과 측굴변위 교정을 각각 분리해서 교정한다. 회전변위를 먼저 하든, 측굴변위를 먼저 하든, 시술자의 선호도에 따라 하면 된다. Break 경추교정은 RPI, LPI의 경추 변위에 대해 측굴변위를 어프러치하는 테크닉이다.

◈ 앙와위 경추 측굴교정 순서(Break 교정) 영상 12

(예, C3 RPS 또는 C3 PLI)

① 피술자는 테이블에 바르게 눕는다.

② 시술자는 피술자의 얼굴을 바라보면서 두방에 위치한다.

③ 시술자는 오른손 검지(나이프 엣지)로 경추 3번 우측 추궁 부위(횡돌기에 근접한 부위)에 컨택트하고 나머지 손가락과 손바닥으로 머리를 지지한다. 왼손은 피술자의 반대측 머리를 지지한다.

④ 시술자는 피술자의 머리를 경추 3번까지 약간 당겨서 굴곡시킨 후, 왼쪽으로 경추 3번을 측굴(open wedge)하고 이후에 다시 오른쪽으로 측굴(close wedge)시킨다(사진 39).

⑤ 시술자는 오른손 검지로 상방에서 하방, 약간 우측에서 좌측, 약간 후방에서 전방의 벡터 방향으로 저진폭의 고속 스러스트를 가한다(사진 40).

Cf) 참고로, 소개한 동영상은 C3 RPS의 경추 변위였으나 측굴변위(상방변위)만을 교정하기 위해 오른쪽에서 실시했다. 책의 설명도 동영상의 리스팅과 교정을 동일하게 하기 위해 C3 RPI가 아닌 C3 RPS로 하였다. 이점 착오가 없길 바란다.

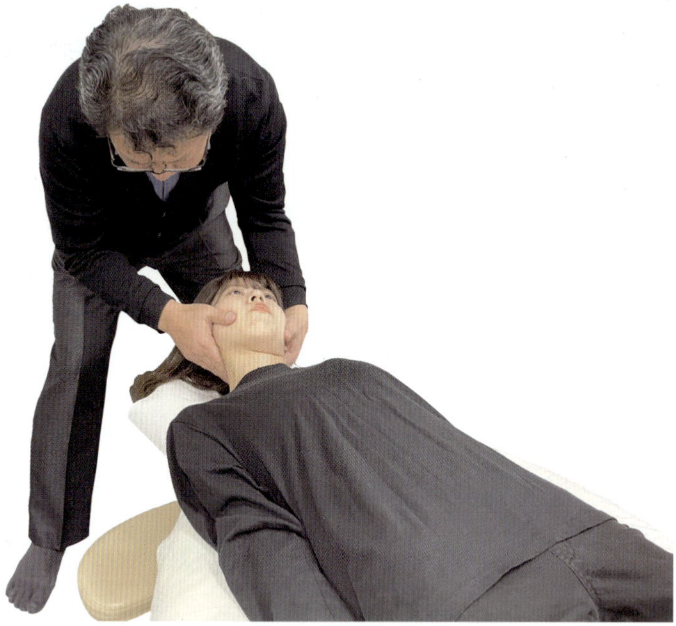

-사진 39-

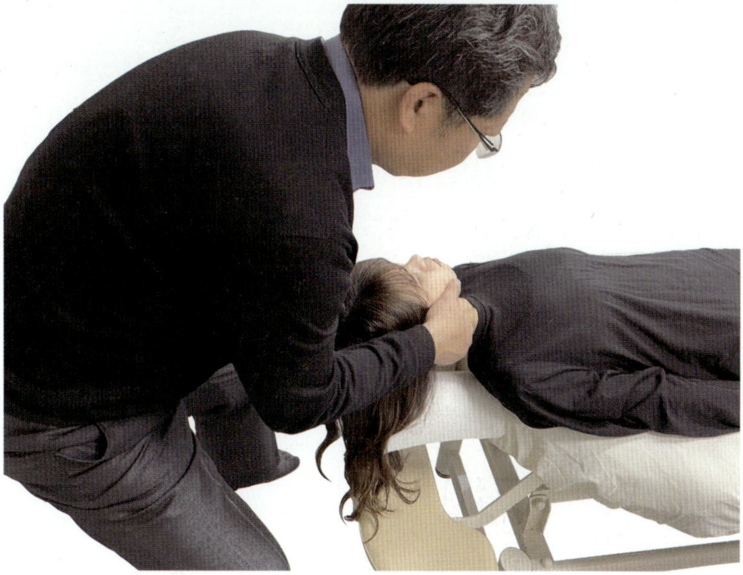

-사진 40-

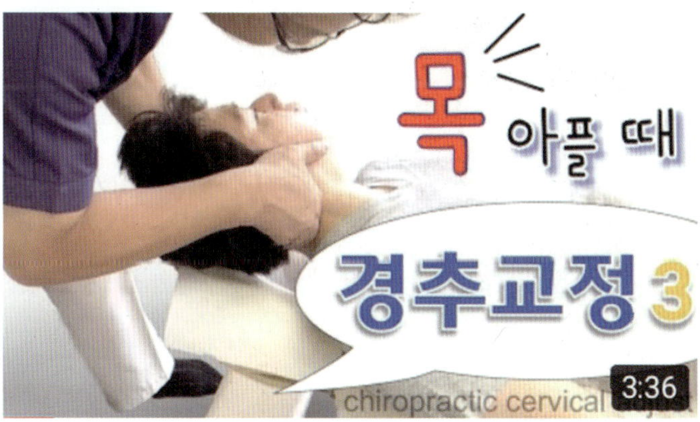

영상 12

6) 좌위 경추교정

좌위 경추교정은 앙와위 경추교정에 비교하여 마스터하는데 상당한 노력이 필요하다. 왜냐하면 앙와위 교정은 피술자가 누운 상태에서 이루어지기 때문에 전신의 힘을 자연스럽게 뺄 수가 있으나, 좌위 교정에서는 앉은 자세를 취함으로써 자세근이 작동하기 때문이다. 즉 좌위에서는 신체의 많은 근육이 어느 정도 긴장을 하면서 자세를 취하게 되는 점과 피술자도 릴랙스하기가 어렵다. 시술자는 이러한 상황을 감안하여 교정해야 한다. 안정성 면에서 볼 때 좌위 경추교정보다는 앙와위 경추교정이 부담이 없기에 저자는 앙와위 교정을 더 권하고 싶다.

때론 좌위 경추교정이 필요할 때도 있기 때문에 소개한다. 단, 좌위 경추교정은 제대로 마스터한 후에 임상에 응용하길 권한다.

◈ 좌위 경추교정 순서(예, C2 RPS 또는 C2 PLI) 영상 13

① 피술자는 허리를 바르게 펴고 의자에 앉는다. 피술자가 허리를 펴고 앉는 자세가 포인트이다.
이때 의자는 시술자의 신장에 비하여 너무 높지 않는 것이 좋다.

② 시술자는 피술자를 마주보면서 선다.

③ 시술자는 왼손 중지로 피술자의 경추 2번 우측 추궁과 횡돌기에 컨택드하고 나머지 손가락은 피술자의 경추와 후부두, 손바닥은 하악 부위를 지지한다.
오른손은 손가락으로 피술자의 왼쪽 후두부, 손바닥은 하악 부위를 지지한다.

④ 시술자는 컨택트한 양 손을 이용하여 피술자의 머리를 경추 2번까지 상방으로 약간 늘려준다(신전시킨다).

⑤ 시술자는 피술자의 경추 2번을 좌측굴(open wedge)을 한 후, 우측굴(close wedge)을 하고 이어서 왼손과 왼손 중지를 이용하여 후방에서 전방으로 회전한다. 이때 오른손은 전방에서 후방으로 약간 따라가는 느낌으로 보조를 맞춘다(사진 41).

⑥ 쇼크가 맞춰지면 왼손과 왼손 중지를 후방에서 전방, 약간 하방에서 상방으로 저진폭의 고속 스러스트를 한다. 이때 오른손은 전방에서 후방으로 약간 따라가듯이 보조를 맞춰준다(사진 42).

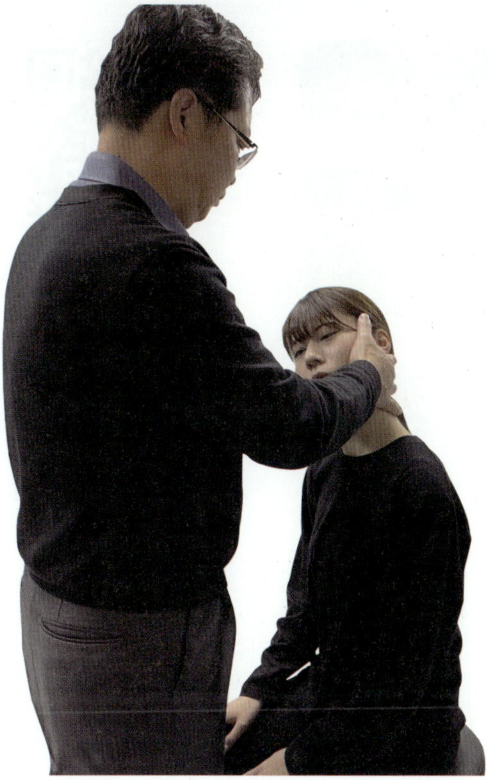

-사진 41-

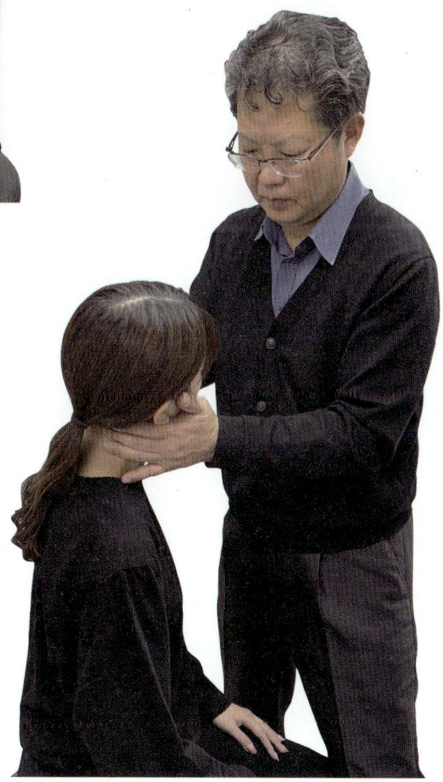

-사진 42-

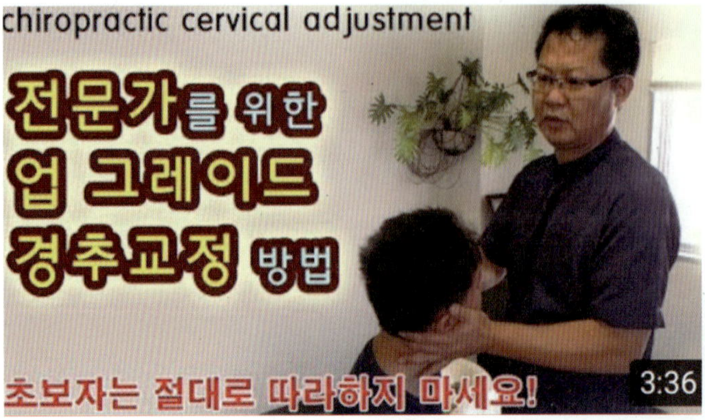

영상 13

7) 경추 모빌리제이션

카이로프랙터에겐 경추교정을 할 수 있다는 것은 대단한 프라이드를 갖게 만든다. 또한 경추교정을 통해 신체의 많은 변화가 나타나기도 한다. 그렇다고 경추교정을 못하면 카이로프랙틱 치료는 할 수 없는 것인가? 그렇지가 않다. 카이로프랙터에겐 경추교정은 당연히 마스터해야 하는 과제이지만, 수기치료를 하는 데는 다양한 방법이 있기에 경추교정을 아직 마스터하지 못했더라도 낙담할 필요는 없다.

급성 경부통이나 목의 통증으로 인해 목을 움직일 수 없을 정도라면 경추교정은 할 수가 없다. 경추교정은 경추가 어느 정도 정상에 가까운 가동성을 가지고 있을 때만 가능하게 된다. 또한 아이들이나 나이 드신 분들, 교정을 두려워하는 분들, 골다공증과 같이 교정이 금기시되는 질병을 가지고 있는 분들에겐 경추교정을 못하거나 해서는 안 되는 경우가 많다. 이때 경추의 가동성을 만들어주면서 치료 효과를 낼 수 있는 모빌리제이션은 안성맞춤이라고 할 수 있다.

본 장에서 소개하는 모빌리제이션은 SOT(선골후두골테크닉)에서 활용하고 있는 테크닉으로 임상에서 안전하고 효과적으로 폭넓게 활용할 수가 있다.

이 테크닉은 SOT에서는 Figure 8 테크닉이라고 하는데, 8의 숫자를 옆으로 눕혀 놓으면 무한대를 상징하는 뫼비우스의 띠(∞)가 된다. 신체의 축에서 경추가 벗어나지 않도록 하면서 무한대(∞) 표시대로 모빌리제이션을 해주면 경추에 가동성이 생기면서 효과를 낼 수가 있다.

◈ **모빌리제이션 순서(예, C2 RPS 또는 C2 PLI)** 영상 14

① 피술자는 테이블에 바르게 눕는다.

② 시술자는 피술자 두방에서 피술자를 바라보고 앉는다.

③ 시술자는 오른손 검지와 중지로 경추 2번 우측 추궁과 근접한 횡돌기 부위에 컨택트하고, 왼손의 검지와 중지는 좌측 추궁과 근접한 횡돌기 부위에 컨택트한다(사진 43).

④ 시술자는 피술자의 머리를 경추 2번까지 신전하여, 약간 후방에서 전방으로 들어올린다.

⑤ 시술자는 피술자의 경추 축이 벗어나지 않도록 주의하면서 오른쪽부터 무한대(∞) 숫자 모양으로 머리와 함께 경추 2번을 세트로 하여 그려간다. 이때 오른쪽에서 왼쪽 방향으로 무한대 숫자를 그려갈 때, 압을 더 넣어서 그려간다. 이 조작을 통해서 경

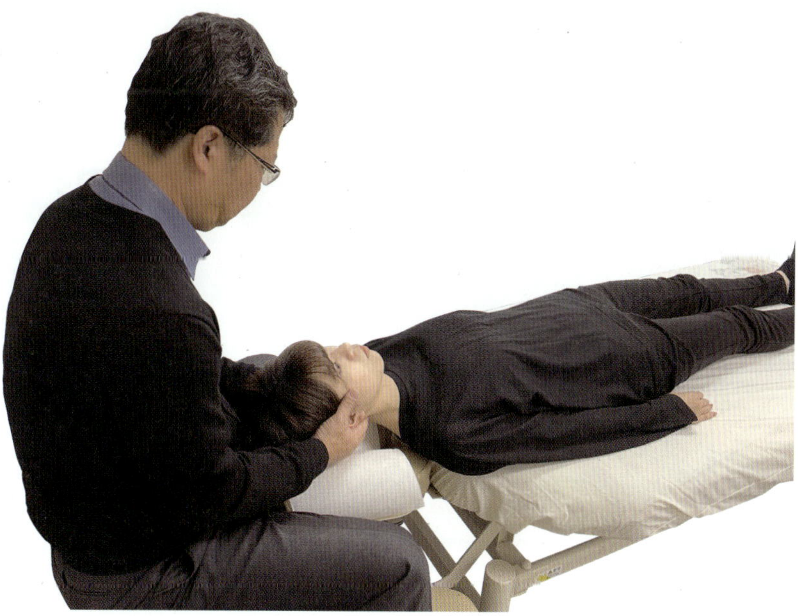

-사진 43-

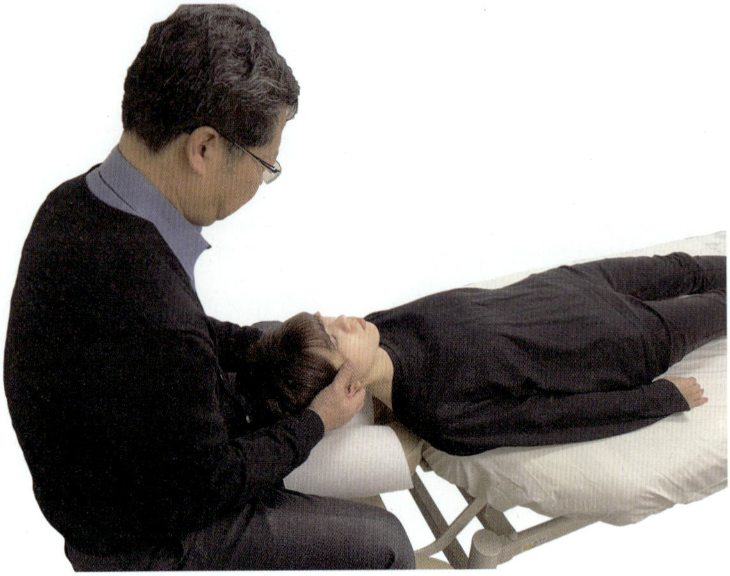

-사진 44-

추에 가동성이 생기게 된다(사진 44).

⑥ 이 동작을 3~5회 반복한다.

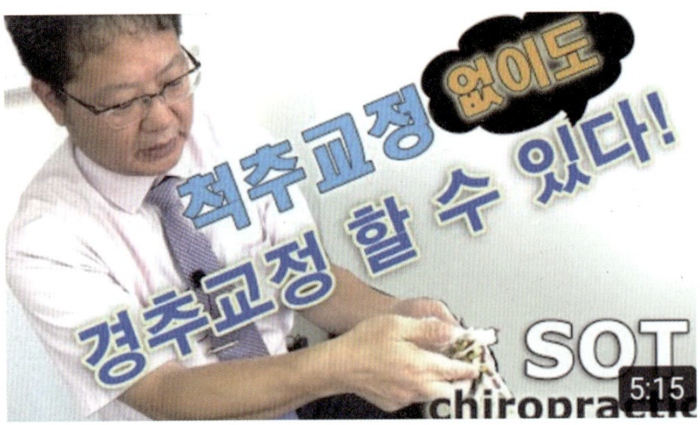

영상 14

4. 골반

1) 선장관절

(1) 골반 설명

골반은 2개의 관골과 선골, 미골로 구성되어 있다. 관골은 장골과 좌골, 치골로 구성되며 사춘기까지는 연골에 의해 결합되어 성년기가 되면 뼈 결합으로 바뀌어 하나의 관골이 된다. 장골의 후방에는 귀 모양의 이상면(耳狀面)이 존재하는데 이 부위는 선골의 이상면과 관절을 이루며, 이를 선장관절이라 한다.

카이로프랙틱에서 주로 지표로 삼는 부위는 상전장골극(ASIS, anterior superior iliac spine)과 상후장골극(PSIS, posterior superior iliac spine), 장골능, 좌골, 치골결합이다. 오스테오파시에서는 하전장골극(AIIS, anterior inferior iliac spine)과 하후장골극(PIIS, posterior inferior iliac spine)도 지표로 사용한다(그림 8) (그림 9).

(2) 장골 리스팅

장골에서는 보편적으로 많이 사용하는 풀 스파인 리스팅을 소개한다. 장골 리스팅은 8종류로 분류한다.

① PI 장골: 후하방 변위 장골

② AS 장골: 전상방 변위 장골

③ EX 장골: 외방 변위 장골

④ IN 장골: 내방 변위 장골

⑤ PIEX 장골: 후하방, 외방 변위 장골

⑥ PIIN 장골: 후하방, 내방 변위 장골

⑦ ASEX 장골: 전상방 외방 변위 장골

⑧ ASIN 장골: 전상방 내방 변위 장골

카이로프랙틱에서 장골의 변위는 PI와 AS의 변위를 메인으로 보고 EX와 IN은 부수적으로 간주한다. 따라서 선장관절에 어프러치를 할 때에도 PI와 AS 변위에 중점을 두고,

이후에 IN과 EX 변위를 다루는 것이 보편적이다.

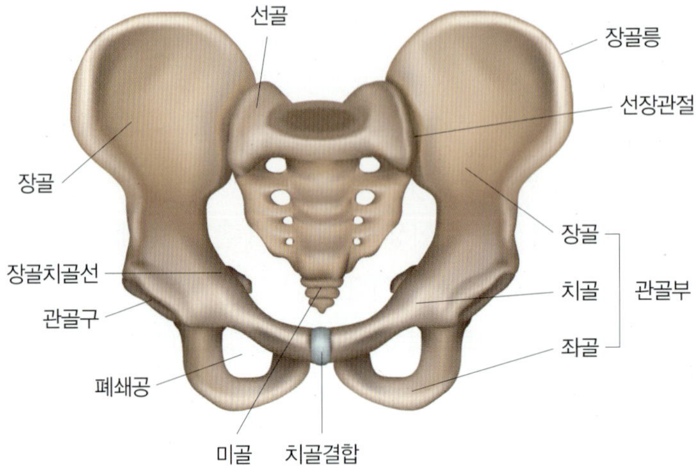

-그림 8-

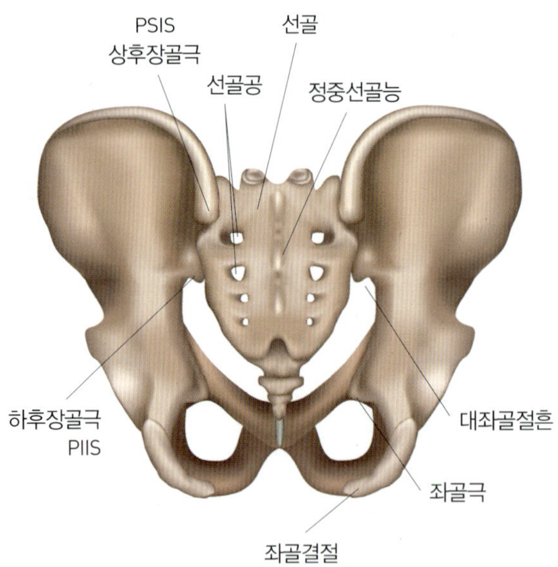

-그림 9-

(3) 모션 팔페이션 영상 15

본 장에서는 장골의 PI와 AS 변위에 대한 모션 팔페이션을 소개하고 EX와 IN 모션 팔페이션은 EX와 IN 변위 교정편에서 함께 소개한다. 장골의 모션 팔페이션은 복와위 및 앙와위 자세에서 주로 하지만, 본서에서 모두 소개하는데 어려움이 있기에 소개하지 못한 부분은 "척주 모션 팔페이션(나카가와 다카오 저, 정지문 역, 신일서적 출판)"을 참고하시길 바란다. 본서에서는 조금 쉽게 활용할 수 있는 방법을 선택해서 소개한다.

◈ PI 장골 모션 팔페이션 순서

① 피술자는 편안하게 엎드린다(복와위).

② 시술자는 피술자의 왼쪽, 골반 부위에 선다.

③ 시술자는 오른손 모지구로 피술자의 오른쪽 PSIS(상후장골극)에 컨택트하고, 왼손 모지구로는 피술자의 왼쪽 PSIS에 컨택트한다.

④ 시술자는 좌우 한 쪽씩 피술자의 PSIS 부위를 전상방으로 부드럽게 압을 가한다. 좌우 비교해서 가동성이 없으면 PI 장골 변위를 의미한다(사진 45).

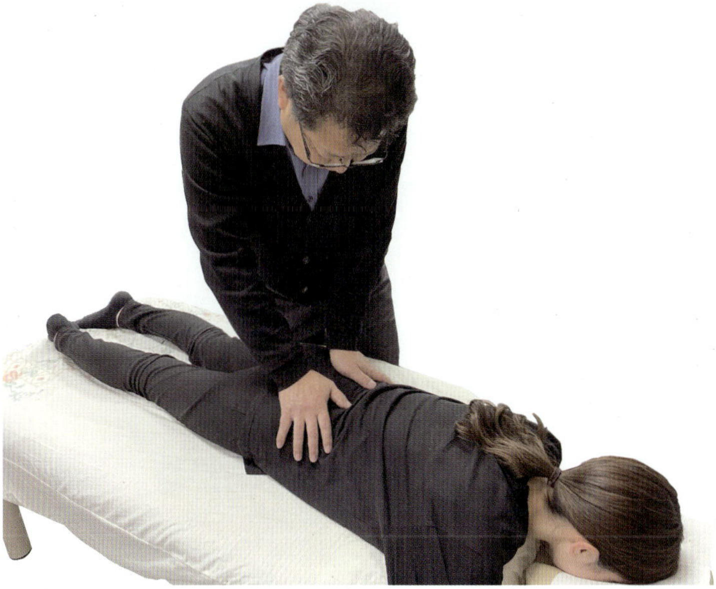

-사진 45-

◈ **AS 장골 모션 팔페이션 순서**

① 피술자는 편안하게 엎드린다(복와위).

② 시술자는 피술자의 왼쪽, 골반 부위에 선다.

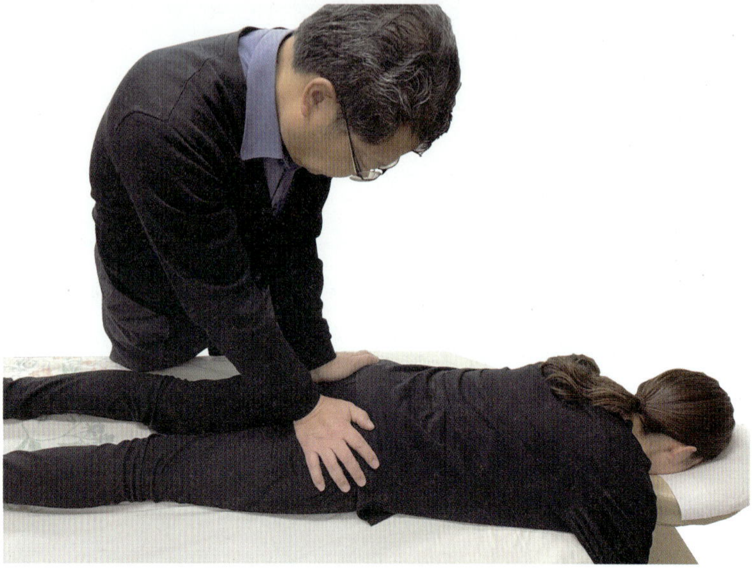

-사진 46-

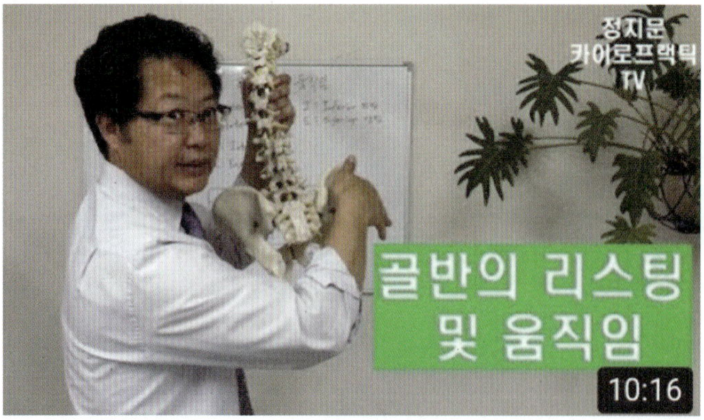

영상 15

③ 시술자는 오른손 모지구로 피술자의 오른쪽 좌골결절에 컨택트하고, 왼손 모지구로 피술자의 왼쪽 좌골결절에 컨택트한다.

④ 시술자는 좌우 한 쪽씩 피술자의 좌골결절을 전상방으로 부드럽게 압을 가한다(사진 46). 좌우 비교해서 가동성이 없으면 AS 장골 변위를 의미한다.

◈ 갭핑 테스트(gapping test)

카이로프랙틱 강의 시, 골반을 교정할 때 AS와 PI 장골 변위 중에 어느 쪽을 교정해야 하는가라는 질문을 자주 받는다. 모든 활막관절은 고유의 가동성을 가지면서 제 역할을 하게 되는데, 어떠한 원인으로 인해 가동성이 결여되면 움직임을 통한 본래의 역할을 할 수가 없게 된다. 따라서 척추교정은 관절이 본래의 역할을 할 수 있도록 가동성을 만들어 주는 것이다. 골반도 마찬가지로 단지 PI나 AS 변위를 교정하는 것이 아니라, 선장관절에 가동성이 있느냐 여부로 판단을 하게 된다. 즉 PI나 AS 변위가 있더라도 선장관절에 가동성이 있으면 교정을 하지 않는다. 그렇다면 선장관절의 가동성을 어떻게 판단하는가? 바로 갭핑 테스트(gapping test), 즉 선장관절 일반 가동성 검사를 통해서 가동성이 결여된 부위의 장골을 찾아 교정하여 선장관절의 움직임을 만들어 준다.

– 갭핑 테스트 순서 영상 16

① 피술자는 테이블에 바르게 엎드린다(복와위).

② 시술자는 피술자의 왼쪽 골반 부위에 피술자를 바라보면서 선다.

③ 시술자는 왼손(상방수) 검지와 중지로 피술자의 오른쪽 PSIS(선장관절) 안쪽에 컨택트하고, 오른손(하방수)은 피술자의 왼쪽 발목을 잡고 90도 이하로 무릎을 굴곡한 다음, 왼손 검지와 중지에 쇼크가 오도록 고관절을 내회전시킨다.

④ 시술자는 오른손으로 피술자의 왼쪽 다리를 부드럽게 좌우 바이브레이션 하며, 왼손 검지와 중지로는 피술자의 오른쪽 선장관절의 벌어짐이 느껴지는지 확인한다(사진 47).

⑤ 시술자는 피술자 반대편으로 이동하여 오른손(상방수) 검지와 중지로 피술자의 왼쪽 PSIS(선장관절) 안쪽에 컨택트하고, 왼손(하방수)으로 피술자의 오른쪽 발목을 잡고 슬관절을 90도 이하로 굴곡한 후, 오른손 검지와 중지에 쇼크가 오도록 고관절을 굴곡한다.

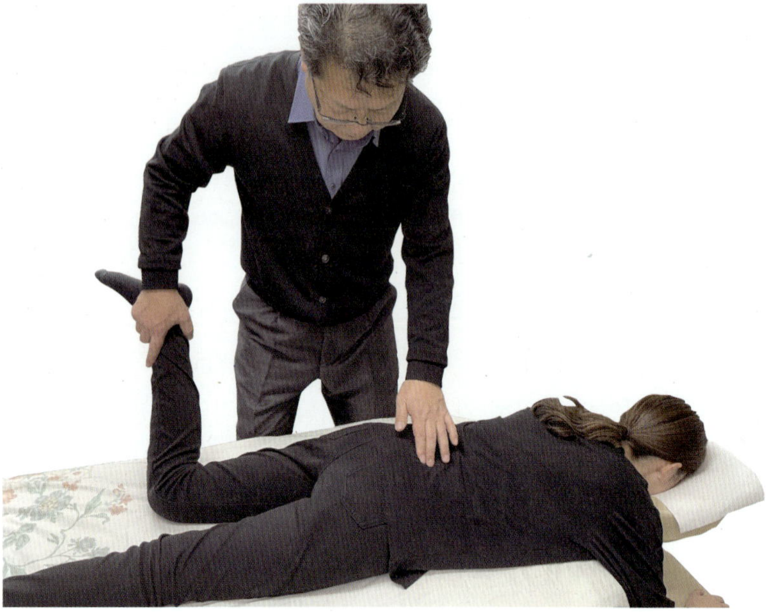

-사진 47-

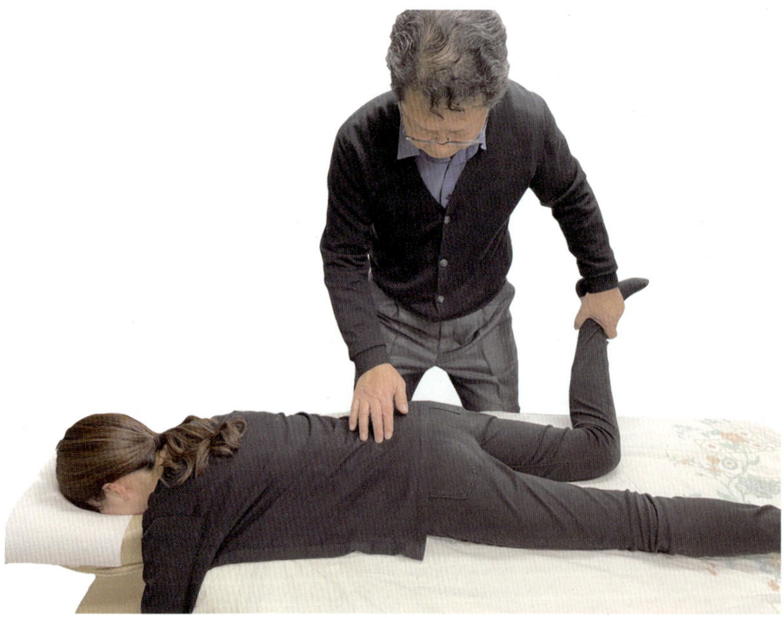

-사진 48-

⑥ 시술자는 왼손으로 피술자의 오른쪽 다리를 부드럽게 좌우 바이브레이션 하며, 오른손 검지와 중지로는 피술자의 왼쪽 선장관절의 벌어짐이 느껴지는지 확인한다(사진 48).

⑦ 선장관절 좌우 어느 한 쪽에 벌어지는 움직임이 없다면 그쪽의 선장관절에 문제가 있는 것으로 본다.

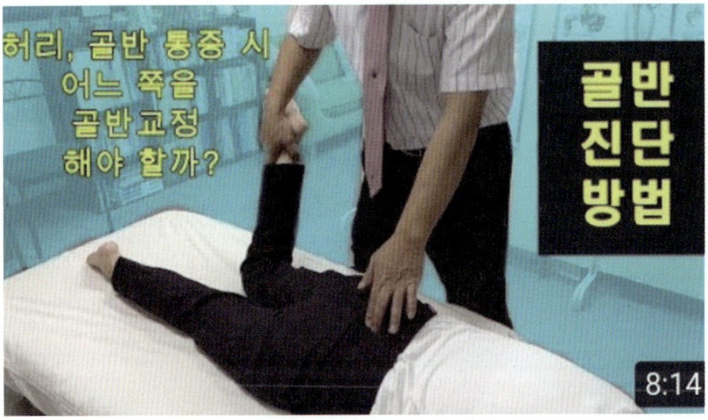

영상 16

(4) 측와위 PI 교정

골반교정은 갭핑 테스트(gapping test)에서 가동성이 소실된 부위의 장골변위를 검사한 다음에 PI 변위가 확인되면 실시한다. 골반교정은 PI와 IN(내방변위) 또는 EX(외방변위)가 함께 존재할 때 동시에 교정하기도 하지만, 본서에서는 IN과 EX를 개별적으로 하는 방법을 소개한다.

◈ 측와위 PI 교정 순서(예, 좌측 PI 변위) 영상 17

① 피술자는 오른쪽을 테이블 쪽으로 하여 옆으로 누운 후, 양 손을 깍지 끼고 천장측 무릎과 고관절을 굴곡한다.

② 시술자는 양 무릎 사이에 피술자의 천장측 무릎을 낀 후에 바라보고 선다.

③ 시술자는 왼손(상방수) 검지와 중지 사이에 피술자의 왼쪽 PSIS 부위를 끼고 오른손(하방수)은 피술자의 테이블측 발목 부위를 잡고 쇼크가 오도록 고관절을 굴곡한 후, 2~3 cm 되돌린다(사진 49).

④ 시술자는 왼손(상방수) 검지와 중지 사이에 피술자의 왼쪽 PSIS 부위를 끼고 오른손(하방수)은 피술자의 천장측 발목 부위를 잡고 쇼크가 오도록 고관절을 굴곡한다(사진 50).

⑤ 시술자는 왼손(상방수) 검지와 중지 사이에 피술자의 왼쪽 PSIS 부위를 끼고 왼손(상방수)으로 피술자의 테이블측 팔을 하방, 전방으로 당긴다.

⑥ 시술자는 왼손(상방수) 검지와 중지 사이에 피술자의 왼쪽 PSIS 부위를 끼고 왼손(상방수)으로 피술자 천장측 대흉근 부위를 상방, 후방의 벡터 방향으로 약간 민다(사진 51).

⑦ 시술자는 쇼크를 맞춘 피술자의 자세가 흐트러지지 않도록 시술자를 향해서 피술자의 몸을 회전시킨다.

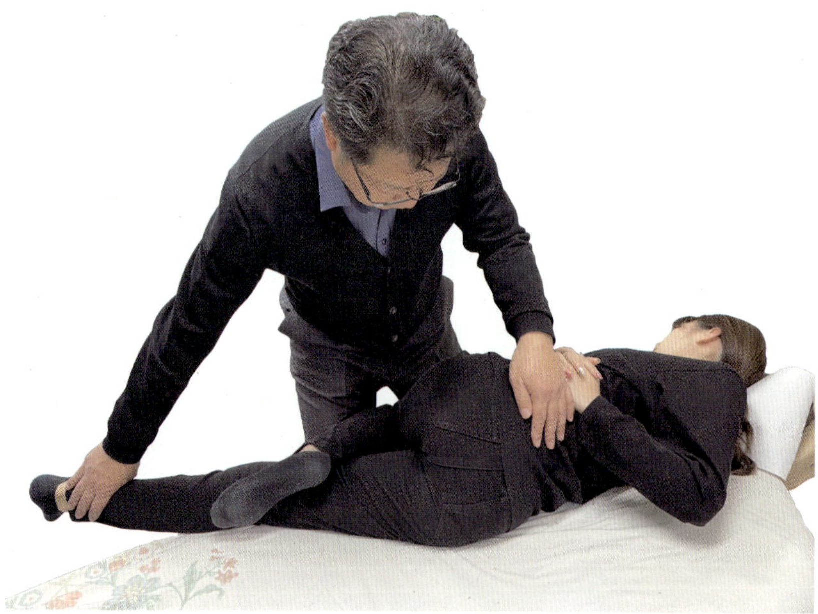

-사진 49-

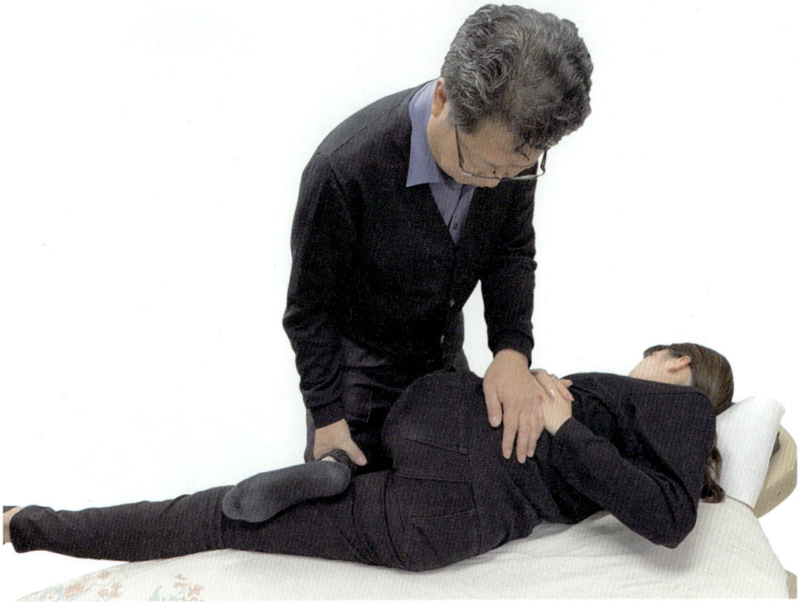

-사진 50-

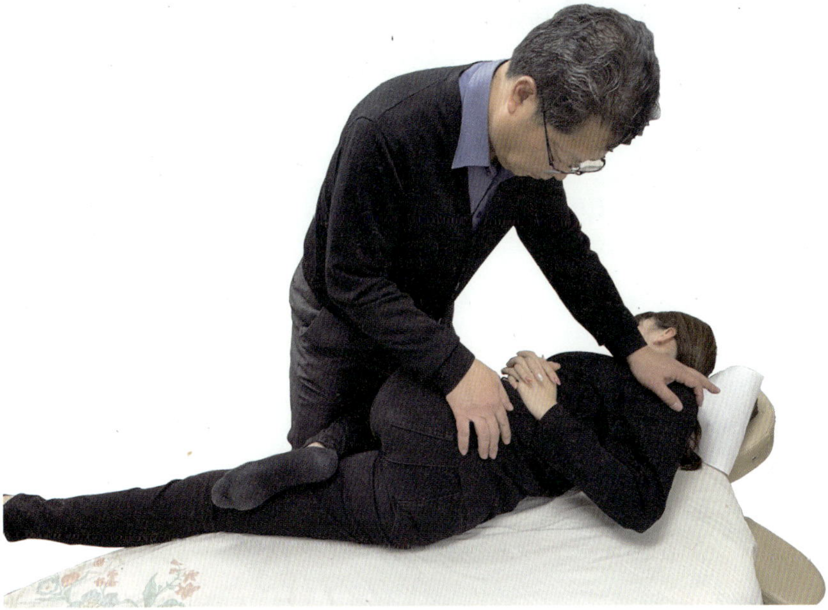

-사진 51-

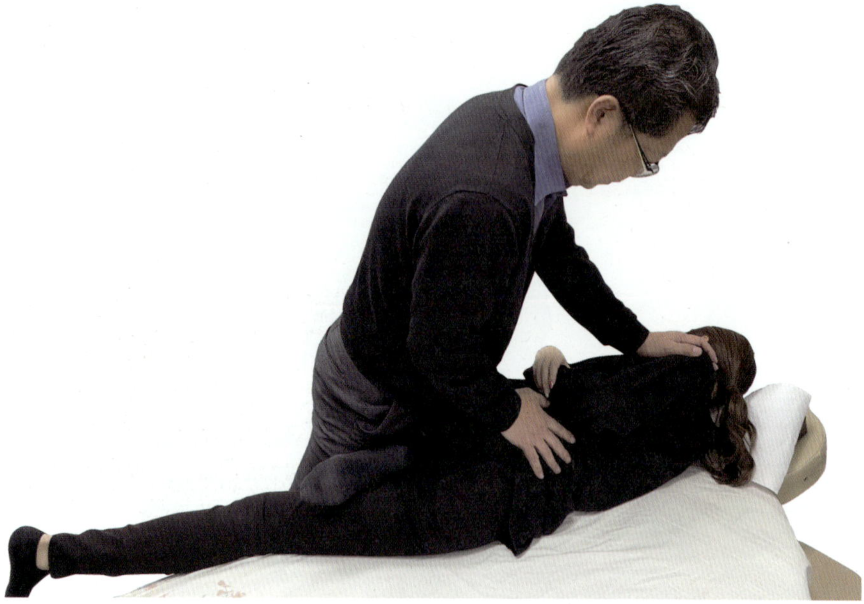

-사진 52-

⑧ 시술자의 왼손은 피술자의 대흉근 부위에 대서 지지하고 오른손 두상골로 피술자의 왼쪽 PSIS에 컨택트하여 저진폭의 고속 스러스트를 한다(사진 52).

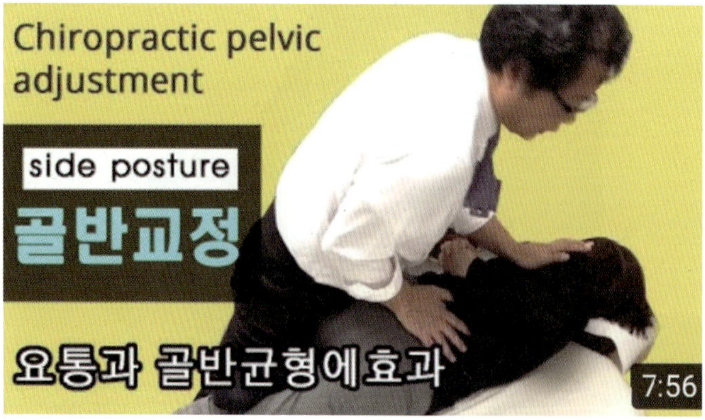

영상 17

(5) 측와위 AS 교정

AS 골반교정은 갭핑 테스트(gapping test)에서 가동성이 소실된 부위의 장골변위를 검사한 다음에 AS 변위가 확인되면 실시한다. 골반교정은 AS 변위와 IN(내방변위), 또는 EX(외방변위) 변위가 함께 존재할 때 동시에 교정하기도 하지만, 본서에서는 별도로 교정 방법을 소개한다.

◈ 측와위 AS 교정 순서(예, 좌측 AS 변위) 영상 18

① 피술자는 오른쪽을 테이블 쪽으로 하여 옆으로 누운 후, 양 손을 깍지 끼고 천장측 무릎과 고관절을 굴곡한다.

② 시술자는 양 무릎 사이에 피술자의 천장측 무릎을 넣은 후에 바라보고 선다.

③ 시술자는 왼손(상방수) 검지와 중지 사이에 피술자의 왼쪽 PSIS 부위를 끼고 오른손(하방수)은 피술자의 테이블측 발목 부위를 잡고 쇼크가 오도록 고관절을 굴곡한다(사진 53).

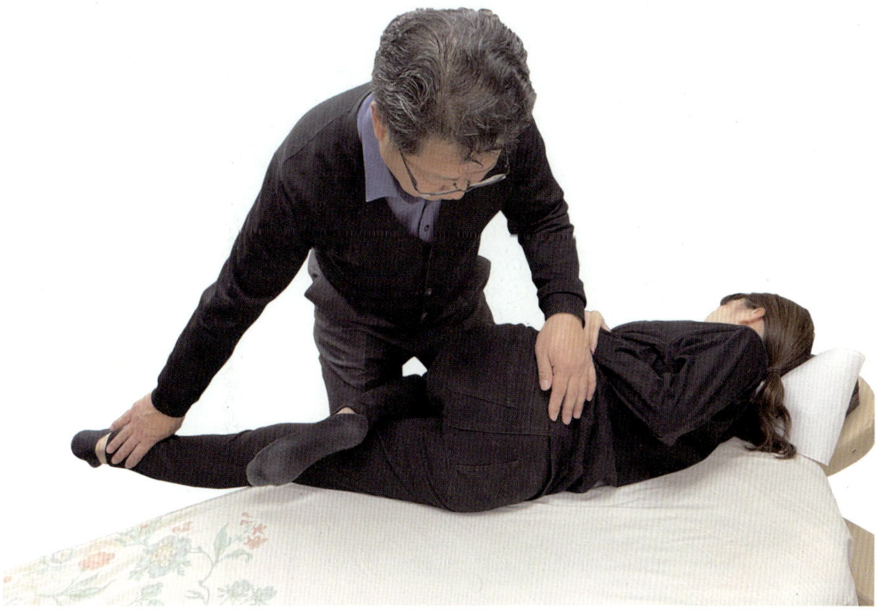

-사진 53-

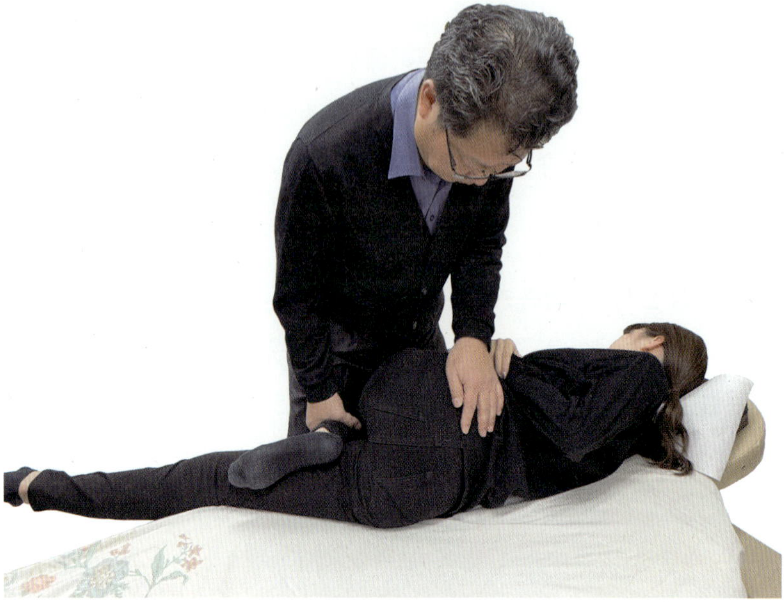

-사진 54-

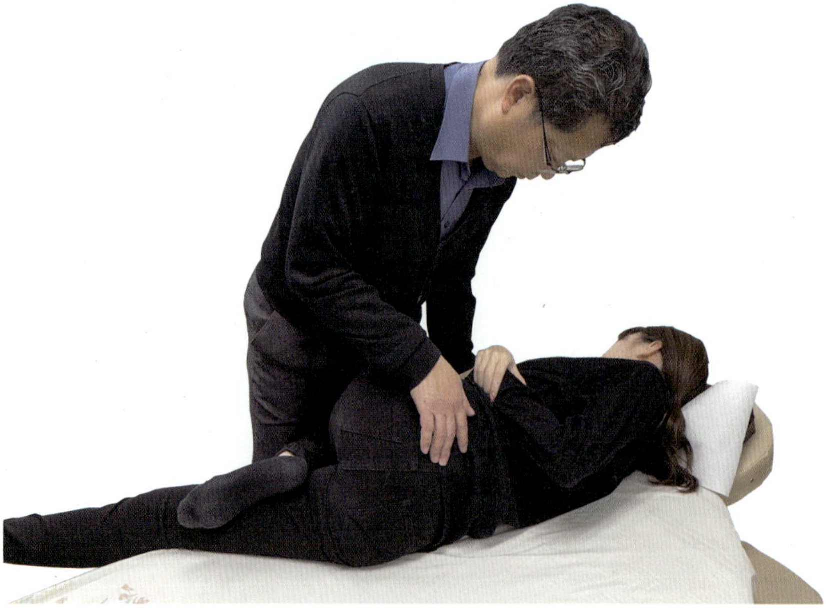

-사진 55-

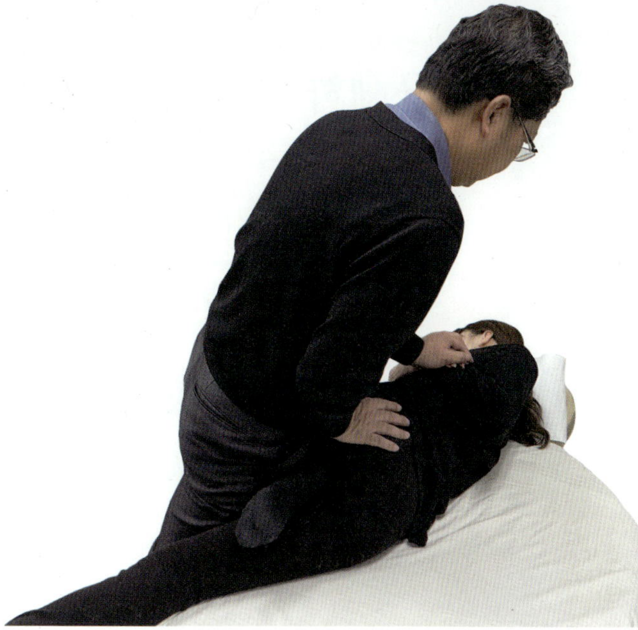

-사진 56-

④ 시술자는 왼손(상방수) 검지와 중지 사이에 피술자의 왼쪽 PSIS 부위를 끼고 오른손(하방수)은 피술자의 천장측 발목 부위를 잡고 쇼크가 오도록 고관절을 굴곡한다(사진 54).

⑤ 시술자는 왼손(상방수) 검지와 중지 사이에 피술자의 왼쪽 PSIS 부위를 끼고 왼손(상방수)로 피술자의 테이블측 팔을 하방, 전방으로 당긴다(사진 55).

⑥ 시술자는 왼손(상방수) 검지와 중지 사이에 피술자의 왼쪽 PSIS 부위를 끼고 왼손(상방수)으로 피술자 천장측 대흉근 부위를 상방, 후방의 벡터 방향으로 약간 민다.

⑦ 시술자는 쇼크를 맞춘 피술자의 자세가 흐트러지지 않도록 시술자를 향해서 피술자의 몸을 회전시킨다.

⑧ 시술자의 왼손은 피술자의 대흉근 부위에 대서 지지하고 오른손은 좌골결절을 전체적으로 감싸듯이 컨택트하여 전상방으로 저진폭의 고속 스러스트를 한다(사진 56).

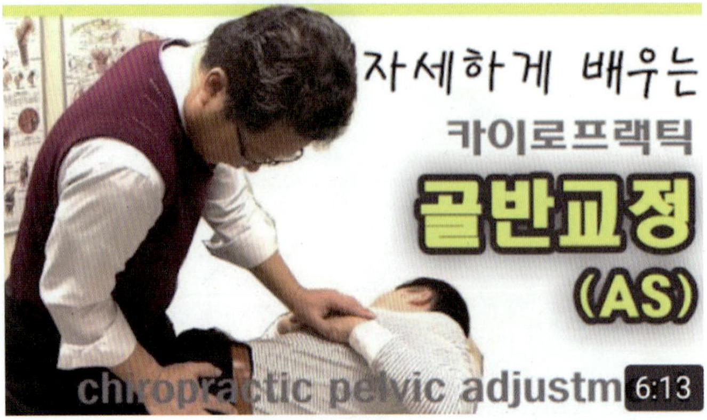

영상 18

(6) 복와위 PI 교정

본 교정법은 드럽 테이블을 이용하면 용이하게 할 수 있다. 그러나 드럽 테이블이 아닌 평 테이블에서 활용해도 별 문제가 없이 교정이 가능하다. 평 테이블에서는 골반 부위에 약간 쿠션이 있는 베개를 넣어서 교정을 하면 좋겠지만, 저자의 임상 경험상 쿠션을 넣지 않아도 교정하는데 별 문제가 없다. 이 테크닉은 임상에서 PI 장골을 교정하는데 폭넓게 활용할 수 있다.

◈ 복와위 PI 교정 순서(예, 좌측 PI 변위) 영상 19

① 피술자는 바르게 엎드린다(복와위).

② 시술자는 어느 쪽에 서도 상관없지만, 피술자의 왼쪽의 골반 부위를 향해 선다.

③ 시술자는 왼손(상방수)의 수근부로 피술자 왼쪽 PSIS에 컨택트하고 오른손의 모지와 검지 물갈퀴 부위로 피술자의 오른쪽 좌골결절에 컨택트하여 지지한다.

④ 시술자는 왼손의 수근부로 전상방을 향해 저진폭의 고속 스러스트를 1~2회 가한다. 이때 오른손의 모지와 검지 부위로 전상방을 향해 약간 어져스트하듯이 따라서 해준다(사진 57).

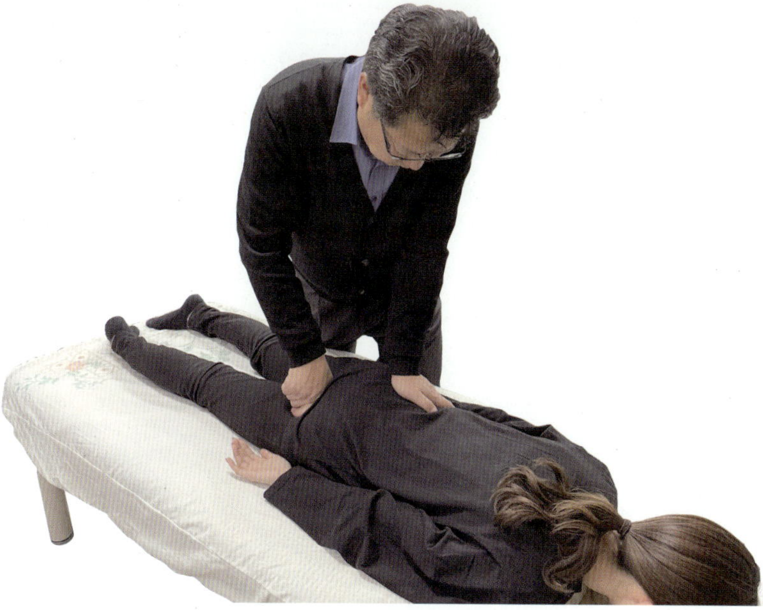

-사진 57-

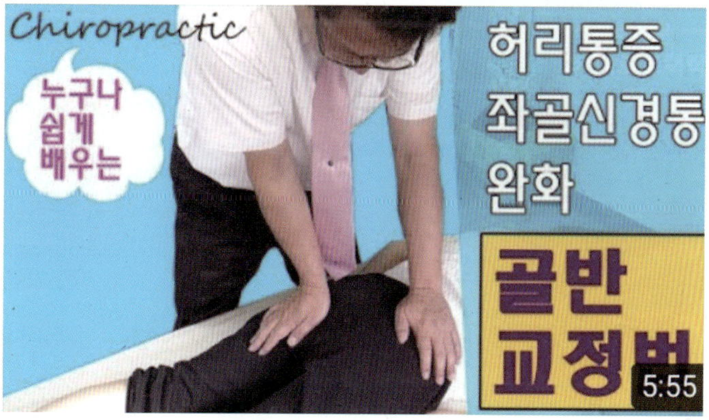

영상 19

(7) 복와위 AS 교정

본 교정법은 복와위 PI 교정처럼 드럽 테이블을 이용하면 용이하게 할 수 있다. 그러나 드럽 테이블이 없이도 평 테이블에서 활용이 가능하다. 평 테이블에서는 골반 부위에 약간 쿠션이 있는 베개를 넣어서 하면 좋겠지만, 저자의 임상 경험상 평 테이블에서 그대로 활용해도 괜찮다. 이 테크닉은 임상에서 AS 장골을 교정하는데 폭넓게 활용할 수 있다.

◈ 복와위 AS 교정(예, 좌측 AS 변위)

① 피술자는 바르게 엎드린다(복와위).

② 시술자는 피술자의 왼쪽, 골반의 약간 하부에서 두방을 향하여 선다.

③ 시술자는 왼손(상방수) 두상골을 피술자 좌골결절 부위에 컨택트하고 시술자의 오른손은 터글 리코일(toggle recoil) 테크닉처럼 왼손의 손목을 잡아 보강한다.

④ 시술자는 전방, 상방을 향해 저진폭 고속 스러스트를 1~2회 가한다(사진 58).

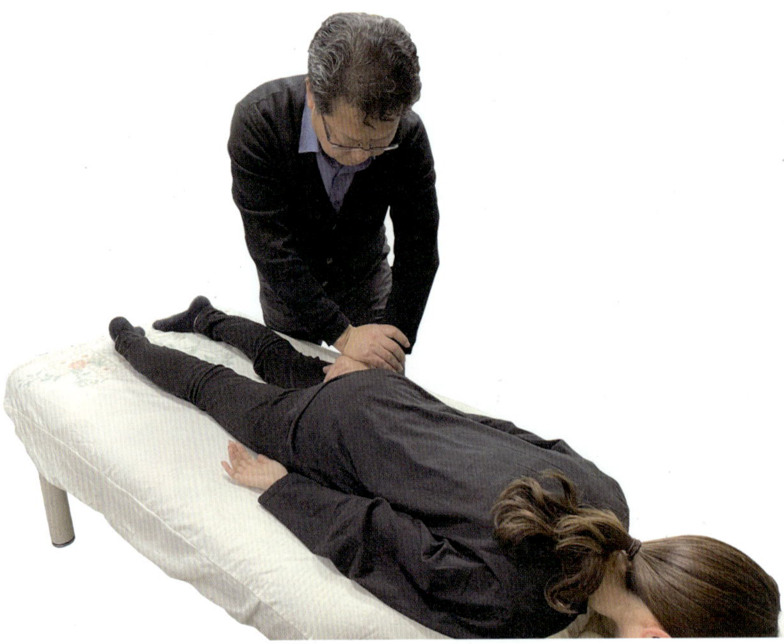

-사진 58-

(8) IN 진단 및 교정 영상 20

골반에서 IN(내방변위) 변위는 메인이 아니다. PI나 AS 변위가 메인이기에 먼저 이 부분에 대해 어프러치를 하거나 IN 변위와 동시에 어프러치를 한다. 본 장에서는 IN 변위 모션 팔페이션과 IN 변위에 대한 별도 교정 테크닉을 소개한다. 본 장에서 소개하는 IN 변위 교정법은 드럽 테이블을 사용하면 더 용이하게 할 수 있지만 평 테이블에서도 교정이 가능하다. 단 교정은 부드럽게 해야 한다.

◈ IN 변위 진단(모션 팔페이션) 순서

① 피술자는 테이블에 바르게 눕는다(앙와위).

② 시술자는 피술자의 오른쪽 골반 부위 아래에 선다.

③ 시술자는 오른손 수근부로 피술자 왼쪽 ASIS 외측에 접촉하고, 왼손 수근부로는 피술자 오른쪽 ASIS 외측에 컨택트한다.

④ 시술자는 왼손 컨택트 부위는 고정하고 오른손으로 컨택트한 ASIS 부위를 외방에서 내방으로 약간 회전을 하듯이 압을 가한다.

⑤ 이어서 시술자는 오른손 컨택트 부위는 고정하고 왼손으로 컨택트한 ASIS 부위를 외

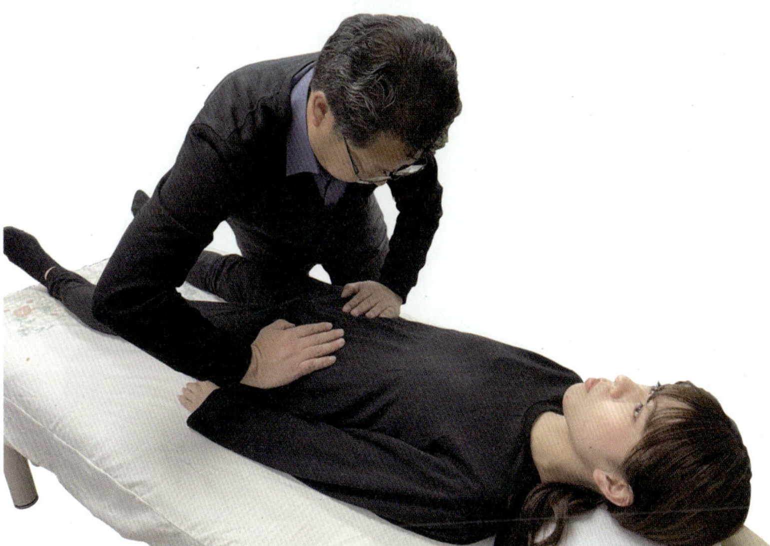

-사진 59-

방에서 내방으로 약간 회전을 하듯이 압을 가한다(사진 59).

⑥ 좌우 가동성을 비교해서 가동성이 없는 쪽이 IN 변위이다.

◈ IN 변위 교정(예, 우측 IN 변위)

① 피술자는 테이블에 바르게 눕는다(앙와위).

② 시술자는 피술자의 IN 변위 쪽인 오른쪽 골반 부위에 피술자를 마주보고 선다.

③ 시술자는 왼손(상방수) 검지의 나이프 엣지 부위로 피술자의 오른쪽 ASIS 내측에 컨택트한다.

④ 시술자는 오른손(하방수)으로 피술자의 오른쪽 무릎에 컨택트하여 무릎을 구부리고 고관절을 90도 정도 굴곡해서 왼손 컨택트 부위에 쇼크가 오도록 고관절을 내회전시킨다(사진 60).

⑤ 시술자는 왼손으로 외방, 후방으로, 오른손으로는 대퇴 부위에 대해 직선으로 저진폭의 고속 스러스트를 가한다(사진 61). 이때 강한 압은 피술자가 불편해하기 때문에 부드럽게 해야 한다.

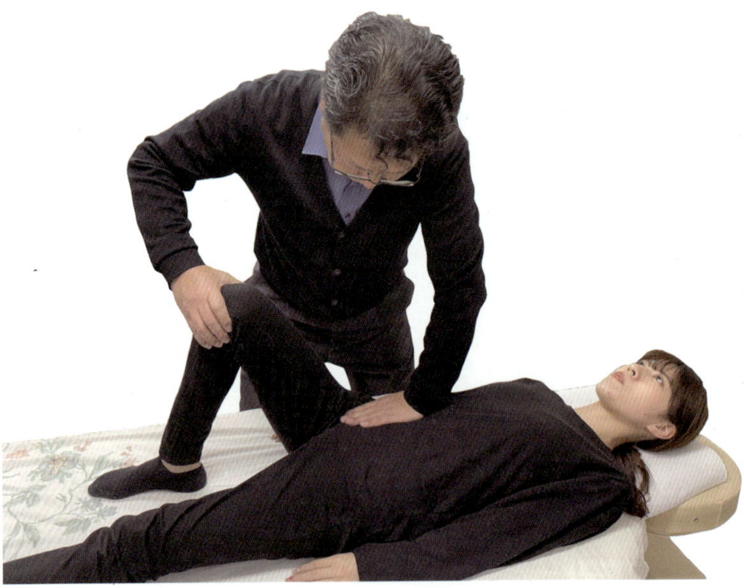

-사진 60-

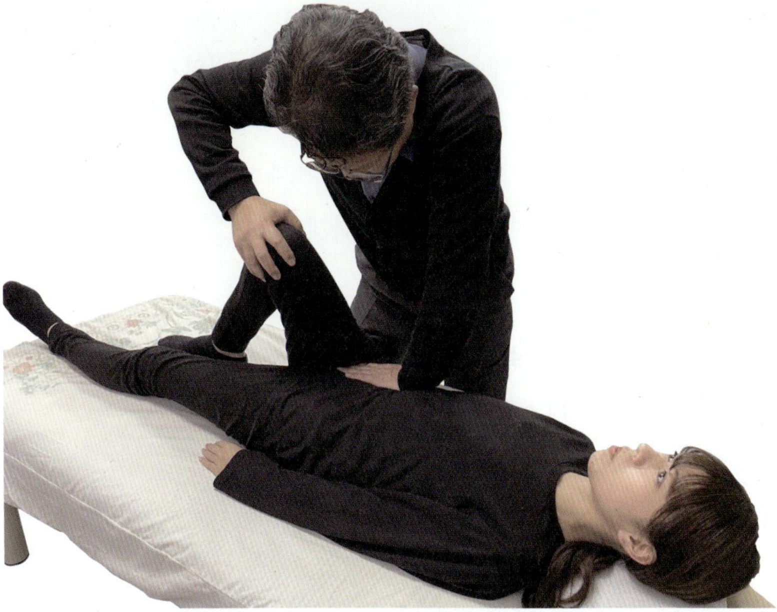

-사진 61-

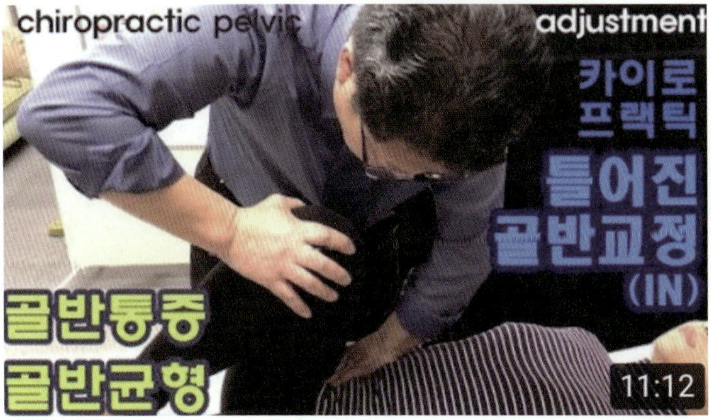
chiropractic pelvic
adjustment
카이로 프랙틱
틀어진 골반교정 (IN)
골반통증
골반균형
11:12

영상 20

(9) EX 진단 및 교정 영상 21

골반에서 EX(외방변위) 변위는 메인이 아니다. PI나 AS 변위가 메인이기에 먼저 이 부분에 대해 어프러치를 하거나 EX 변위와 동시에 어프러치를 한다. 본 장에서는 EX 변위 모션 팔페이션과 EX 변위에 대한 별도의 테크닉을 소개한다. 본 장에서 소개하는 EX 변위 교정법은 드럽 테이블을 사용한다면 더 용이하게 할 수 있지만 평 테이블에서도 교정이 가능하다. 단 교정은 부드럽게 해야 한다.

◈ EX 변위 진단(모션 팔페이션) 순서

① 피술자는 테이블에 바르게 눕는다(앙와위).

② 시술자는 피술자의 오른쪽 골반 부위 아래에 선다.

③ 시술자는 왼손 수근부로 피술자의 왼쪽 ASIS 부위를 내측에서 컨택트하고, 오른손 수근부로는 피술자의 오른쪽 ASIS 부위를 내측에서 컨택트한다.

④ 시술자는 컨택트하고 있는 오른손은 지지하고 왼손의 컨택트 부위를 내방에서 외방

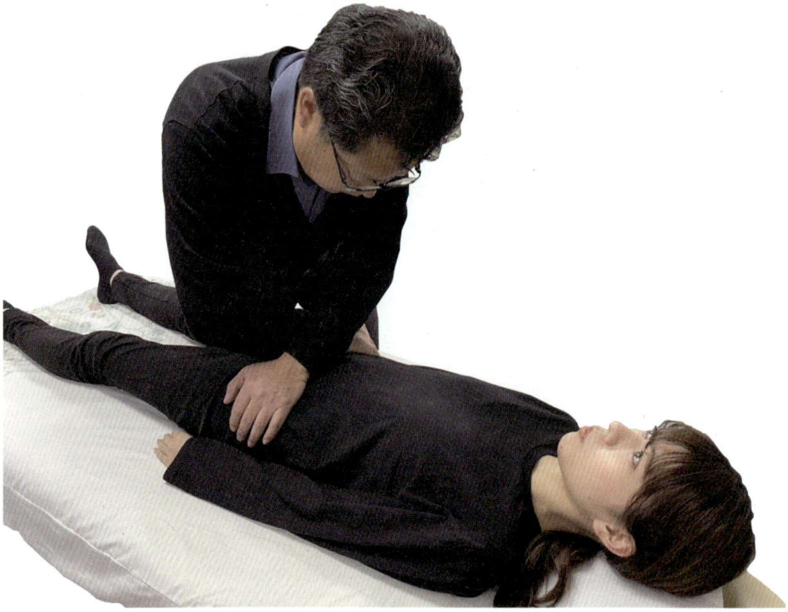

-사진 62-

으로 회전하듯이 압을 가한다.

⑤ 이어서 시술자는 컨택트하고 있는 왼손은 지지하고 오른손의 컨택트 부위를 내방에서 외방으로 회전하듯이 압을 가한다(사진 62).

⑥ 좌우 가동성을 비교하여 가동성이 없는 쪽이 EX 변위이다.

◈ EX 변위 교정(예, 우측 EX 변위)

① 피술자는 테이블에 바르게 눕는다(앙와위).

② 시술자는 피술자의 EX 변위 쪽인 오른쪽 골반 부위에 피술자를 마주보고 선다.

③ 시술자는 피술자의 EX 변위 쪽인 오른쪽 무릎을 굽혀서 왼쪽 무릎 위쪽에 올려 놓는다.

④ 시술자는 왼손(상방수) 손바닥으로 피술자 왼쪽 ASIS 부위를 전체적으로 컨택트하여 지지하고, 오른손으로는 피술자의 오른쪽 무릎 부위에 컨택트한다.

⑤ 시술자의 왼손은 지지만 하고 오른손으로 피술자의 고관절을 약간 굴곡하고 45도 정

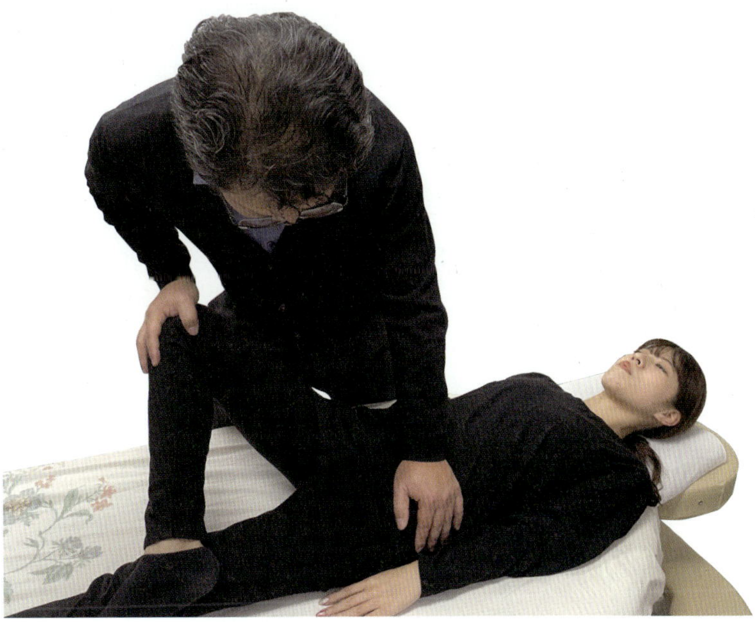

-사진 63-

도 내회전해서 쇼크를 맞춘 다음 대퇴에 대해 직선으로 저진폭의 고속 스러스트를 한다(사진 63). 이때 강한 압은 피술자가 불편해하기 때문에 부드럽게 가한다.

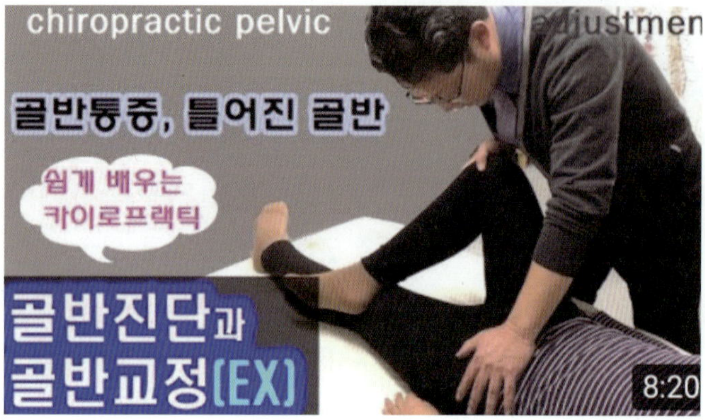

영상 21

2) 선골

(1) 선골 설명

선골은 천골이라고도 하며, 5개의 선추가 유합된 형태이다. 5개의 선추에서 선골로의 유합은 사춘기부터 시작하여 25세 정도에서 완료된다. 요추 5번과 관절을 이루는 부위를 선골저(base)라 하고 하부 미골과 연결된 부위를 선골첨(apex)이라 한다. 선골에는 귀 모양의 이상면(耳狀面)이 선추 2번 중간까지 존재하여 장골과 선장관절을 이룬다(그림 10)(그림 11).

선골은 테크닉에 따라 대단히 중요하게 다루는 부위이다. 척추는 선골 위에 존재하기에 선골이 바른 위치에 서 있어야만 결국 척추도 바르게 된다는 의미는 선골을 중요성을 말해주고 있다. 또한 보행 시 장골과 선골의 움직임이 서로 상관성을 가지며 움직이기 때문에 요추와 연관시켜 중요하게 다루고 있다. 그리고 두개골과 선골은 경막으로 연결되어 있기 때문에 서로 연동되어 움직인다는 SOT나 CST 테크닉의 치료 관점에서도 중요하게 다루고 있다.

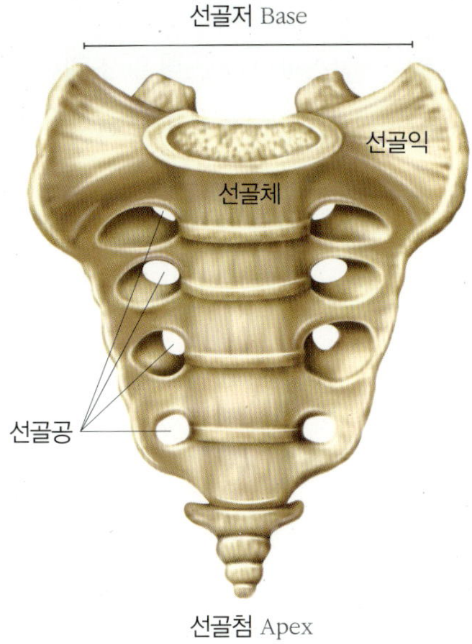
선골저 Base
선골익
선골체
선골공
선골첨 Apex

-그림 10-

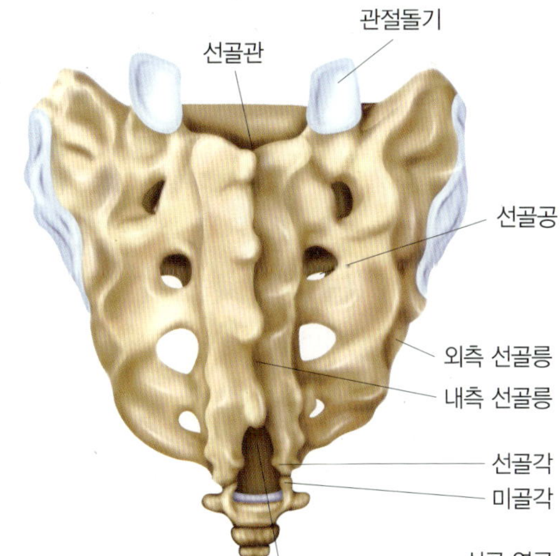
관절돌기
선골관
선골공
외측 선골릉
내측 선골릉
선골각
미골각
선골 열공

-그림 11-

(2) 선골 리스팅

본 장에서는 주로 많이 사용하는 풀 스파인 리스팅을 소개한다. 선골의 변위는 주로 8종류가 존재한다. 선골 리스팅 표기에서는 반드시 –를 넣어서 표기한다.

◈ 선골 리스팅 종류

① Base–P: 선골저 후방변위

② Apex–P: 선골첨 후방변위

③ P–R: 선골 우측 후방변위

④ P–L: 선골 좌측 후방변위

⑤ PI–R: 선골 우측 후방, 하방변위

⑥ PI–L: 선골 좌측 후방, 하방변위

⑦ PS–R: 선골 우측 후방, 상방변위

⑧ PS–L: 선골 좌측 후방, 상방변위

(3) 선골 모션 팔페이션

선골 모션 팔페이션은 체크 포인트 12곳을 통해서 가동성을 확인한 후에 리스팅을 내게 된다. 선골 체크 포인트의 가동성 여부를 조합하여 리스팅을 완성하는 방법을 소개한 후, 모션 팔페이션 순서를 소개한다.

모션 팔페이션을 통해 선골 리스팅을 낼 때 체크 포인트는 아래의 그림과 같이 12곳이 된다. 선골 체크 포인트의 모든 부위를 함께 체크하면 좋겠지만 11번과 12번은 생략해서 리스팅을 내더라도 별 문제없다. 하지만 더 확인을 하고 싶은 분은 11번과 12번을 함께 사용해도 좋다. 본서에서는 11번과 12번을 생략한다.

◈ 선골 모션 팔페이션의 체크 포인트 컨택트 부위

① 1번, 2번: 선골공 1번과 2번 사이의 좌우 선골 부위

② 3번, 4번: 선골공 3번과 4번 사이의 좌우 선골 부위

③ 5번, 6번: 5번은 선골 좌측 전체, 6번은 선골 우측 전체

④ 7번, 8번: 선골첨에서 좌우로 압을 가하는 좌측과 우측

⑤ 9번, 10번: 선골 하각에서 위로 압을 가하는 좌측과 우측 부위

⑥ 11번, 12번: 선골저에서 아래로 압을 가하는 좌측과 우측 부위

◈ 선골 체크 포인트의 가동성 여부에 따른 리스팅 그림 12

① Base−P: 가동성 있음: 3, 4
가동성 없음: 1, 2

② Apex−P: 가동성 있음: 1, 2
가동성 없음: 3, 4

③ P−R: 가동성 있음: 1, 3, 5
가동성 없음: 2, 4, 6

④ P−L: 가동성 있음: 2, 4, 6
가동성 없음: 1, 3, 5

⑤ PI−R: 가동성 있음: 1, 3, 5, 8, 9
가동성 없음: 2, 4, 6, 7, 10

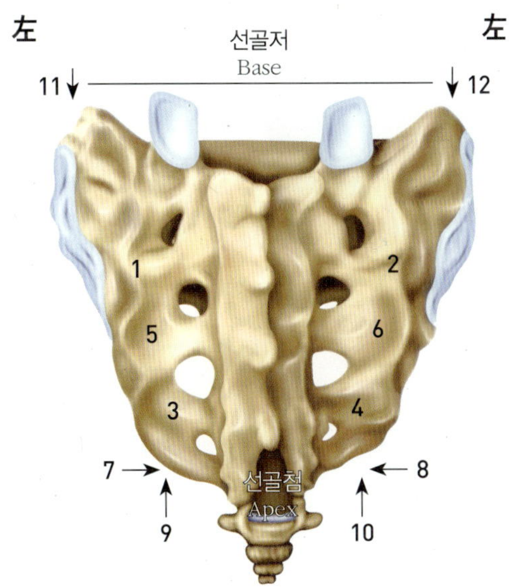

-그림 12-

⑥ PI−L: 가동성 있음: 2, 4, 6, 7, 10

가동성 없음: 1, 3, 5, 8, 9

⑦ PS−R: 가동성 있음: 1, 3, 5, 7, 10

가동성 없음: 2, 4, 6, 8, 9

⑧ PS−L: 가동성 있음: 2, 4, 6, 8, 9

가동성 없음: 1, 3, 5, 7, 10

◈ **선골 모션 팔페이션 순서** 영상 22

① 피술자는 테이블에 바르게 엎드린다(복와위).

② 시술자는 피술자의 왼쪽에서 골반 부위 밑에서 두방을 향해 선다.

③ 시술자는 왼손 모지로 1번, 오른손 모지로 2번을 컨택트하고, 왼손 모지는 지지한 다음에 오른손 모지로 후방에서 전방으로 가동성을 검사한다. 반대쪽도 동일한 방법으로 실시한다. 좌우 비교한다(사진 64).

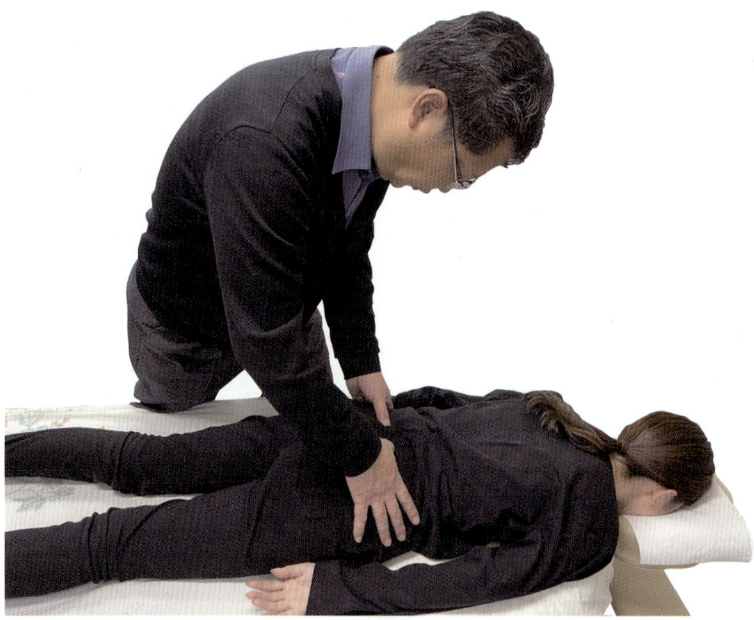

-사진 64-

④ 시술자는 왼손 모지로 3번, 오른손 모지로 4번을 컨택트하고, 왼손 모지는 지지한 다음에 오른손 모지로 후방에서 전방으로 가동성을 검사한다. 반대쪽도 동일한 방법으로 실시한다. 좌우 비교한다(사진 65).

⑤ 시술자는 왼손 모지구로 5번, 오른손 모지구로 6번을 컨택트하고, 왼손 모지구는 지지한 다음에 오른손 모지구로 후방에서 전방으로 가동성을 검사한다. 반대쪽도 동일한 방법으로 실시한다. 좌우 비교한다(사진 66).

⑥ 시술자는 왼손 모지로 7번, 오른손 모지로 8번을 컨택트하고, 왼손 모지는 지지한 다음에 오른손 모지로 우측에서 좌측으로 가동성을 검사한다. 반대쪽도 동일한 방법으로 실시한다. 좌우 비교한다(사진 67).

⑦ 시술자는 왼손 모지로 9번, 오른손 모지로 10번을 컨택트하고, 왼손 모지는 지지한 다음에 오른손 모지로 하방에서 상방으로 가동성을 검사한다. 반대쪽도 동일한 방법으로 실시한다. 좌우 비교한다(사진 68).

⑧ 선골의 체트 포인트에 나타난 가동성 체크 결과를 통해서 리스팅을 낸다.

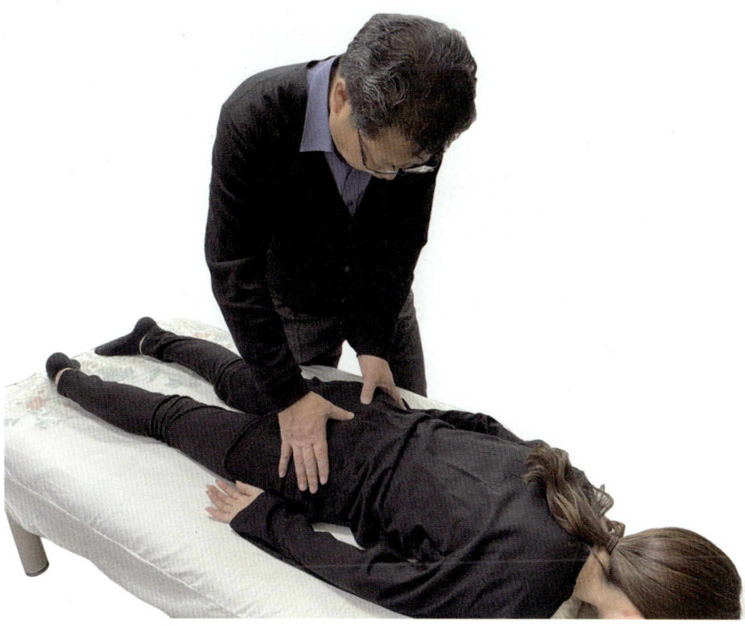

-사진 65-

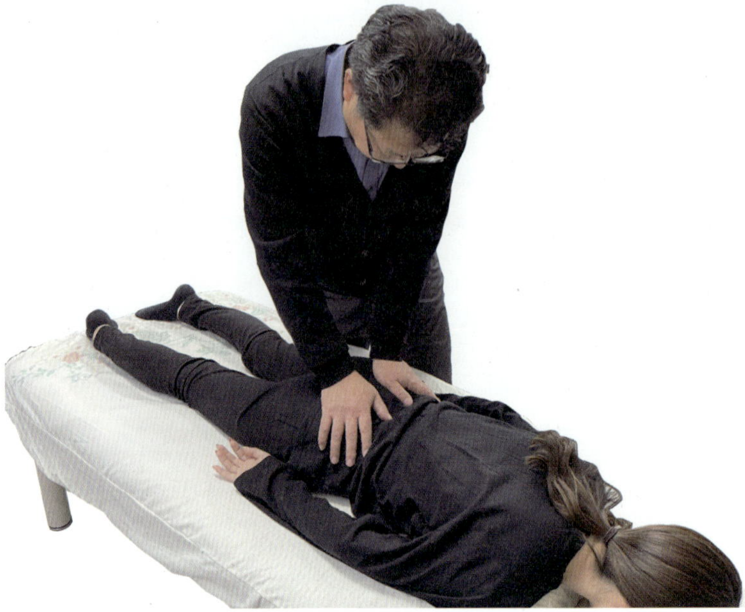

-사진 66-

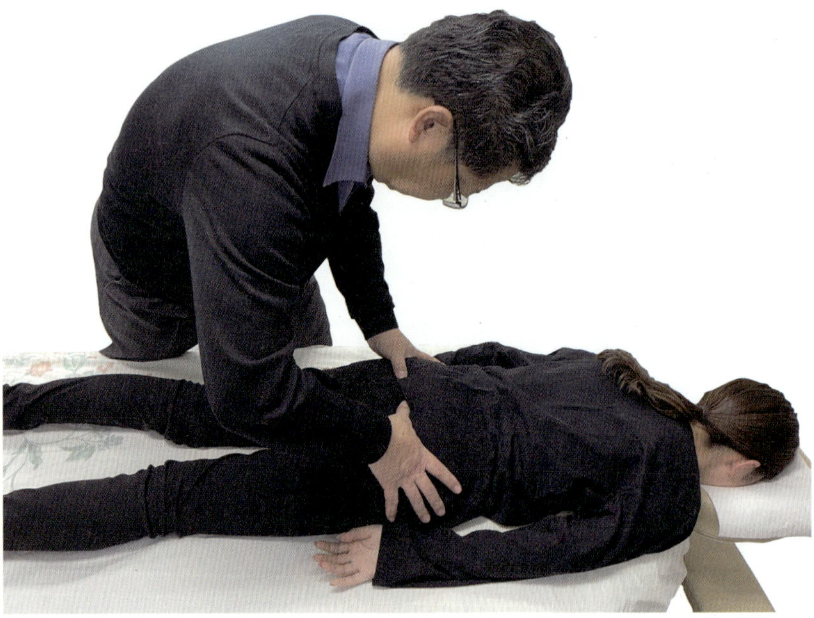

-사진 67-

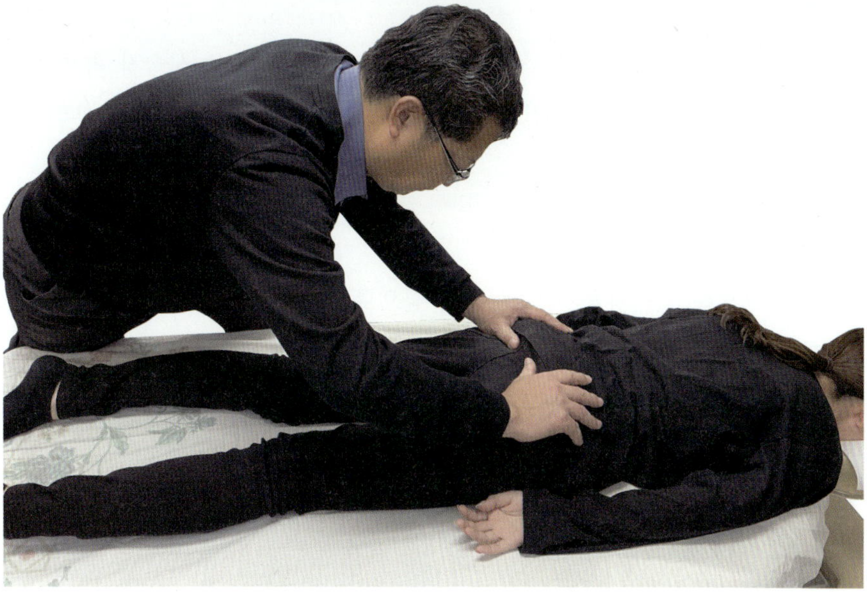

-사진 68-

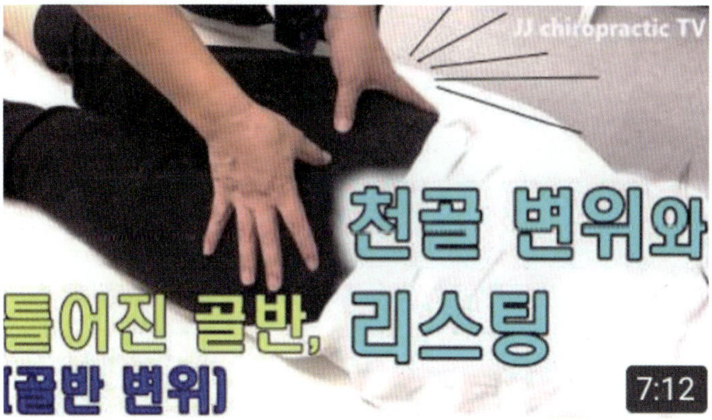

영상 22

(4) 측와위 선골교정

측와위 선골교정은 측와위 장골교정에 비교해서 피술자의 몸을 시술자 쪽으로 더 회전을 해야 한다. 왜냐하면 교정하는 컨택트 포인트가 PSIS 내측의 선골 2번 부위이기 때문이다.

◈ 측와위 선골교정 순서(예, PI-L)

① 피술자는 오른쪽을 테이블 쪽으로 하여 옆으로 누운 후, 양 손을 깍지 끼고, 천장측 무릎과 고관절을 굴곡한다.

② 시술자는 양 무릎 사이에 피술자의 천장측 무릎을 낀 후에 바라보고 선다.

③ 시술자는 왼손(상방수) 검지와 중지 사이에 피술자의 왼쪽 PSIS 부위를 끼고 오른손(하방수)은 피술자의 테이블측 발목 부위를 잡고 쇼크가 오도록 고관절을 굴곡한다(사진 69).

④ 시술자는 왼손(상방수) 검지와 중지 사이에 피술자의 왼쪽 PSIS 부위를 끼고 오른손(하방수)은 피술자의 천장측 발목 부위를 잡고 쇼크가 오도록 고관절을 굴곡한다(사

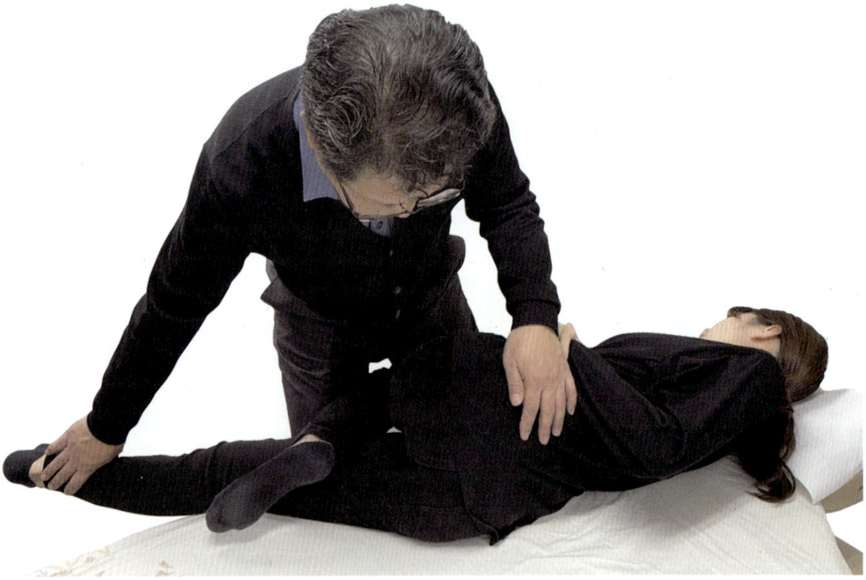

-사진 69-

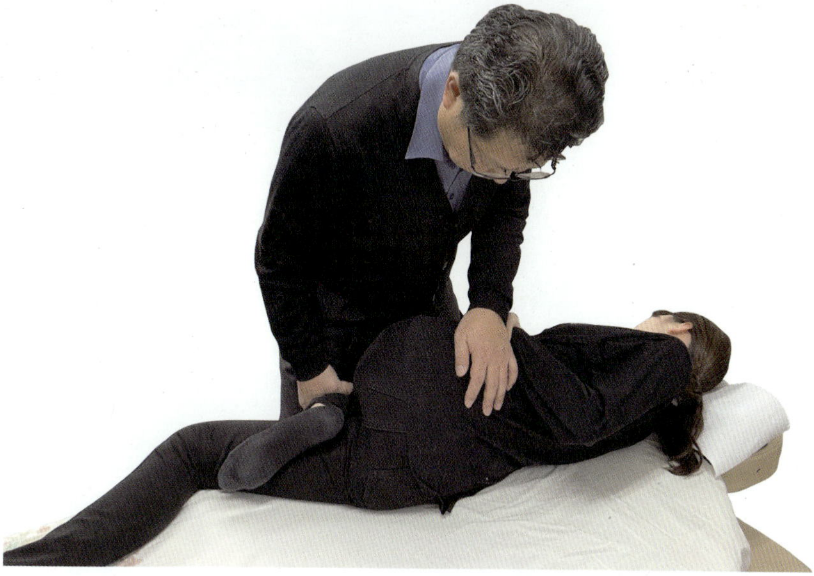

-사진 70-

진 70).

⑤ 시술자는 오른손(상방수) 검지와 중지 사이에 피술자의 왼쪽 PSIS 부위를 끼고 왼손(상방수)으로 피술자의 테이블측 팔을 하방, 전방으로 당긴다(사진 71).

⑥ 시술자는 오른손(상방수) 검지와 중지 사이에 피술자의 왼쪽 PSIS 부위를 끼고 왼손(상방수)으로 피술자 천장측 대흉근 부위를 상방, 후방의 벡터 방향으로 약간 민다.

⑦ 시술자는 쇼크를 맞춘 피술자의 자세가 흐트러지지 않도록 하면서 시술자를 향해 피술자의 몸을 회전시킨다.

⑧ 시술자는 선골의 하방 변위를 제거할 목적으로 피술자의 왼쪽 선골 2번 부위에서 하방에서 상방으로 티슈 풀을 하고, 이어서 왼손은 피술자의 대흉근 부위에 대서 지지하며, 오른손의 두상골로 선골 2번 부위에 컨택트하여 저진폭의 고속 스러스트를 한다(사진 72).

Cf) 측와위 선골 교정 테크닉 동영상은 유튜브 "정지문 카이로프랙틱 TV-JJ chiropractic TV"를 봐 주세요.

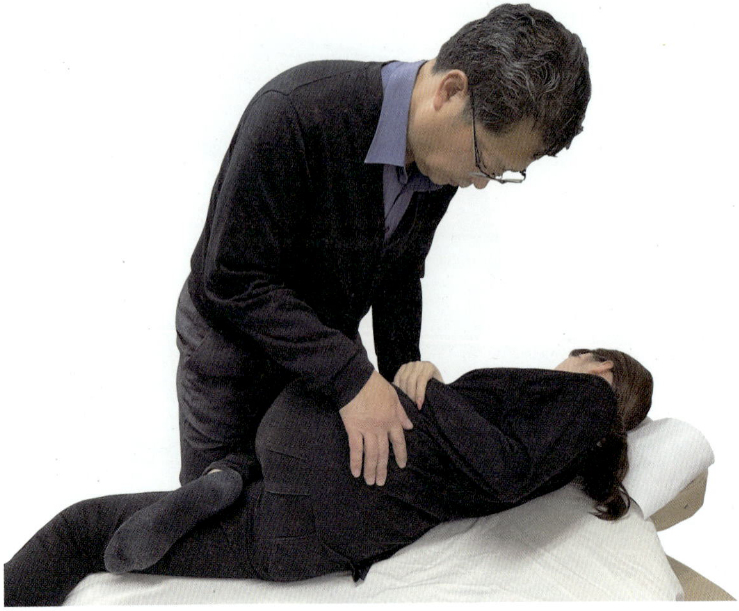

-사진 71-

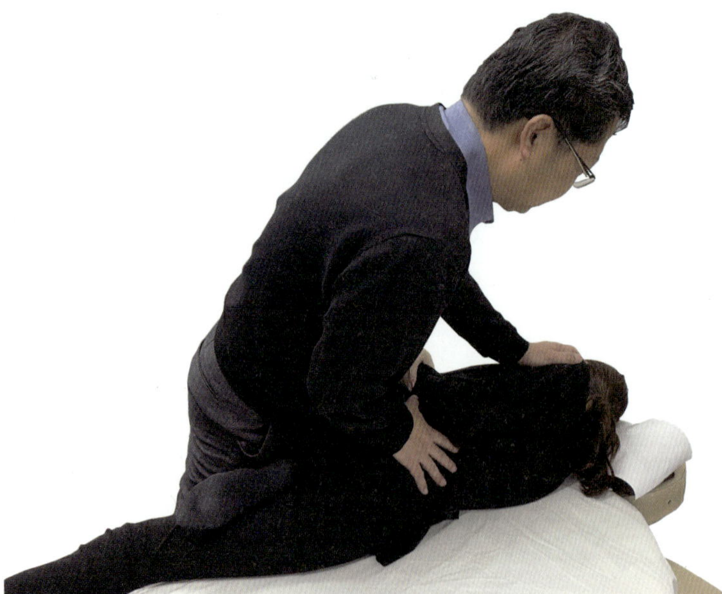

-사진 72-

(5) 복와위 선골교정 영상 23

복와위 선골교정법은 선골의 변위에 대한 톰슨 선생의 독특한 원리가 포함되어 있다. 요추 5번의 변위에 대한 연관성이 깊게 작용하고 있으며, 원인이 되는 선골의 변위 쪽이 장골에 대해 내방, 하방으로 변위되어 있다고 보고 있다. 임상에서 간혹 이러한 타입이 존재하는 경우도 있기에 본 테크닉을 개별적으로 활용하더라도 임상에 도움이 된다.

선골의 내방, 하방변위는 아래의 테스트를 활용하면 쉽게 찾을 수가 있다.

◈ 선골 내방, 하방변위 테스트

① 피술자는 테이블에 약간 다리를 벌려서 엎드린다(복와위).

② 시술자는 피술자의 좌우 어느 쪽에 위치해도 상관없다. 본 테스트에서는 피술자의 오른쪽 골반 부위에서 족방을 향해 선다.

③ 시술자는 오른손으로 피술자의 선골저 부위에 수근부가 오도록 하여 선골 부위를 컨택트하고 왼손은 오른손 위에 포개서 지지한다.

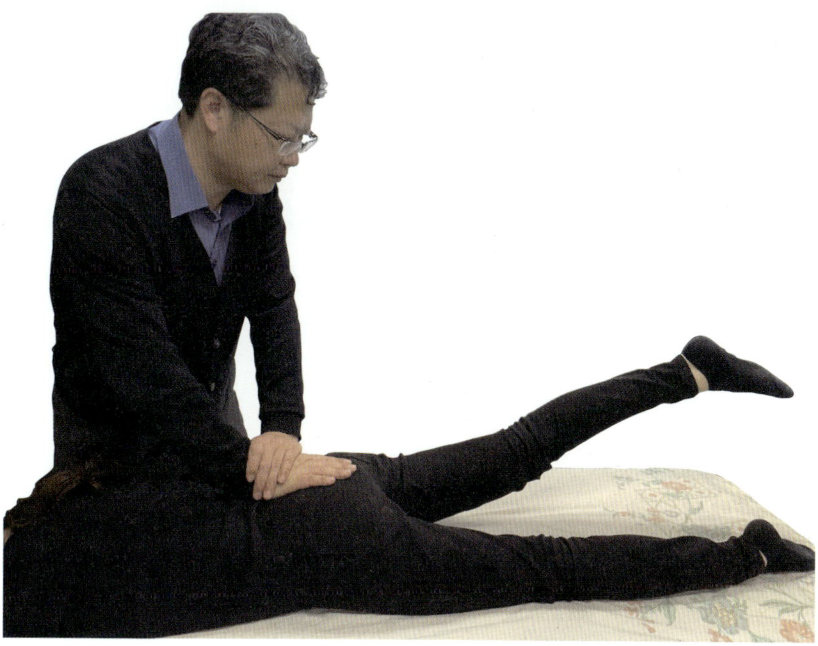

-사진 73-

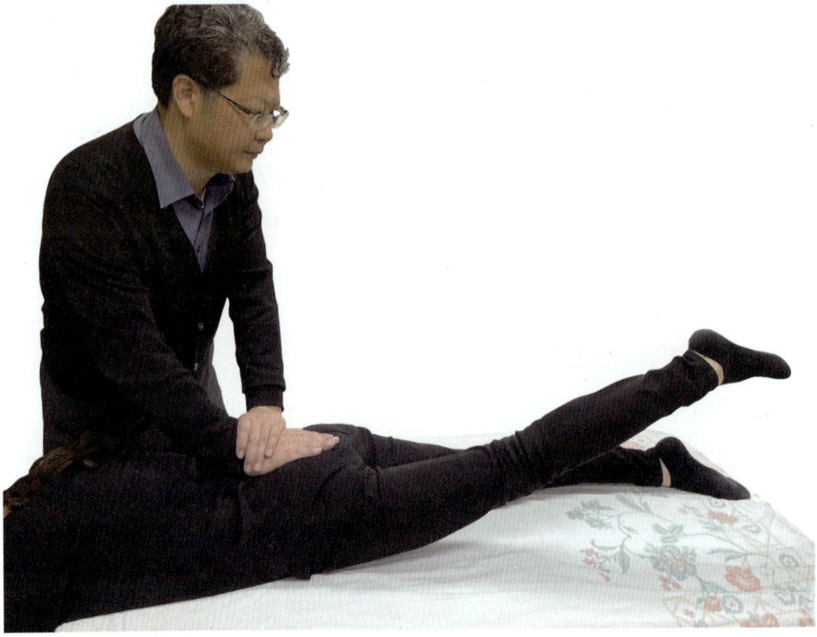

-사진 74-

④ 시술자는 컨택트 부위를 고정하면서 피술자의 오른쪽 다리를 편 상태에서 들어 올리라고 한다. 이어서 왼쪽 다리도 편 상태에서 들어 올리라고 한다(고관절 신전) (사진 73) (사진 74).

⑤ 좌우 어느 한 쪽의 다리를 잘 올리지 못하거나 위화감을 느낀다면 그 쪽의 선골이 내방, 하방되어 있음을 의미한다. 만약 오른쪽 다리가 왼쪽에 비교해서 올라가지 못하거나 위화감을 느낀다면 오른쪽 선골이 내방, 하방된 것이다.

◈ 복와위 선골교정 순서(예, 우측 선골 내방, 하방변위)

본 테크닉은 좌우, 상하 4가지 방향에서 가능한데(사진 76), 설명은 좌측 하방에서 하는 방법을 소개한다. 방법은 동일하지만 시술자의 위치와 컨택트 포인트에 대한 손의 위치가 달라진다. 소개한 동영상에는 4가지 방향 모두 소개하고 있으니 참고하시길 바란다. 또한 본 테크닉은 드럽 테이블의 활용이 편리하지만 평 테이블에서도 가능하다. 만일 평 테이블에서 한다면 약간 두께가 있는 쿠션의 방석을 골반 부위에 넣고 교정을 한다면 한결 수

월해진다. 굳이 넣지 않아도 교정은 가능하다.

① 피술자는 테이블에 약간 다리를 벌려서 엎드린다(복와위).

② 시술자는 피술자의 내방, 하방변위된 선골 쪽 다리를 정상 쪽 발목에 올려놓는다. 예의 경우는 우측 선골이 내방, 하방변위이기에 피술자의 오른쪽 다리(발목)를 왼쪽 발목 위에 올린다.

③ 시술자는 피술자의 왼쪽 골반 부위 하방에서 두방을 보고 선다.

④ 시술자는 오른손 수근부로 피술자 왼쪽 PSIS 내측의 선골 부위에 컨택트하고 왼손 수근부는 피술자의 왼쪽 선골 하각 부위에 외방에서 내방을 향해 컨택트한다.

⑤ 저진폭의 고속 스러스트로 교정할 때, 시술자의 오른손 수근부는 약간 후방에서 전방으로 압을 가함과 동시에 피술자의 왼쪽 PSIS에 대해 내측에서 외측을 향해 약간 압을 가하는 조작이 함께 이루어져야 한다. 또한 시술자의 왼손은 외방에서 내방으로 압을 가하지만 회전이 포함된 교정이 되어야 한다(사진 75).

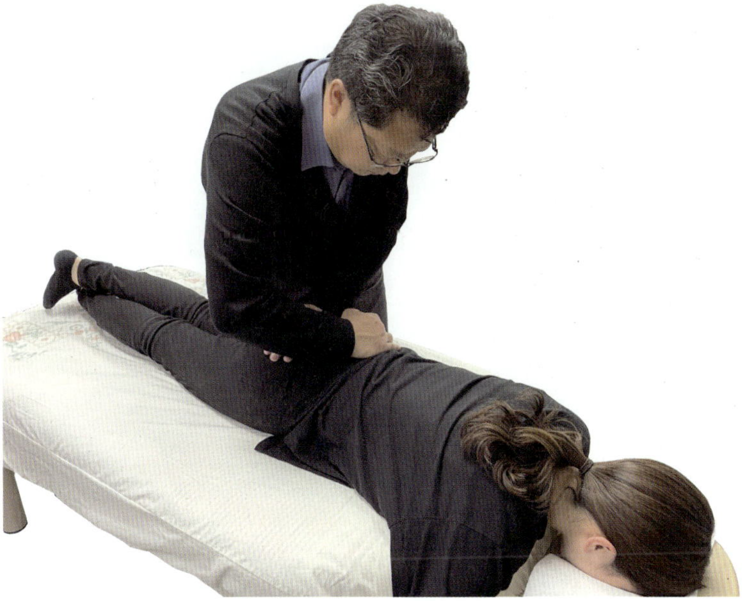

-사진 75-

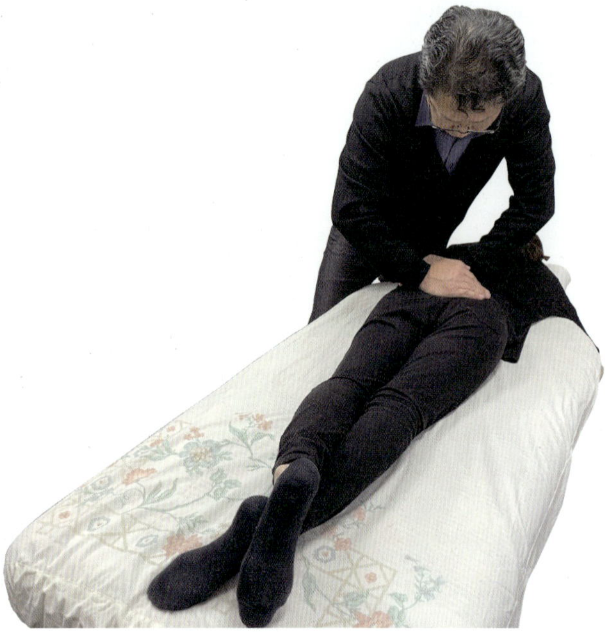

-사진 76-

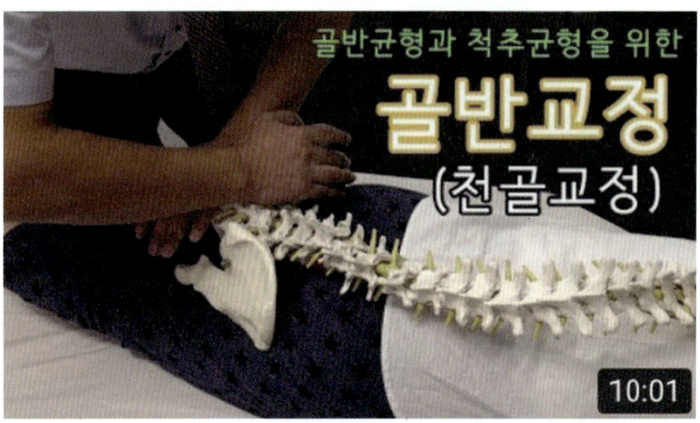

영상 23

(6) 복와위 나크(knock) 선골교정

직접법 테크닉은 테크닉을 마스터하는데 어느 정도 많은 시간과 노력이 필요하게 된다. 마스터를 하지 못하면 직접법의 테크닉을 사용할 수가 없게 된다. 그러나 모빌리제이션은 아직 교정을 마스터하지 못했더라도 약간의 열정으로 쉽게 체득할 수 있는 장점이 있다. 또한 내원자에게 부담 없이 활용이 가능하다는 장점도 가지고 있다. 그렇기 때문에 테크닉 각 장마다 모빌리제이션을 활용할 수 있도록 소개하였다. 선골의 경우에는 복와위 나크(knock) 선골교정을 모빌리제이션처럼 활용이 가능하기에 소개한다. 내원자에게도 그다지 부담 없이 활용이 가능하다. 단 어린 아이들의 경우 선골이 선추의 형태에서 완전하게 선골로 유합되지 않았기에 조심해야 한다. 만일 이 테크닉을 사용한다면 아주 작은 압으로 해야 한다는 점을 명심해주길 바란다. 아이들에겐 선골에 대한 직접적인 교정보다는 선골 모션 팔페이션 진단법을 테크닉으로 활용하는 것이 좋다고 생각한다.

본 테크닉은 선골 리스팅에 맞춰서 해도 되지만, 선골 모션 팔페이션의 체크 포인트에 따라 가동성 검사를 할 때 가동성이 없는 그 부위에 대해 즉각적으로 자극을 가하는 것이 더 효율적이며, 편리하다고 할 수 있다.

◈ 복와위 나크(knock) 선골교정 순서 영상 24

① 피술자는 테이블에 바르게 엎드린다(복와위).

② 시술자는 피술자의 왼쪽에 골반 부위 아래에서 두방을 향하여 선다.

③ 시술자는 양손의 모지를 이용하여 선골 모션 팔페이션 체크 포인트의 가동성 검사를 한다.

④ 만일 선골 체크 포인트 1번에 가동성이 결여되어 있으며, 시술자는 그 부위에 왼손 모지를 컨택트한 다음에 오른손 주먹으로 시술자 왼손 모지 부위를 가볍게 두드린다. 이걸로 선골 변위가 교정된다.

⑤ 다른 선골 체크 포인트도 가동성 결여 부위가 존재하면 동일한 방식으로 실시한다.

⑥ 만일 선골의 상, 하방변위가 존재하면 가동성이 제일 없는 부위에 왼손 모지로 컨택트하고 상, 하방변위는 티슈 풀로 조정하여 오른손 주먹으로 왼손 모지 부위를 두드리면 교정이 된다(사진 77).

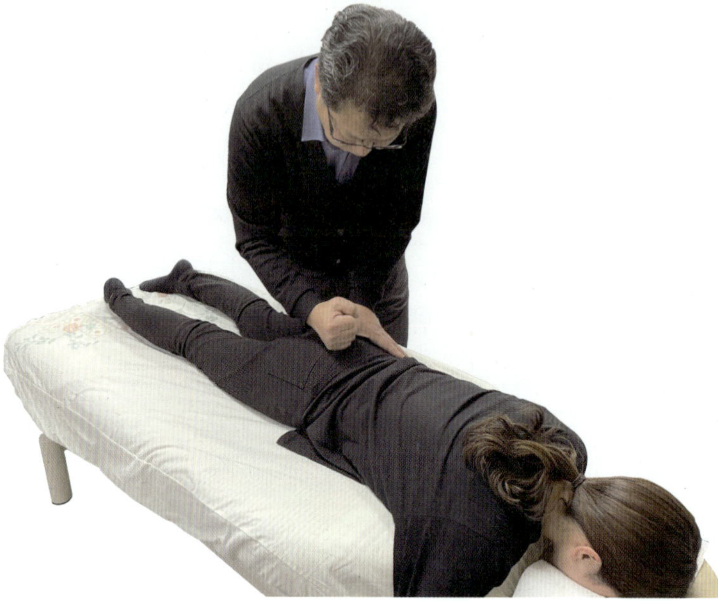

-사진 77-

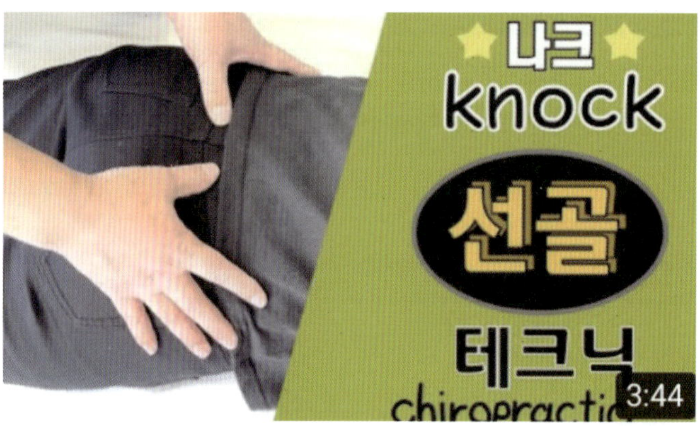

영상 24

3) 골반 블록 치료

골반 블록 치료는 SOT(선골후두골테크닉) 테크닉이지만 임상에서 부담 없이 폭넓게 응용이 가능하다. SOT에서는 내원자에 대해 카테고리 분류를 하여 인디케이터(지표)가 나왔을 때 블록을 삽입한다. 인디케이터에 맞춰서 블록을 넣어 시술을 하게 되면 신체의 개선은 극대화된다. 그러나 임상에서 SOT 블록 테크닉을 개별적으로 활용함으로써 골반의 변위교정뿐만 아니라 요통, 고관절의 문제 등을 해소할 수가 있다. 본 장에서는 폭넓게 활용하는 앙와위 블록 테크닉과 복와위 블록 테크닉을 소개한다.

블록 테크닉에서 필요한 도구는 디져네트(DeJarnette) 보드와 블록 2개인데, 디져네트 보드 없이 블록만 사용해도 괜찮다.

(1) 카테고리 2 블록 테크닉

카테고리 2 블록 테크닉은 SOT에서 카테고리 2에 해당되는 사람에게 블록의 인디케이터가 나왔을 때 활용하는 테크닉이다. 그러나 임상에서는 골반의 통증이나 선장관절의 항진이 발생하거나, 선장관절이 불안정할 때, 그리고 고관절에 "툭"하고 관절음이 생길 때, 또는 고관절이 자주 빠지는 듯한 상황에 활용하면 매우 효과적이다.

블록 테크닉을 활용할 때에는 골반의 PI와 AS를 검사해야 한다. 검사 방법은 SOT에서는 다리 길이로 체크하지만, 모션 팔페이션을 활용해도 무방하다.

◈ 카테고리 블록 2 테크닉 순서(우측 PI) 영상 25

① 피술자는 테이블에 바르게 눕는다(앙와위).

② 시술자는 피술자의 왼쪽(AS측)에서 골반 부위를 향해 선다.

③ 피술자에게 오른쪽 무릎을 구부리게 한 다음, 시술자의 왼손은 피술자가 구부린 무릎 안쪽으로 넣어서 장골능 부위에 컨택트한 다음, 피술자에게 오른쪽 골반을 살짝 들게 한 후, 오른손(상방수)으로 블록을 잡고 장골능에 수평이 되도록 블록을 넣는다. 이후 피술자는 스스로 무릎을 편다(사진 78).

④ 시술자는 시계방향으로 돌아와서 피술자의 오른쪽에 선 후, 오른손으로 블록을 잡는다. 피술자는 왼쪽 무릎을 구부린다.

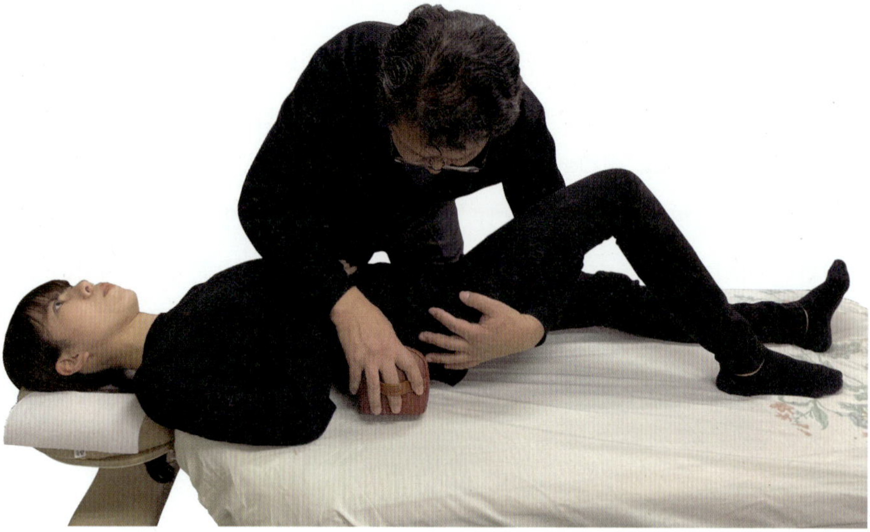

-사진 78-

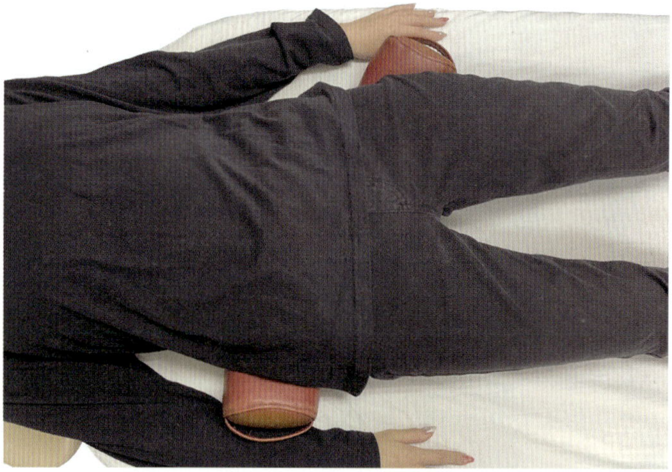

-사진 79-

⑤ 시술자는 왼손으로 피술자의 대전자를 컨택트하고 블록을 든 오른손으로 피술자의 구부린 왼쪽 무릎 안쪽으로 넣어서 대전자에서 관골구를 향해 넣어준다. 이후 피술자는 무릎을 편다.

⑥ 블록을 넣은 후 1~2분 정도 유지한다(사진 79).

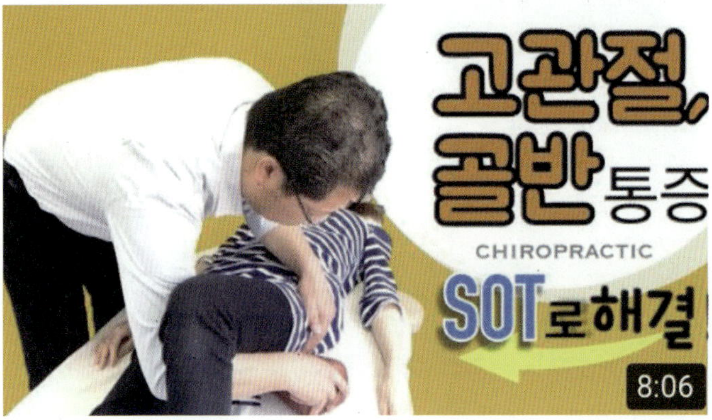

영상 25

(2) 카테고리 3 블록 테크닉

카테고리 3 블록 테크닉은 SOT 테크닉에서 블록을 넣어야 하는 인디케이터가 나타났을 때 활용하면 더욱 신체의 효과를 내게 된다. 그러나 이와 상관없이 임상에서 골반의 통증이나 허리통증, 틀어진 골반교정에 폭넓게 활용해도 블록 효과를 낼 수가 있다.

◈ 카테고리 블록 3 테크닉 순서(우측 PI) 영상 26

① 피술자는 테이블에 엎드린다(복와위).

② 시술자는 피술자의 왼쪽(AS측)에서 골반을 향하여 선다.

③ 시술자의 왼손(상방수)은 피술자의 대전자에 컨택트하고, 오른손은 블록을 잡고 오른팔은 오른쪽 무릎을 구부린 피술자의 다리를 감싸듯이 하면서 대전자에서 반대측(왼쪽) 폐쇄공을 향해 블록 2/3 정도 넣어준다. 이후 피술자는 구부린 무릎을 펴준다(사진 80).

④ 시술자는 시계방향으로 돌아서 반대측으로 이동한 후, 왼쪽 팔(하방수)로는 왼쪽 무릎을 구부린 피술자의 다리를 감싸듯이 하여 왼손으로 피술자의 왼쪽 ASIS 쪽에 컨

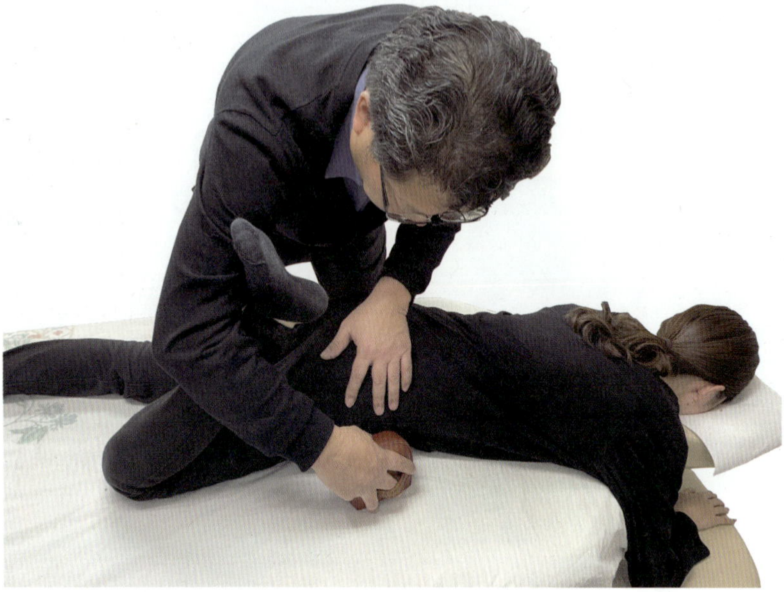

-사진 80-

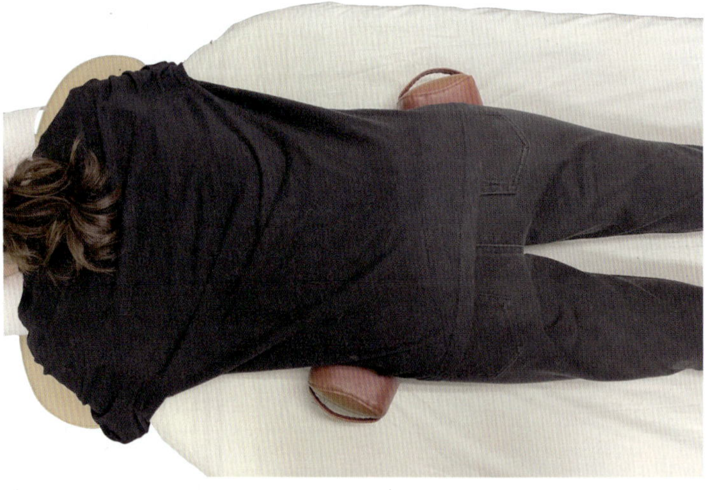

-사진 81-

택트하고, 오른손으로 블록을 쥔 후에 ASIS 쪽에서 반대측 폐쇄공을 향해 2/3 정도

깊이로 넣어준다. 이후 피술자의 구부린 무릎을 펴준다.

⑤ 블록을 넣은 후 1~2분 정도 유지해준다(사진 81).

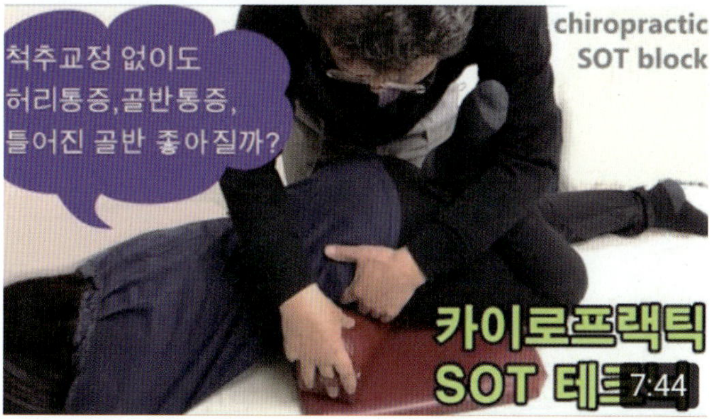

영상 26

III

내장 치료

1 내장 설명
2 하복부 견인 테크닉
3 변비, 설사 테크닉
4 폐 펌프 테크닉
5 간장, 췌장 펌프 테크닉

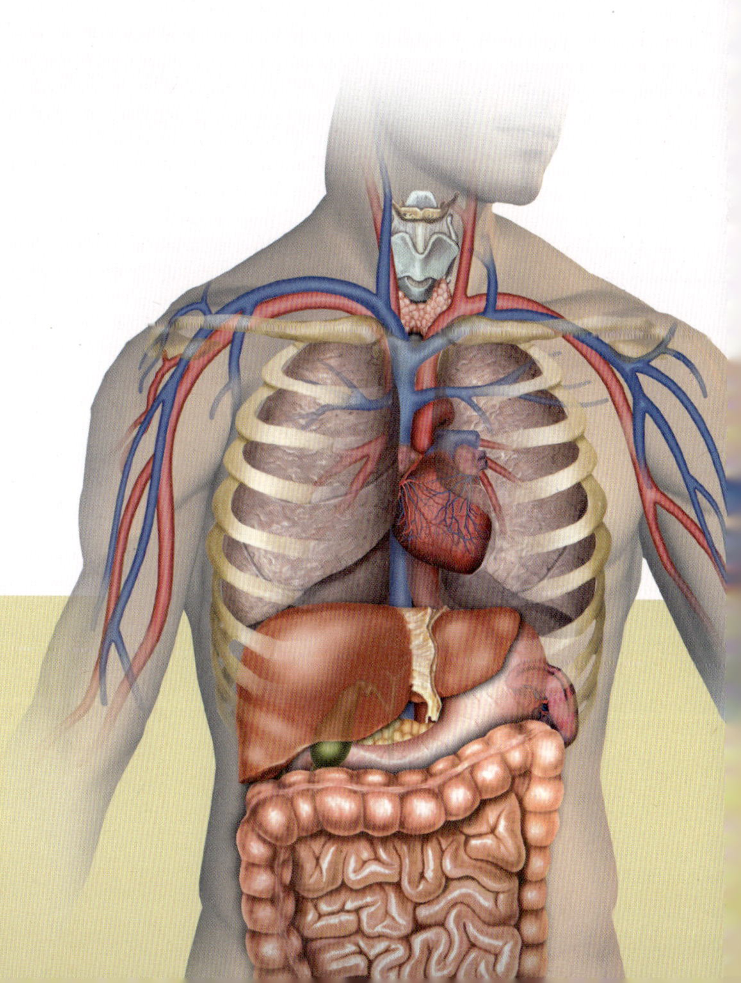

1. 내장 설명

요통이나 목의 통증, 어깨 결림 등의 근골격계 문제는 단지 그 부위에 해당되는 뼈나 근육에 의해서만 발생한다고 생각하기 쉬우나 여기에는 내장의 문제가 종종 깊게 관계하기도 한다. 예를 들면 신장의 긴장으로 인해 대요근이 긴장하게 되고 요추에는 대요근이 부착되어 있기 때문에 이로 인해 요추는 변위되어 요통이 발생하기도 한다. 어깨 결림의 경우에도 위장이나 간장의 긴장은 이들 장기와 관련된 대흉근에 영향을 미쳐 견관절의 문제를 일으키기도 한다. 반드시 내장과 직접적으로 관련된 뼈와 근육에만 국한되어 문제를 야기하는 것은 아니다. 내장 기능 저하나 긴장으로 인해 신체의 다른 부위에도 다양한 문제가 발생할 수 있기 때문에 카이로프랙터는 건강한 내장을 위해 어프러치가 가능하도록 테크닉을 익혀 두면 도움이 많이 된다. 내장이 건강한 사람치고 건강하지 않은 사람이 없다는 말이 있듯이 내장에 대한 어프러치는 대단히 중요하다고 할 수 있다.

내장의 문제에 관해 직접적으로 어프러치를 할 수 있는 테크닉은 카이로프랙틱에서는 SOT 어드밴스인 CMRT(SOT 내장치료)가 유일하며, 오스테오파시에서는 내장 마니퓰레이션 테크닉이 존재한다.

본 장에서는 각 장기별 테크닉을 모두 소개할 수 없지만 임상에서 유용하게 활용할 수 있는 몇 가지 테크닉을 소개한다. 본 장에서 소개한 내장 테크닉을 임상에 활용한다면 내장의 건강은 물론 목의 통증이나 요통 등의 근골격계 문제를 해결하는 데에도 많은 시너지 효과를 낼 수가 있다.

2. 하복부 견인 테크닉

사람은 앉거나 서서 일상생활을 주로 하기 때문에 신체는 중력에 의해 영향을 많이 받게 된다. 직립 생활로 인해 내장은 전체적으로 하수(下垂)를 하게 된다. 내장이 하수를 하게 되면 장기는 압박을 받게 되어 내장 고유의 연동운동을 하기 어려워지며 긴장을 하게 된다. 이로 인해 내장 기능이 떨어지게 됨으로써 소화불량이나 변비 등이 발생하기 쉽고 방광도 압박을 받아 빈뇨현상이 나타나기도 한다. 또한 내장의 긴장으로 인해 골반이나 허리 주위 근육들도 긴장을 함으로써 요통도 종종 발생하게 된다.

하복부 견인 테크닉은 내장의 긴장을 해소하면서 내장 하수를 해방시켜 주는 테크닉으로 요통이나 빈뇨, 내장의 기능 향상에 효과적이다. 본 테크닉은 시술자가 직접 해도 되고 건강을 위해서 자가치료 관점에서 내원자 본인이 해도 된다.

◈ 하복부 견인 테크닉 순서 영상 27

① 피술자는 바르게 눕는다(앙와위). 피술자는 양쪽 무릎을 구부리면 복부가 이완을 하기 때문에 수월해진다.

② 시술자는 피술자의 오른쪽에 골반 부위를 바라보면서 앉는다(왼쪽이나 오른쪽, 어느 쪽이나 상관없다).

③ 시술자는 손가락을 모아서 양손을 포갠 후, 피술자의 왼쪽 ASIS와 치골결합 중간 부위에 컨택트한 다음에 지긋이 눌러서 피술자의 반대측 어깨 방향으로 당겨준다. 30초

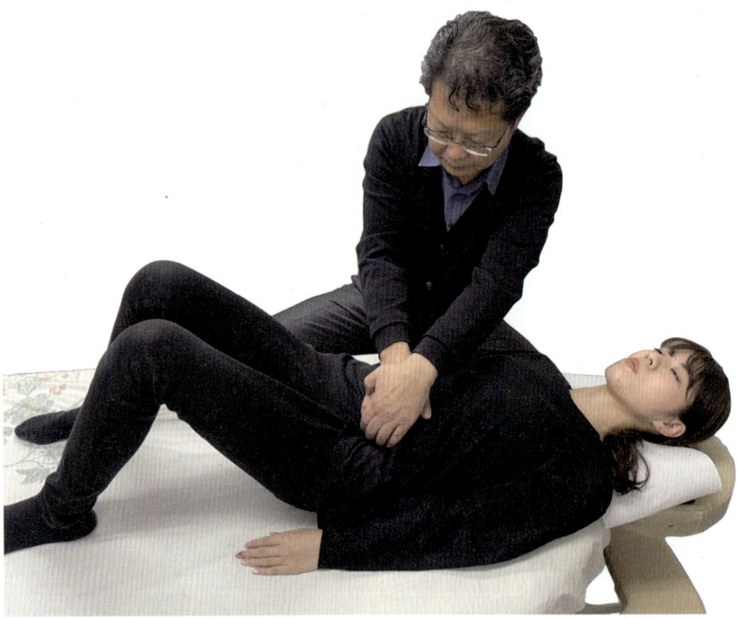

-사진 82-

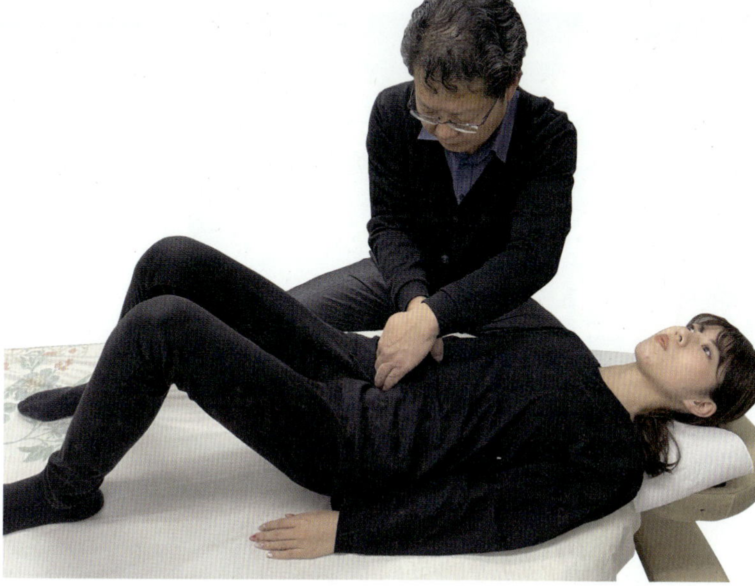

-사진 83-

~1분간 유지한다(사진 82).

④ 이어서 피술자의 오른쪽 ASIS와 치골결합 중간 부위에 컨택트한 다음에 지긋이 눌러서 피술자의 반대측 어깨 방향으로 당겨준다. 30초~1분간 유지한다.

⑤ 이어서 피술자의 치골결합 부위에서 3 cm 정도 상방에 컨택트한 다음에 지긋이 눌러서 피술자의 두방을 향해 당겨준다. 30초~1분간 유지한다(사진 83).

⑥ ③~⑤를 한 세트로 하여 2회 반복한다.

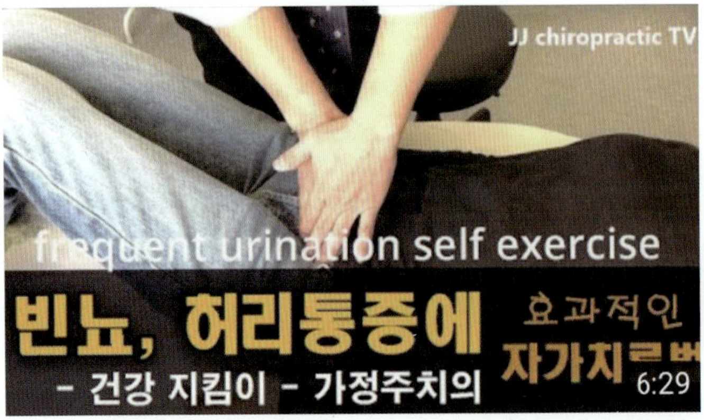

영상 27

3. 변비, 설사 테크닉

내장은 대단히 민감한 부분으로 스트레스를 받게 되면 긴장을 하게 되어 연동운동이 제대로 이루어지지 않으면서 변비나 다른 문제가 발생하게 된다. 또한 내장의 연동운동 문제는 신체의 불균형으로 발생하기도 하며, 내장의 하수로 인해 발생하기도 한다. 내장은 건강의 바로미터라고 할 수 있기에 평상시 내장의 건강에 대해 신경을 쓸 필요가 있다.

본 테크닉은 시술자가 해주어도 좋으며, 자가치료의 관점에서 내원자 스스로 매일 2~3회씩 실시한다면 건강한 내장을 만들 수 있다. 단, 나이 드신 분들은 아주 약하게 해야 하며, 아이들은 손바닥으로 배를 가볍게 쓰다듬듯이 아주 부드럽고 약하게 해야 한다.

변비의 경우는 오른쪽부터 시작해서 CW(clockwise, 시계방향)로 하며, 설사의 경우에는 왼쪽부터 시작해서 CCW(counterclockwise, 반시계방향)로 실시한다.

◈ 변비 테크닉 순서(설사 테크닉은 반대방향으로) 영상 28

① 피술자는 바르게 눕는다(앙와위). 피술자는 양쪽 무릎을 구부리면 복부가 이완을 하기 때문에 수월해진다.

② 시술자는 피술자의 오른쪽에 골반 부위를 바라보면서 앉는다(왼쪽이나 오른쪽, 어느

쪽이나 상관없다).

③ 시술자는 손가락을 모아서 양손을 포갠 후, 피술자의 배꼽에서 10 cm 정도(피술자 주먹 하나 정도의 길이) 떨어진 오른쪽 ASIS측 안쪽 부위를 지긋이 누르면서 CW(시계방향)로 원을 그리듯이 5회 자극한다(사진 84).

④ 이어서 바로 위 부위에 컨택트하여 동일한 방법으로 실시한다. 전체적으로 CW(시계방향)로 원을 그리면서 자극을 이어간다(사진 85).

⑤ 처음 출발점까지 되돌아오면 1회가 되면, 이를 2~3회 반복한다.

설사의 경우는 왼쪽 ASIS 안쪽 부위에서 시작하여 CCW(반시계방향)로 지긋이 누르면서 원을 그리듯이 자극하며, 전체적으로도 CCW 방향으로 자극한다. 원위치로 되돌아오면 이를 2~3회 반복한다.

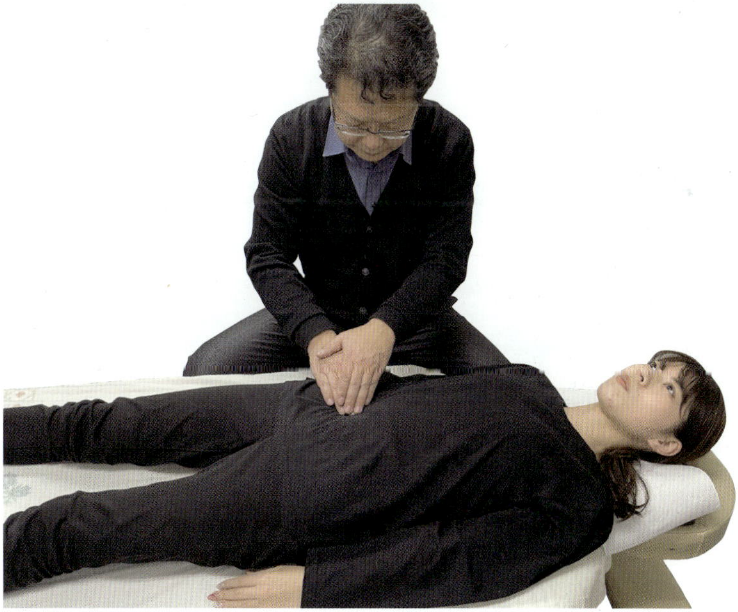

-사진 84-

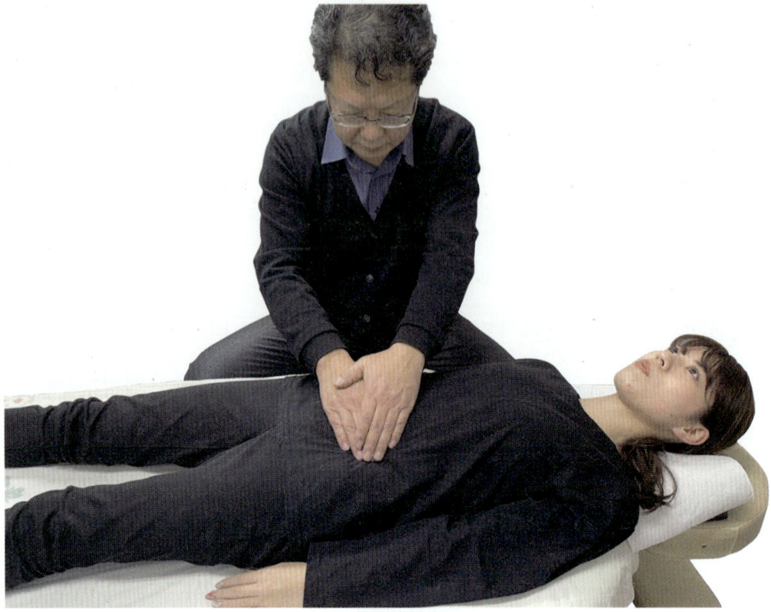

-사진 85-

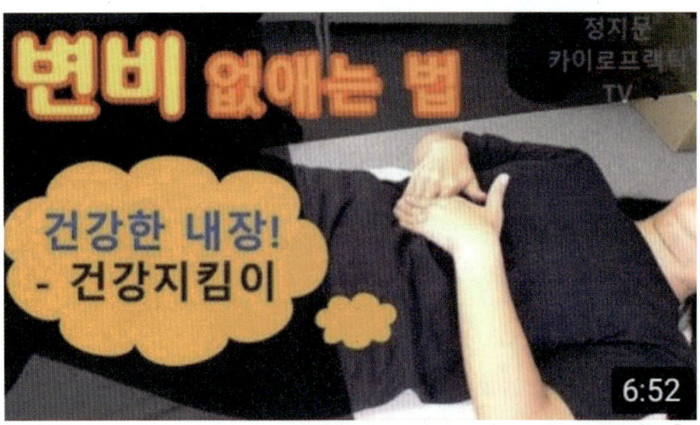

영상 28

4. 폐 펌프 테크닉

폐 펌프 테크닉은 SOT의 어드밴스인 CMRT(내장치료 테크닉) 폐장 치료에 속한 테크닉 중의 하나이다. CMRT 폐장 테크닉은 폐장의 인디케이터가 존재할 때 11종류의 치료법을 순서에 따라 실시하면 더욱 효과를 낼 수가 있다. 그러나 폐 펌프 테크닉만으로도 폐에 자극을 줌으로써 호흡을 편안하게 하며, 폐활량을 높일 수 있는 자극요법으로서 활용할 수가 있다.

폐 펌프 테크닉은 부드럽고 리드미컬하게 하는 것이 포인트이다.

◈ 폐 펌프 테크닉 순서 영상 29

① 피술자는 테이블에 바르게 눕는다(앙와위).

② 시술자는 피술자의 두방에서 피술자를 바라보면서 선다.

③ 시술자는 왼손 전체로 피술자의 왼쪽 대흉근 부위, 가슴을 감싸듯이 컨택트하고 오른손을 포갠다(사진 86).

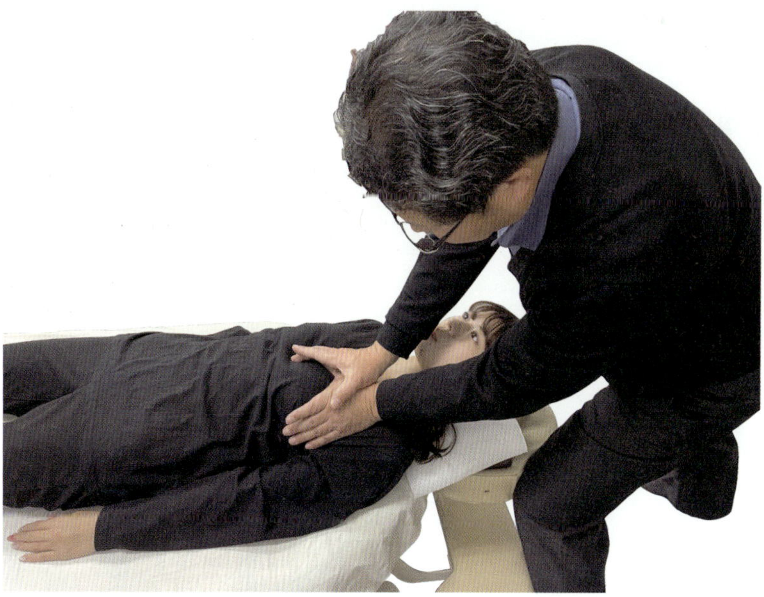

-사진 86-

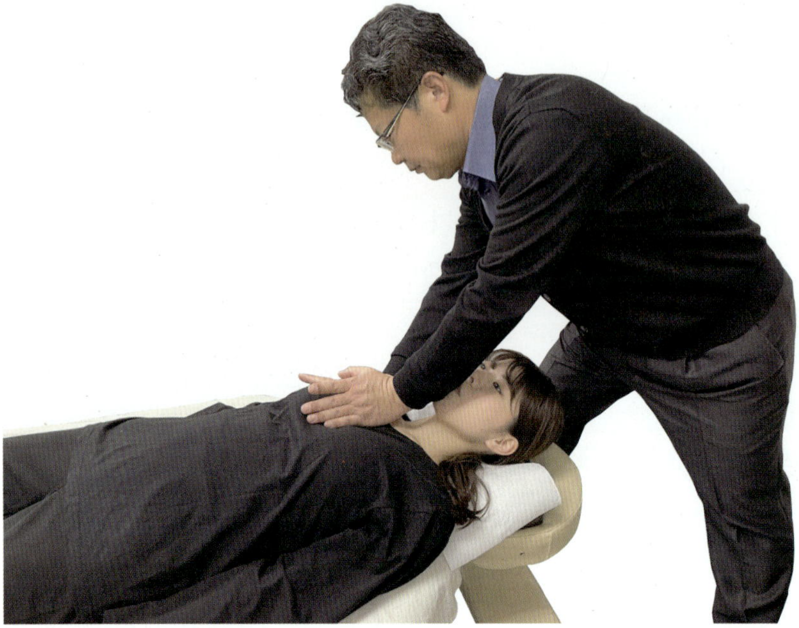

-사진 87-

④ 피술자는 깊게 숨을 들이마시고 내쉰다. 다시 한 번 들이마시고 내쉬기 시작할 때, 시술자는 바이브레이션을 하면서 가슴 부위를 압박해 가는데 피술자가 숨을 다 내쉴 때까지 실시한다. 이때 부드럽고 리드미컬하게 해준다.

⑤ 반대측도 동일한 방법으로 실시한다. 상황에 따라 2~3회 해주어도 괜찮다(사진 87)

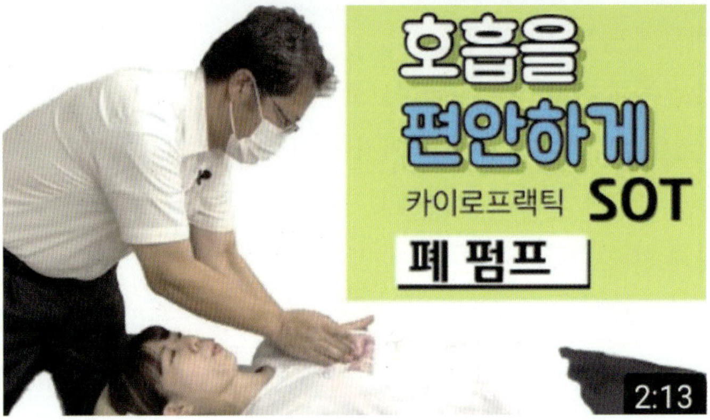

영상 29

5. 간장, 췌장 펌프 테크닉

간장, 췌장 펌프 테크닉은 SOT의 어드밴스인 CMRT(내장치료 테크닉) 간장 치료 및 췌장 치료 테크닉 중의 하나이다. 간장 펌프(피술자 오른쪽에서 함) 테크닉과 췌장 펌프(피술자 왼쪽에서 함) 테크닉은 위치만 다를 뿐, 방법은 동일하기에 함께 소개한다. CMRT 간장 펌프나 췌장 펌프 테크닉은 해당되는 장기에 대해 치료가 필요하다는 인디케이터가 존재할 때, 각 장기에 속해 있는 다양한 치료법을 순서에 따라 실시하면 더욱 효과적이다. 그러나 간장 펌프나 췌장 펌프 테크닉을 단독으로 사용하더라도 간장이나 췌장에 자극을 줌으로써 제 기능을 향상시키는데 도움이 된다. 모든 장기는 고유의 움직임을 가지면서 주어진 제 역할을 하게 되는데, 긴장이나 췌장에 어떠한 문제가 발생하게 되면 고유의 움직임을 제대로 할 수가 없게 된다. 그렇게 되면 장기의 기능이 떨어지게 된다. 본 테크닉은 자극요법으로 간장이나 췌장의 기능을 향상시키는데 도움이 된다.

간장 펌프나 췌장 펌프 테크닉은 부드럽고 리드미컬하게 하는 것이 포인트이다.

◈ **간장 펌프 테크닉 순서(췌장 펌프 테크닉은 간장 펌프 테크닉과 동일함)** 영상 30

① 피술자는 테이블에 바르게 눕는다(앙와위).

② 시술자는 피술자의 오른쪽에 간장 부위를 바라보고 선다.

③ 시술자는 왼손(상방수)으로 피술자의 오른쪽 간장 부위 늑골에 전체적으로 컨택트한다. 오른손은 손가락을 붙여서 검지 부위 쪽으로 오른쪽 늑골 하각의 검상돌기 부위에서 3 cm 떨어진 곳에 컨택트한다.

④ 시술자는 오른손 컨택트 부위를 지긋이 누르면서 상방으로 밀어 올리고 안쪽(시술자측)으로 회전시킨다. 그리고 여기에 보조를 맞춰 왼손은 컨택트 부위를 하방으로 당기면서 안쪽(시술자측)으로 당긴다. 시술자는 이 동작을 리드미컬하게 실시한다.

⑤ 이 동작에서 오른손의 컨택트 부위는 검상돌기 부위에서 늑골 하각의 늑골 12번 늑골까지 이동하면서 실시한다(사진 88).

⑥ 췌장 펌프 테크닉은 피술자의 왼쪽에서 동일한 방법으로 실시한다(사진 89).

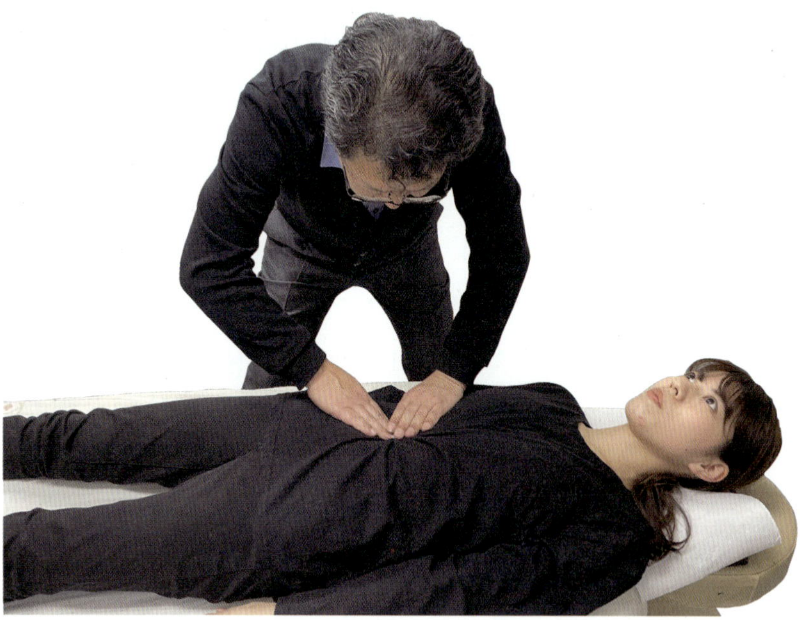

-사진 88-

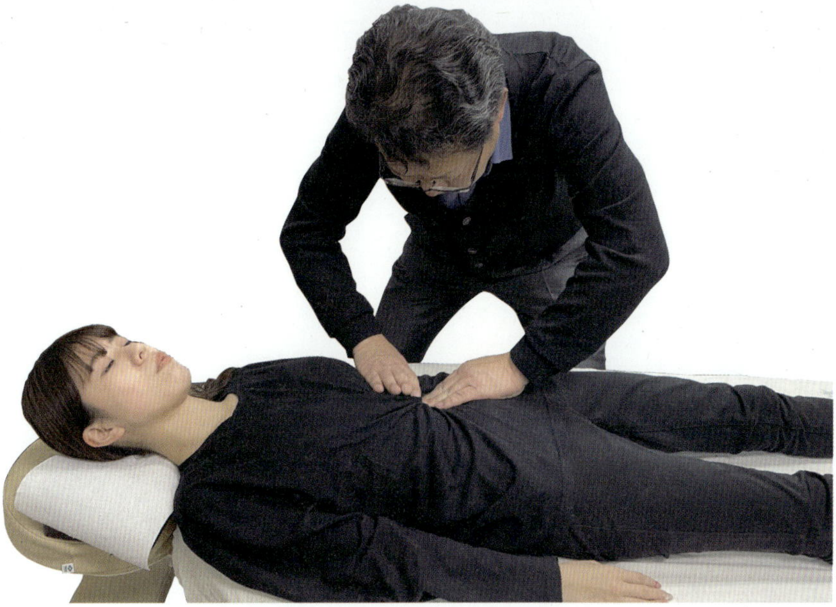

-사진 89-

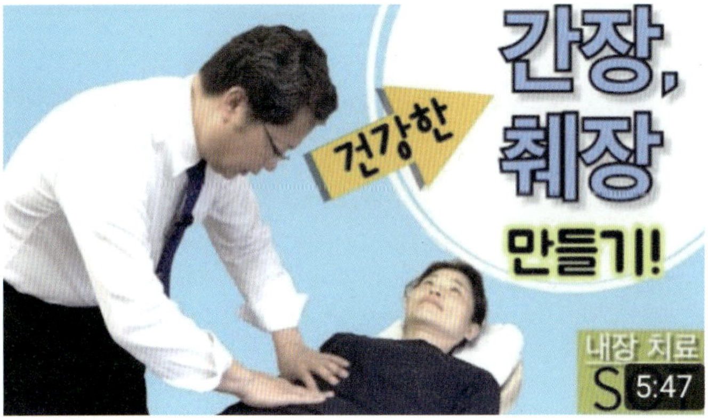

영상 30

IV

임상에 효과적인 응용 테크닉

1 대요근 테크닉
2 장경인대 테크닉
3 이상근증후군 테크닉
4 디스크(Disc) 테크닉
5 목 통증, 어깨 결림에 견정 자극 테크닉
6 어깨 결림 및 어깨 통증 테크닉
7 흉곽교정
8 쇄골교정
9 V-Spread 에너지 테크닉

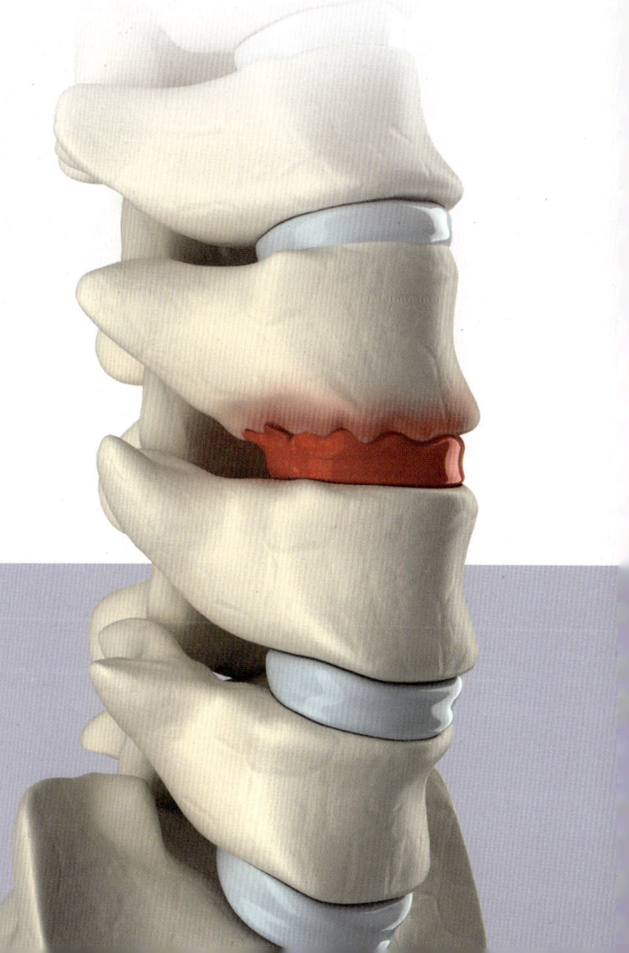

1. 대요근 테크닉

대요근은 SOT에서 신체의 균형을 이루는데 무엇보다도 중요한 근육의 하나로 다루고 있다. 이 근육의 긴장은 요추와 골반의 변위를 발생시키며 종종 요통을 유발한다.

보통 요통이 발생했을 때 요추의 변위를 찾아 교정을 많이 한다. 그러나 대요근이 원인이 되어 요추 변위가 발생했다면 요추교정도 도움이 되겠지만, 더 근본적인 대요근의 긴장을 해소함으로써 결과적으로 요추의 변위가 제거되는 시술이 더욱 효과적이라고 할 수 있다.

대요근 테크닉은 요통 해소 및 신체의 균형을 이루는데 많은 도움이 되며, 시술을 받는 입장에서도 부담 없이 효과를 느낄 수 있는 장점이 있다.

대요근 테크닉을 사용하기 위해서는 어느 쪽의 대요근이 긴장되어 있는지 테스트를 해야 한다. SOT에서는 앙와위(바로 누운 자세)에서 팔의 길이로 판단하며, 한 쪽 팔의 길이가 짧은 쪽이 대요근의 긴장을 의미한다. 대요근 테크닉은 긴장된 쪽의 대요근을 앙와위에서 부드럽게 풀어줌으로써 해결한다.

◈ 대요근 긴장 테스트 순서

① 피술자는 테이블에 바르게 눕는다(앙와위).

② 시술자는 피술자의 두방에서 피술자를 바라보면서 선다.

③ 시술자는 피술자의 양 손목을 잡고 대요근에 긴장이 갈 때까지 양 팔을 지긋이 당긴다(사진 90).

④ 시술자는 피술자의 양 팔을 당기면서 양 손을 가운데서 합쳐 손의 길이를 측정한다(사진 91).

⑤ 피술자의 당겨진 양 손의 길이 중, 짧은 쪽의 손은 동측의 대요근이 긴장하고 있음을 의미한다.

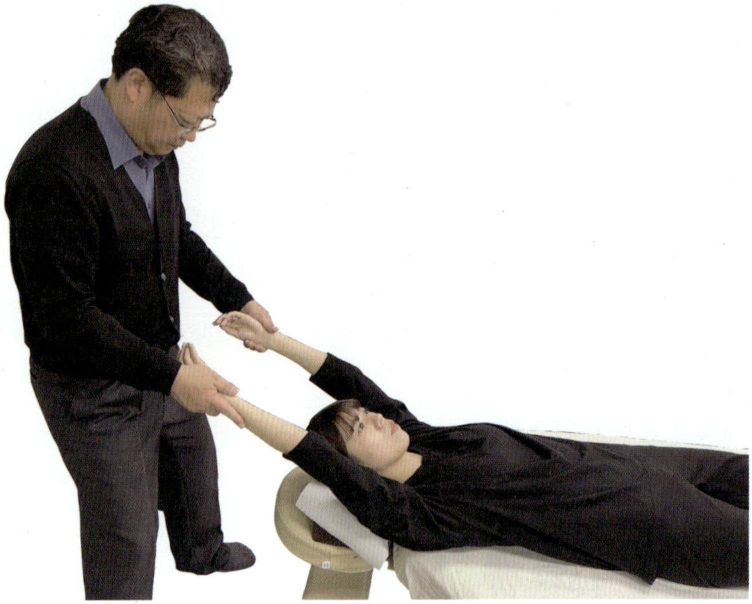

-사진 90-

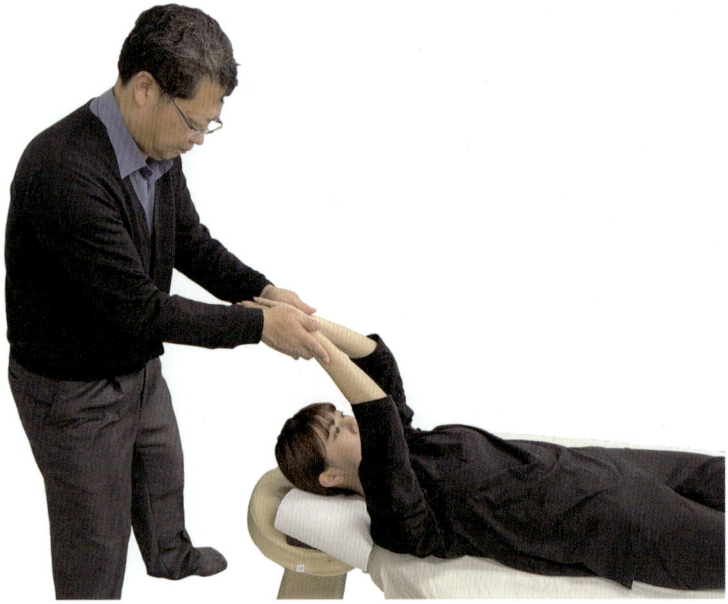

-사진 91-

◈ **대요근 테크닉 순서(예, 좌측 대요근 긴장)** 영상 31

① 피술자는 테이블에 바르게 눕는다(앙와위).

② 시술자는 피술자의 오른쪽 골반 부위(대요근 긴장의 반대측)에서 피술자를 향하여 선다.

③ 시술자는 오른손(하방수)으로 피술자의 왼쪽 무릎을 구부린 후에 그 부위에 컨택트하고, 왼손(상방수) 손바닥은 피술자 배의 백선 부위에 컨택트한다(사진 92).

④ 시술자는 왼손으로 피술자의 내측에서 외측으로, 상방에서 하방으로 압을 가하면서 하방수로 외측에서 내측으로 피술자의 무릎을 당기면서(고관절 내회전) 함께 쇼크를 맞춰간다.

⑤ 시술자는 왼손과 오른손을 통해 쇼크가 맞춰지면 왼손으로 내측에서 외측으로, 상방에서 하방으로 회전을 가하듯이 스므즈하게 압을 가한다. 이때 오른손으로 피술자의 무릎을 안쪽으로 약간 당겨주면서 보조를 맞춰준다(고관절 내회전)(사진 93).

⑥ 이 조작으로 왼쪽 대요근의 긴장이 해소된다.

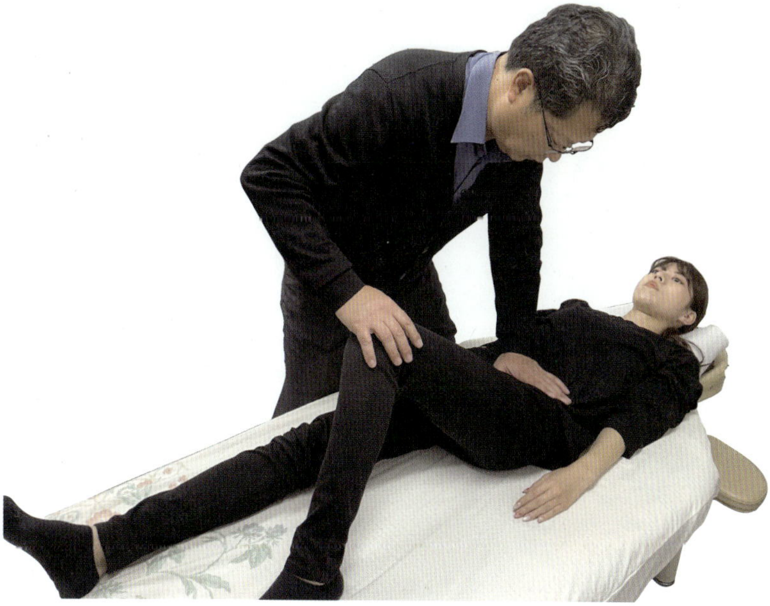

-사진 92-

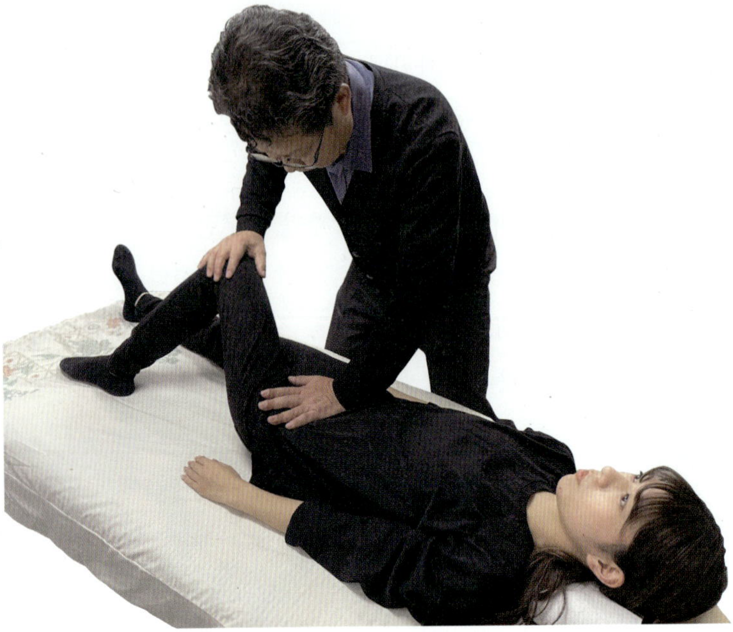

-사진 93-

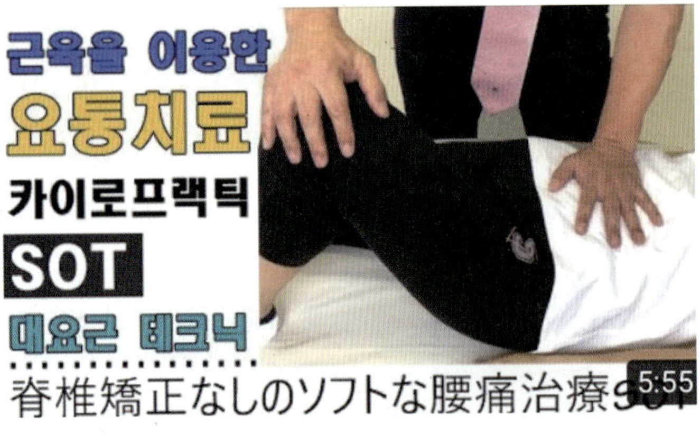

영상 31

2. 장경인대 테크닉

장경인대는 대요근과 마찬가지로 SOT에서 신체의 균형과 요통, 고관절 통증, 골반의 변위 관점에서 대단히 중요하게 다루는 부위이다.

장경인대 테크닉을 실시하기 앞서 좌우 어느 쪽이 긴장되어 있는지 테스트가 필요하다. 테스트는 앙와위에서 양쪽 다리를 내회전시킴으로써 판단한다. 내회전이 잘 안 되는 쪽은 장경인대가 긴장되어 있음을 의미한다.

장경인대 테크닉은 긴장된 쪽의 부위에 대해 실시한다.

◈ 장경인대 긴장 테스트 순서

① 피술자는 테이블에 다리를 36 cm 정도 벌린 상태에서 바르게 눕는다(앙와위).

② 시술자는 피술자의 족방에서 피술자를 향해 선다.

③ 시술자는 피술자의 양쪽 발목 부위를 컨택트하고 동시에 고관절을 내회전시킨다(사진 94).

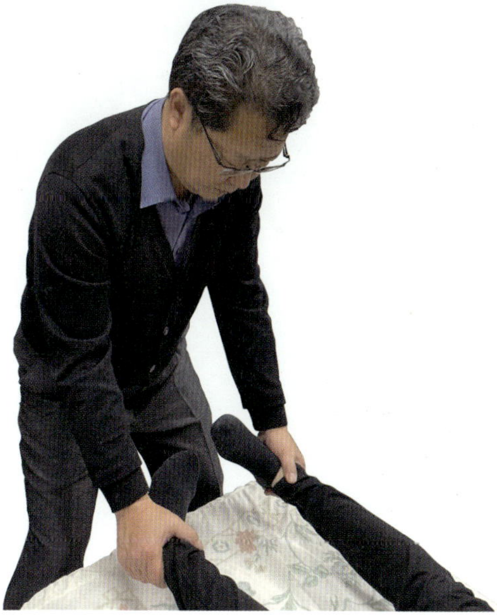

-사진 94-

④ 내회전이 잘 안 되는 쪽의 다리는 동측의 장경인대가 긴장되어 있음을 의미한다.

◈ 장경인대 테크닉 순서(예, 우측 장경인대 긴장) 영상 32

① 피술자는 테이블에 약간 다리를 벌리면서 바르게 눕는다(앙와위).

② 시술자는 피술자의 왼쪽 골반 부위(장경인대 긴장의 반대측)에서 피술자를 향하여 선다.

③ 시술자는 왼손(하방수)으로 피술자의 대퇴 원위부에 컨택트하고, 오른손(상방수)의 네 손가락은 피술자 오른쪽 장경인대 부위에 컨택트한다.

④ 시술자는 왼손으로 피술자의 고관절을 외회전시키면서 동시에 장경인대를 컨택트하고 있는 오른손으로는 후방에서 전방 그리고 내회전을 동시에 스므즈하게 시켜준다(사진 95).

⑤ 이 조작으로 장경인대의 긴장이 해소된다.

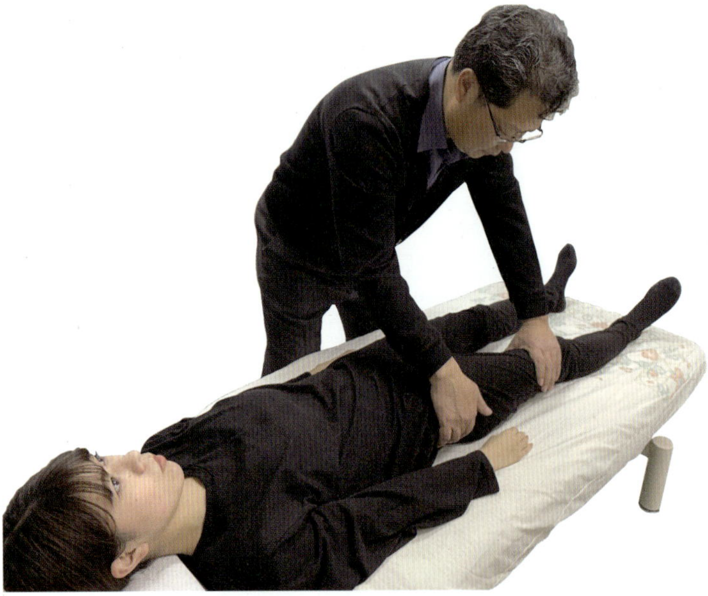

-사진 95-

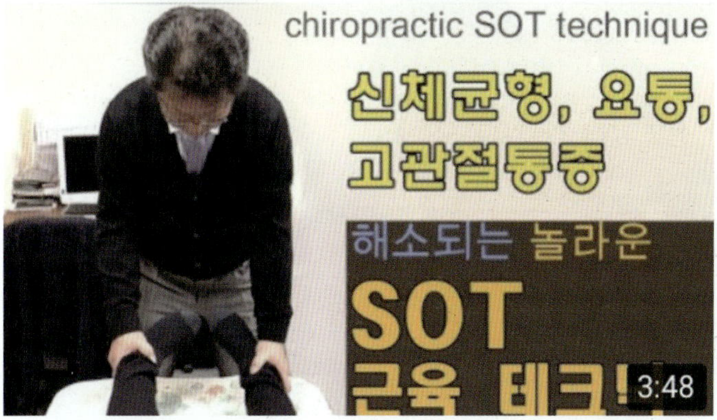

영상 32

3. 이상근증후군 테크닉

좌골신경은 요추 4, 5번, 선골 1, 2번의 신경이 다발이 되어 대퇴 후면으로 주행하다가 중간 부위에서 두 갈래로 나뉘어져서 한 줄기는 하퇴 전면, 다른 한 줄기는 하퇴 후면으로 주행한다. 좌골신경통이란 좌골신경에 어떠한 원인으로 인해 통증이 발생한 것을 말하는데, 대부분 요추가 그 원인이라고 생각하는 경우가 많다. 그런데 좌골신경통은 이상근의 문제로 인해 종종 발생하게 된다. 일명 이상근증후군이라고 한다.

이상근이 저긴장 되면 골반이 변위를 일으키면서 좌골신경이 압박을 받게 되는데, 이상근의 텐션을 만들어 줌으로써 좌골신경통의 문제를 해결할 수가 있다.

이상근 테크닉은 SOT의 SOTO(step out, turn out 또는 step out, toe out) 테크닉을 말한다. 만일 좌골신경통의 원인이 이상근의 문제라면 SOTO 테크닉은 임상에서 아주 효과를 발휘하게 된다.

◈ 이상근증후군 테크닉(SOTO) 순서(예, 좌측 이상근의 문제) 영상 33

① 피술자는 테이블에 약간 다리를 벌려서 엎드린다(복와위).

② 시술자는 피술자의 왼쪽(이상근의 문제 쪽)의 골반과 다리 부위에서 피술자를 향해

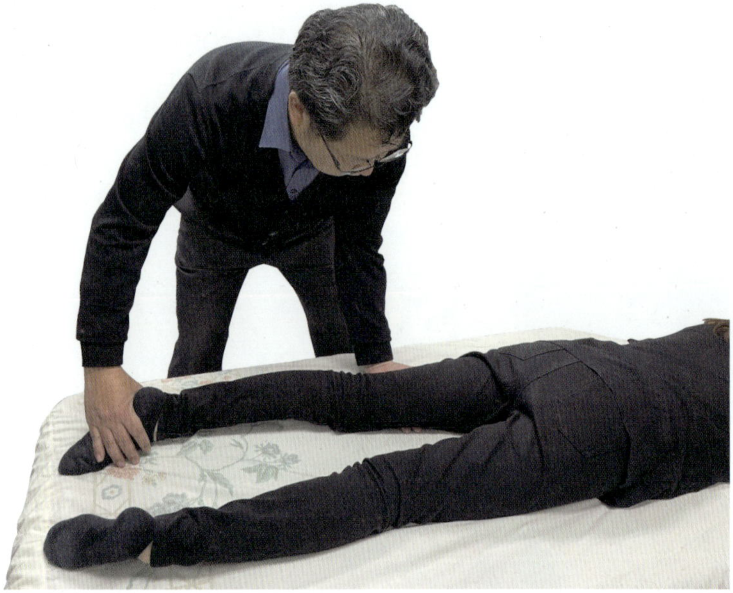

-사진 96-

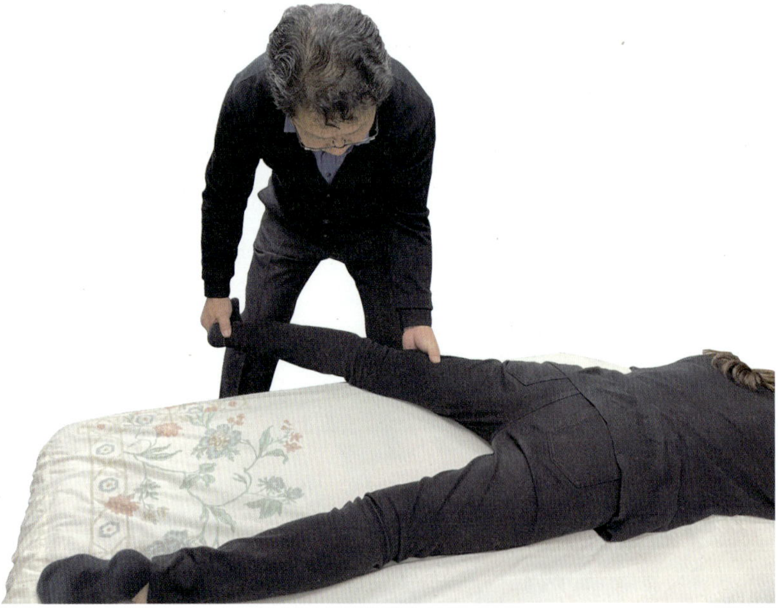

-사진 97-

선다.

③ 시술자는 왼손(상방수)으로 피술자의 왼쪽 대퇴 원위부의 전면에 컨택트하고, 오른손(하방수)은 피술자의 왼쪽 발을 발바닥 쪽에서 잡는다(사진 96).

④ 시술자는 양 손으로 피술자의 고관절을 45도 외전하고, 이어서 45도 외회전한다. 1~2분 유지한다. 그리고 원위치로 되돌아간다(사진 97).

⑤ 이 조작을 2~3회 반복한다.

⑥ 이 조작을 통해 이상근증후군의 문제가 해결된다.

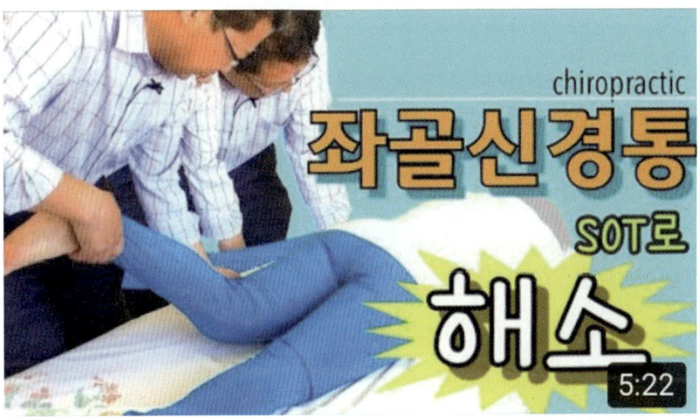

영상 33

4. 디스크(DISC) 테크닉

뼈의 관점에서 요통을 일으키는 원인으로서는 추간관절의 변위와 디스크(추간원판)의 문제를 들 수가 있다. 학설마다 차이는 있지만 대략 디스크의 원인으로 요통이 발생하는 경우는 40~50%로 알려져 있다. 디스크 헤르니에이션은 요추 4번과 5번 사이에서 70% 정도가 발생하는 것으로 알려져 있으며, 이어서 요추 5번과 선골 1번 사이 그리고 요추 3번과 4번 사이에서 빈번하게 발생한다.

디스크 헤르니에이션(추간판탈출증) 치료는 디스크 테크닉이 매우 효과를 발휘한다. 디스크 테크닉은 SOT 테크닉의 하나로, 개별적으로 임상에 폭넓게 활용할 수가 있다.

◈ **디스크 테크닉 순서(예, 요추 4번과 5번 사이의 추간판탈출증)** 영상 34

① 피술자는 테이블 중간 부위에서 바르게 앉는다.

② 시술자는 피술자의 뒤에 앉은 후, 오른손 모지를 피술자 요추 4번 극돌기에 컨택트한다. 왼손 모지는 오른손 모지에 포개며 나머지 손가락은 지지한다(사진 98). (손가락 컨택트 방법은 임상에서 효과적으로 활용할 수 있도록 저자가 응용한 것이다)

③ 시술자는 피술자에게 숨을 들이 마시면서 배를 뒤로 빼라고 하고, 이후에 호흡을 멈추고 배에 약간 힘을 주라고 하면서 그 상태를 유지한다(배변 시의 약한 내압 정도). 시술자의 양손 모지는 요추 4번 극돌기를 하방에서 상방, 후방에서 전방에 압을 30초~1분간 유지한다. 이후 숨을 내쉬면서 배를 앞으로 내밀라고 한다(사진 99).

④ 이 조작을 2~3회 반복한다.

⑤ 이 테크닉을 통해 디스크 문제로 발생한 요통의 감소를 확실하게 느낄 수가 있다.

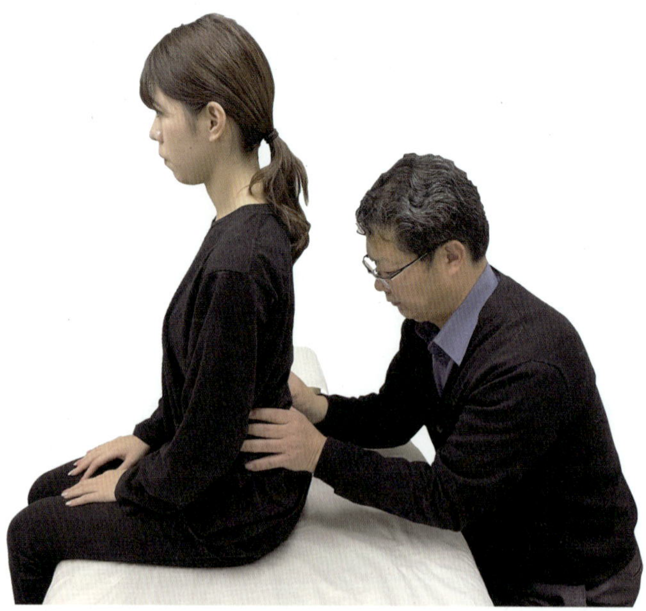

-사진 98-

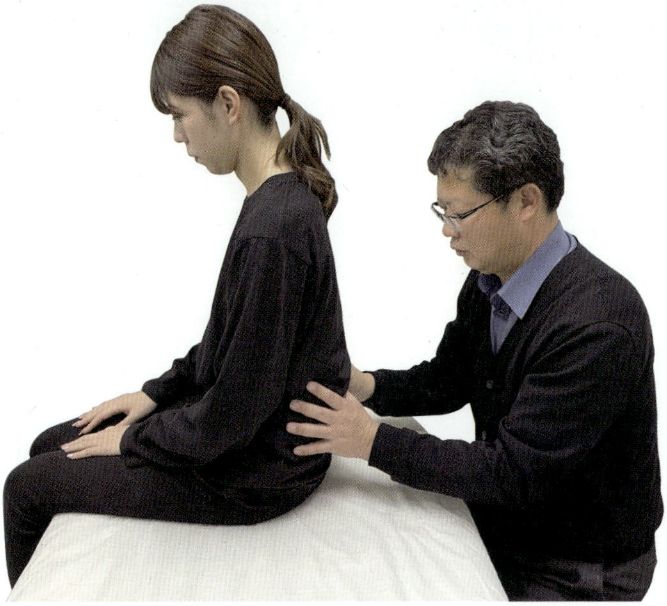

-사진 99-

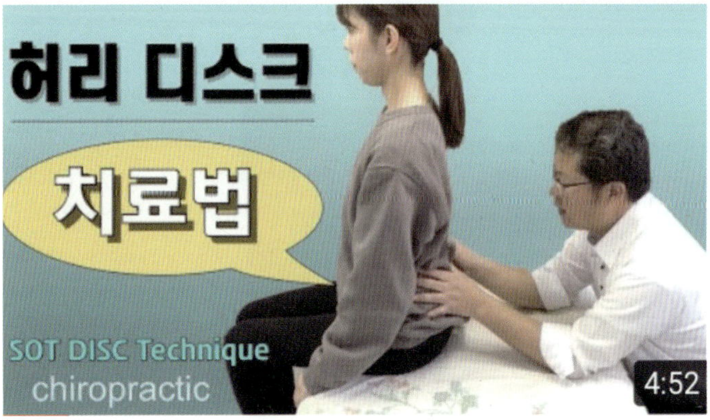

영상 34

5. 목 통증, 어깨 결림에 견정 자극 테크닉

목의 통증이나 어깨 결림에 대한 카이로프랙틱 시술을 했음에도 아직 어느 정도 남아 있거나. 평소에 목의 통증이나 어깨 결림이 존재할 경우에 부담 없이 활용할 수 있는 테크닉이다. 임상에서 폭넓게 활용이 가능하며, 전문가가 아닌 초보자라도 집에서나 직장에서 쉽게 활용이 가능하다.

◈ 견정 자극 테크닉 순서 영상 35

① 피술자는 테이블이나 의자에 바르게 앉도록 한다.

② 시술자는 피술자의 뒤에 서서 피술자의 머리를 굴곡, 신전, 좌우 회전을 시켜서 어느 정도 가동성이 있는지를 확인한다.

③ 시술자는 피술자의 양쪽 견정 부위에 모지로 컨택트하여 수직으로 압을 가한다(사진 100).

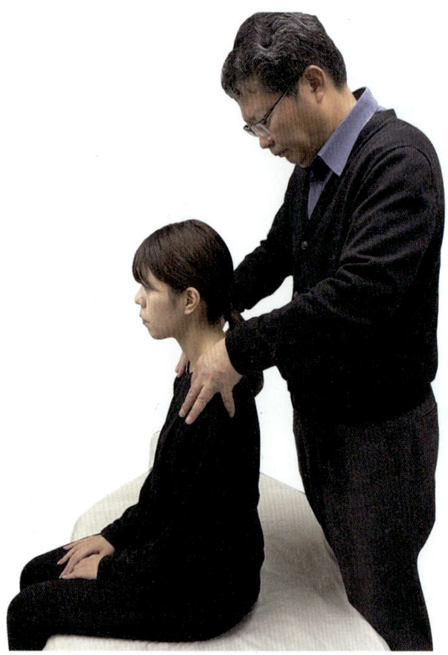

-사진 100-

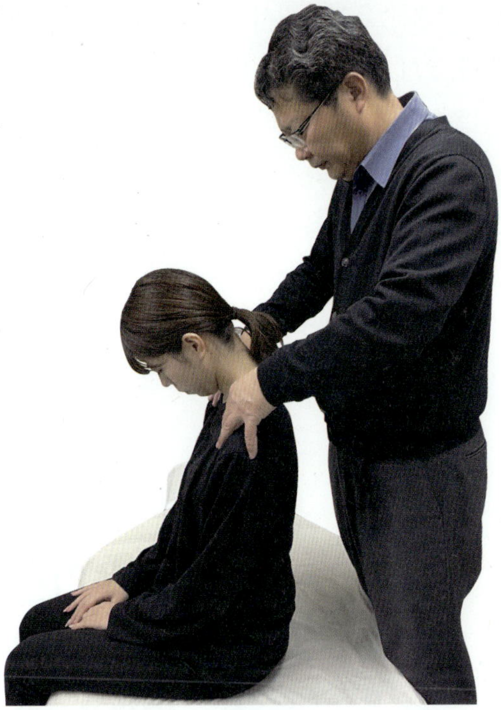

-사진 101-

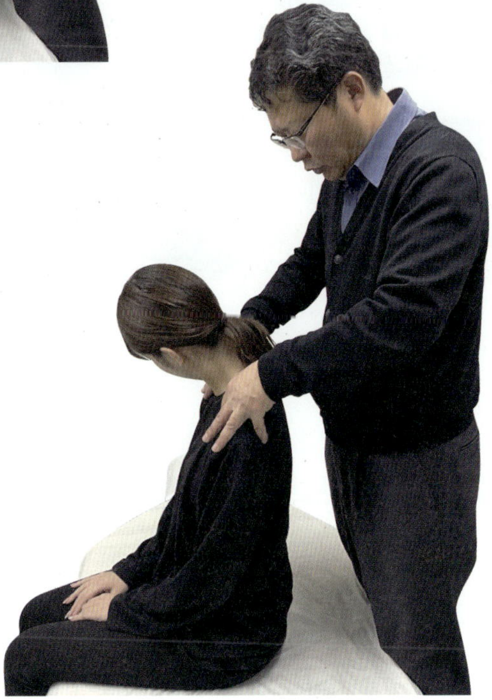

-사진 102-

④ 시술자는 피술자의 견정에 압을 가한 상태를 유지하면서 피술자에게 최대한 머리를 숙인 후에 정위치로 되돌아오도록 한다. 2회 반복한다(사진 101).

⑤ 이어서 다시 머리를 숙인 상태에서 왼쪽으로 최대한 머리를 돌린 후에 오른쪽으로 최대한 머리를 돌리라고 한다. 2회 반복한다(사진 102).

⑥ 이후 머리를 숙인 상태에서 가운데로 오도록 한 다음에 정면을 보게 하고 다시 한 번 머리를 최대한 숙인 후에 정면을 보도록 한다.

⑦ 이 조작을 할 때에는 아주 부드럽고 천천히 해야 한다.

⑧ 목의 통증이나 어깨 결림이 어느 정도 변화되었는지, 머리를 굴곡, 신전, 회전하여 확인한다.

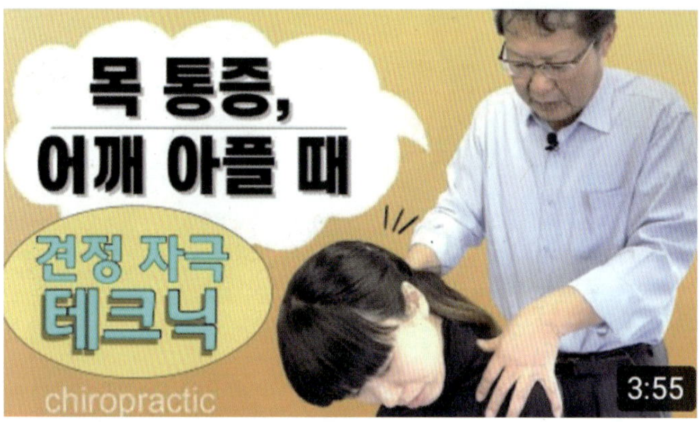

영상 35

6. 어깨 결림 및 어깨 통증 테크닉

1) 견관절 전방회전 테크닉

일상에서 어깨 통증이나 어깨 결림을 호소하는 분들이 많이 있다. 어깨의 문제는 신체의 전체적인 관점에서 바라보고 접근해야 한다. 견관절의 문제는 다양하며 좋아지는 경우도 케이스 바이 케이스로 시간이 상당히 걸리기도 한다.

본 테크닉은 하방과 전방회전변위된 견관절을 어프러치하는 테크닉으로, 임상에서나 초보자, 가정에서도 폭넓게 활용이 가능하다.

◈ 견관절 전방회전 테크닉 순서(예, 우측 견관절) 영상 36

① 피술자는 테이블 중간이나 의자에 바르게 앉는다.

② 시술자는 피술자 뒤에 서서 피술자의 등에 시술자의 가슴을 밀착시킨다.

③ 시술자는 오른손으로 피술자의 굴곡한 오른쪽 팔꿈치를 감싸고, 왼손은 오른손 위에 포갠다.

④ 시술자는 피술자의 팔꿈치를 어깨 정도 높이(90도 정도)로 맞춘 후, 전방에서 후방으로 부드럽게 어져스트를 한다(사진 103). 임상에서는 내원자의 상황에 따라 어깨의 각도를 조절해서 활용한다.

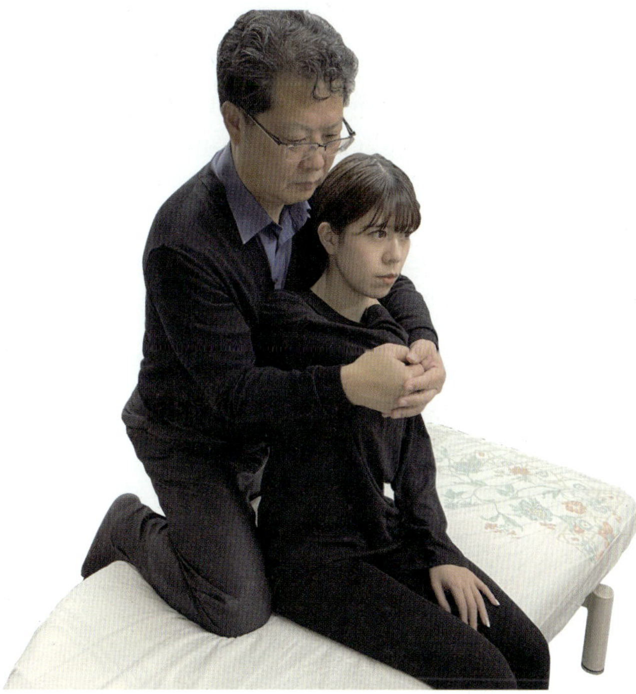

-사진 103-

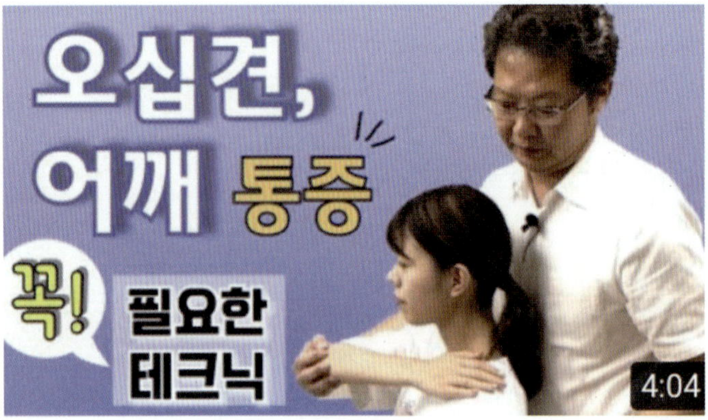

영상 36

2) 견갑골과 견관절 변위 콤비 테크닉

견갑골과 견관절 변위 콤비 테크닉은 어깨 결림이나 어깨 통증이 존재하거나, 이로 인해 어깨와 팔이 잘 올라가지 않을 때 사용하면 효과적이다. 팔을 옆으로 펴서 어깨를 들어 올릴 때 견갑골도 동시에 외회전이 되어야 한다. 만일 견갑골의 외회전이 안 된다면 어깨를 옆으로 제대로 올릴 수가 없게 된다. 본 테크닉은 견관절의 전하방 회전변위와 견갑골의 가동성을 동시에 어프러치하는 테크닉이다. 따라서 내원자에게 어깨 통증이나 어깨 결림 그리고 팔을 옆으로 펴서 어깨를 위로 올렸을 때 어느 정도까지 올릴 수 있는지 확인한 후에 본 테크닉을 실시하면 신체의 변화를 더 확실하게 느낄 수가 있다. 본 테크닉은 임상에서나 초보자도 가정에서, 직장에서 손쉽게 활용할 수가 있다.

◈ 견갑골과 견관절 변위 콤비 테크닉 순서(예, 우측 견관절) 영상 37

① 피술자는 테이블 끝이나 의자에 바르게 앉는다.

② 시술자는 피술자의 오른쪽에 피술자를 향해 선다.

③ 시술자는 오른손으로 피술자의 오른쪽 상완골두를 감싸듯이 컨택트하고, 왼손으로는 피술자의 오른쪽 견갑골 하부를 중심으로 견갑골을 감싸듯이 컨택트한다(사진 104).

④ 시술자는 오른손으로 전방에서 후방, 하방에서 상방으로 압을 가하며, 동시에 왼손은

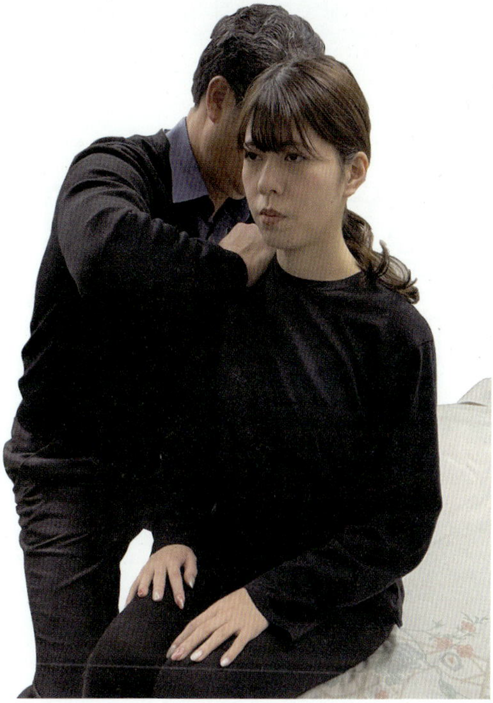

-사진 104-

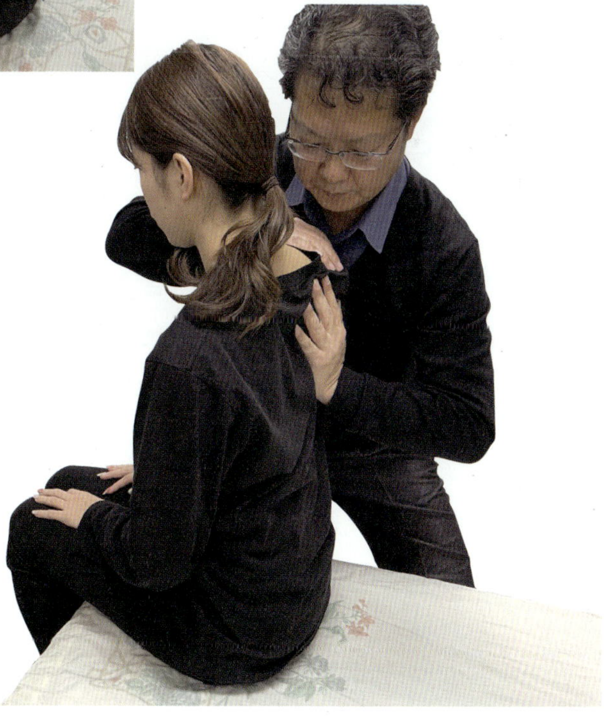

-사진 105-

후방에서 전방, 내방에서 외방, 하방에서 상방으로 보조를 맞춰 압을 가한다. 3~5회 반복한다(사진 105).

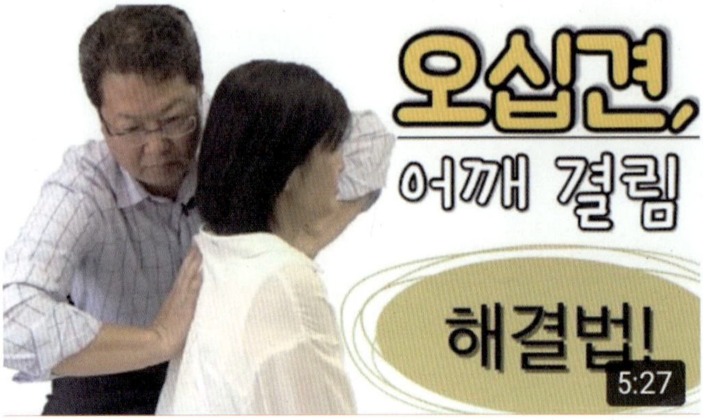

영상 37

7. 흉곽교정

주변에 좌우 흉곽의 차이 때문에 고민하는 분들이 있다. 측만증이나 생활습관, 신체의 특징 때문에 한쪽 흉곽이 상승된 경우에는 전체적인 신체의 균형을 통해서 흉곽을 조정해 준다. 그러나 신체가 전체적으로 어느 정도 균형을 이루고 있는데, 한쪽 흉곽만이 상승한 경우, 본 장에서 소개한 테크닉으로 흉곽교정을 한다. 그리고 본 테크닉은 한쪽 흉곽이 상승된 지표가 있어야만이 효과가 있다.

◈ 한쪽의 상승된 흉곽 판단 지표

① 시각적 흉곽 차이

② 쇄골 높이 차이

③ 유두 라인 차이(여성은 제외)

④ 흉곽 하각 높이 차이

⑤ 상승된 흉곽 쪽의 늑골 2번과 3번 사이, 흉골에서 5 cm 외측으로 통증이나 소결절이 존재.

오리지널 흉곽 상승에는 위의 지표가 필요하며, 반드시 ⑤의 지표가 있어야만 본 테크닉이 적용되는 상승된 흉곽으로서 효과를 발휘할 수가 있다.

◈ 상승된 흉곽교정 순서(예, 좌측 흉곽 상승) 영상 38

① 피술자는 테이블에 바르게 눕는다(앙와위).

② 시술자는 상승된 흉곽 쪽인 피술자의 왼쪽 가슴 부위에서 피술자를 향하여 선다.

③ 시술자는 오른손(상방수) 소지구 부위로 피술자의 왼쪽 대흉근 부위, 즉 왼쪽 늑골 2~3번, 흉골에서 5 cm 부위에 컨택트하고 나머지 손가락은 흉골, 늑골에 접촉한다. 왼손(하방수)은 피술자의 반대측 하부 늑골 사이에 손가락을 접촉하면서 손 전체로 컨택트한다.

④ 시술자는 피술자가 숨을 들이마신 후, 내쉰 후에 부드럽게 회전을 가하듯이 교정을

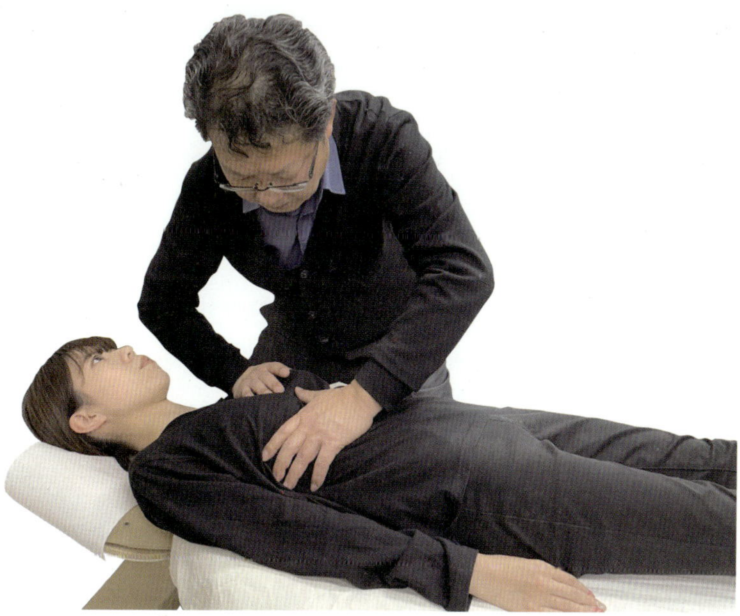

-사진 106-

한다(사진 106). 절대 강하게 해서는 안 된다.

⑤ 교정 후, 지표가 소실되었는지 확인한다.

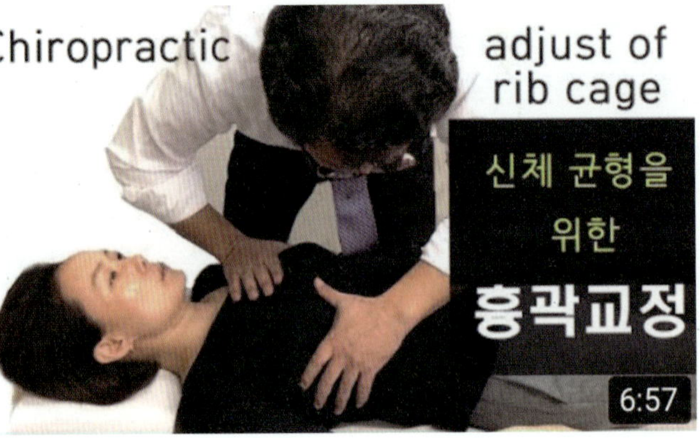

영상 38

8. 쇄골교정 영상 39

상지(上肢), 즉 팔, 어깨는 연약하게 보이는 쇄골이 몸통과 연결되는 유일한 연결고리이다. 상지가 힘을 발휘하는 것도 상지 주위로 연결된 건실한 근육으로 보강되기 때문이다. 만일 쇄골에 골절이 발생하면 어깨를 들 수가 없게 된다. 쇄골은 어깨를 지지하는데 빈약하게 보일지라도 아주 중요한 역할을 하고 있다. 따라서 쇄골에 변위가 발생하면 어깨에 문제를 일으키기 쉬우며, 반대로 어깨의 문제가 쇄골에 영향을 미치기도 한다. 쇄골은 상방과 하방, 전방과 후방으로 변위되기 쉽다. 카이로프랙틱에서는 쇄골의 변위를 모션 팔페이션을 통해서 확인하는 경우가 많다. 쇄골의 모션 팔페이션은 앙와위나 좌위에서 가능하지만 본 장에서는 좌위의 방법을 소개한다.

◈ 쇄골의 상방, 하방변위 모션 팔페이션 순서

① 피술자는 테이블이나 의자에 바른 자세로 앉는다.

② 시술자는 피술자의 뒤에 서서, 쇄골단에서 2 cm 외측 부위를 모지와 검지로 위, 아래에서 컨택트한다.

③ 시술자는 쇄골 부위를 상, 하로 움직여서 가동성을 체크한다. 만일 하방에서 상방으로의 가동성이 소실되어 있으면 하방변위이고, 상방에서 하방으로의 가동성이 소실되어 있으면 상방변위이다(사진 107).

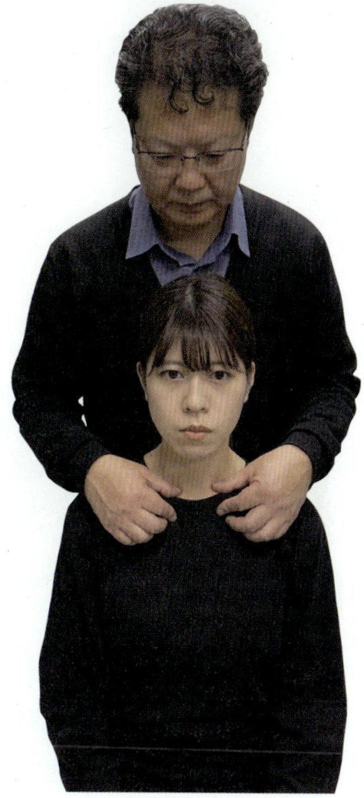

-사진 107-

◈ 하방변위 쇄골교정 순서
(예, 우측 쇄골 하방변위)

① 피술자는 테이블이나 의자에 바른 자세로 앉는다.

② 시술자는 피술자의 뒤에 선다.

③ 시술자는 가슴을 피술자의 등에 붙인 다음, 오른손을 피술자의 오른쪽 팔 안쪽으로 넣어서 오른손 모지구 부위로 피술자의 오른쪽 쇄골단 2 cm 부위를 하방에서 컨택트하고, 왼손은 시술자의 오른손을 잡아서 보강한다.

④ 시술자는 하방에서 상방으로 저진폭의 고속 스러스트를 부드럽게 한다(사진 108).

⑤ 쇄골은 대단히 민감하기에 아주 부드럽게 해야 한다.

◈ 상방변위 쇄골교정 순서(예, 좌측 쇄골 상방변위)

① 피술자는 테이블이나 의자에 바른 자세로 앉는다.

② 시술자는 피술자의 뒤에 선다.

③ 시술자는 오른손 모지로 피술자의 왼쪽 쇄골단 2 cm 부위를 위에서 컨택트하고 왼손으로 피술자의 굴곡한 왼쪽 팔을 잡는다.

④ 시술자는 왼손으로 피술자의 컨택트한 팔을 뒤로 당기면서(견관절 신전) 동시에 오른

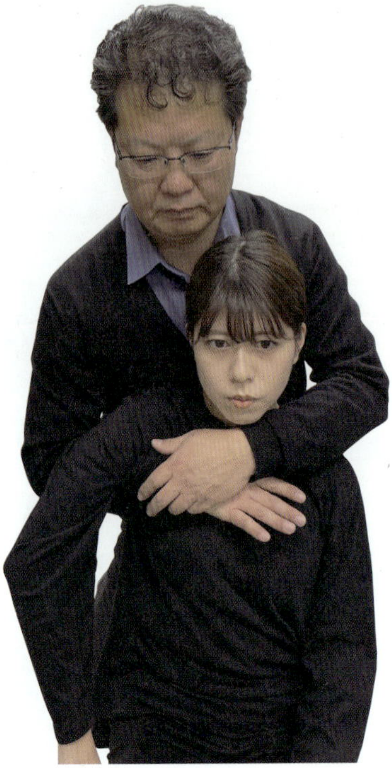

-사진 108-

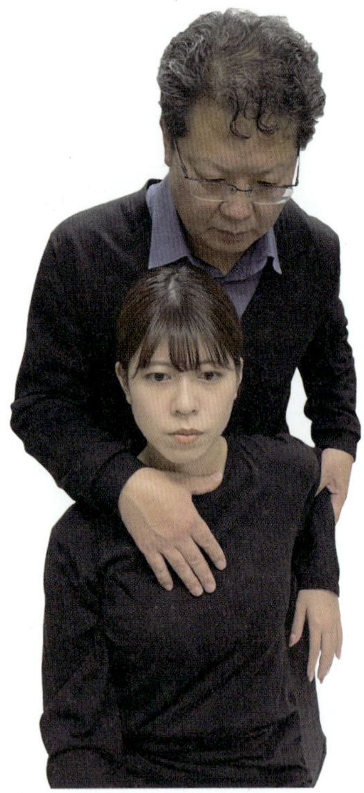

-사진 109-

손 모지로 상방에서 하방으로 압을 부드럽게 가한다. 2~3회 반복한다(사진 109).

⑤ 쇄골은 민감하기에 아주 부드럽게 해야 한다.

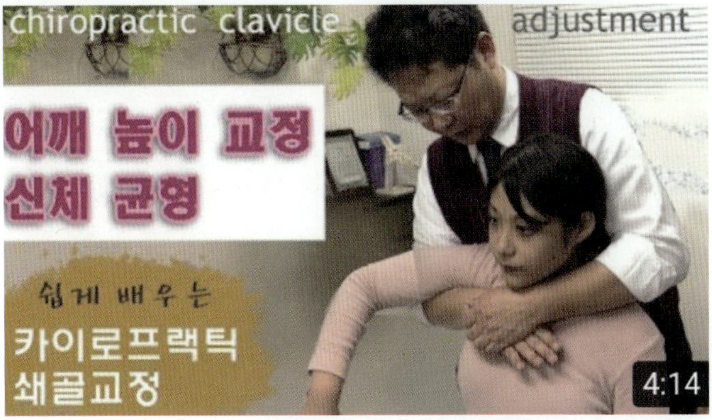

영상 39

9. V-Spread 에너지 테크닉

V-Spread 에너지 테크닉은 CST(두개천골요법) 테크닉의 창시자인 J. E. Upledger 선생이 고안한 것이다. 이 테크닉은 언제, 어디서나 신체 부위에 상관없이 누구나 쉽게 활용할 수 있는 장점이 있다. 이 테크닉은 검지와 중지로 V자의 형태를 취해서 아픈 부위나 이상이 있는 신체 부위에 대고 에너지를 보내는 방법인데, 본서에서는 약간 응용한 저자의 방법을 소개한다. 물론 J. E. Upledger 선생의 방법을 그대로 해도 상관없다. 원리는 동일하기에 저자의 방법이나 J. E. Upledger 선생의 방법을 사용해보고 본인에게 더 맞는 방법을 취하면 된다.

◈ V-Spread 에너지 테크닉 순서(예, 우측 발목 외측) 영상 40

① 피술자는 테이블에 바르게 눕는다(앙와위).

② 시술자는 피술자의 오른쪽 발목 위치에 피술자를 향해 앉는다.

③ 시술자는 오른손의 모지, 검지, 중지로 삼각형을 만들어서 통증 부위, 이상이 있는 부위인 오른쪽 발목 외측에 댄다. 왼손은 반대쪽인 피술자의 오른쪽 발목 내측에 댄다(사진 110). (Upledger 선생은 검지와 중지로 V를 만들어서 사용한다) (사진 111)

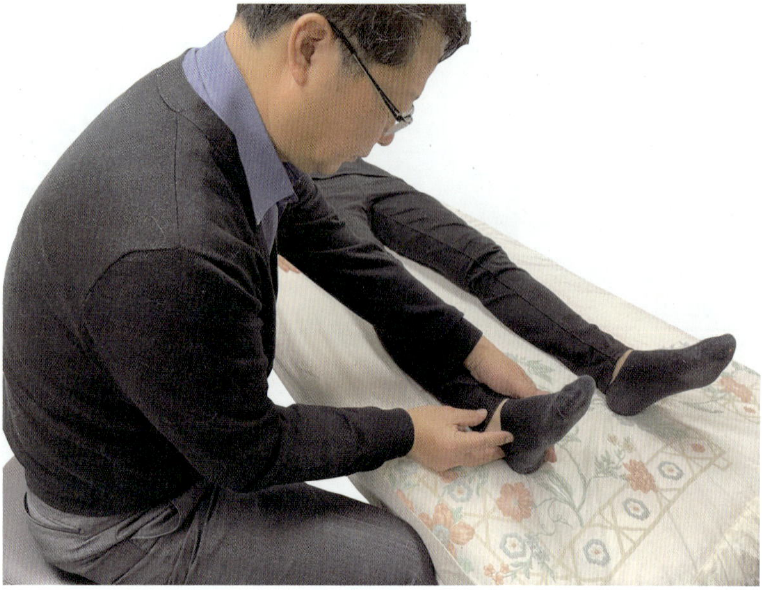

-사진 110-

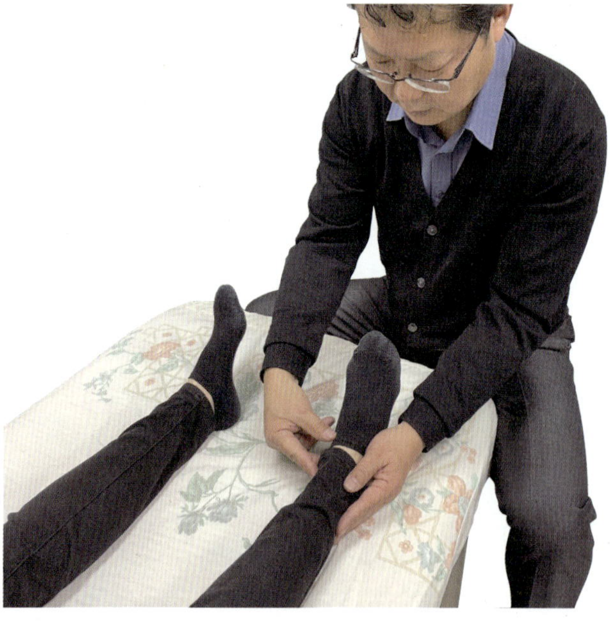

-사진 111-

④ 시술자는 오른손에서 아픈 부위로 치료 에너지를 보낸다고 의념하면서 5~10분 정도 유지한다. 상황에 따라 시간을 줄이거나 더 늘려도 좋다.

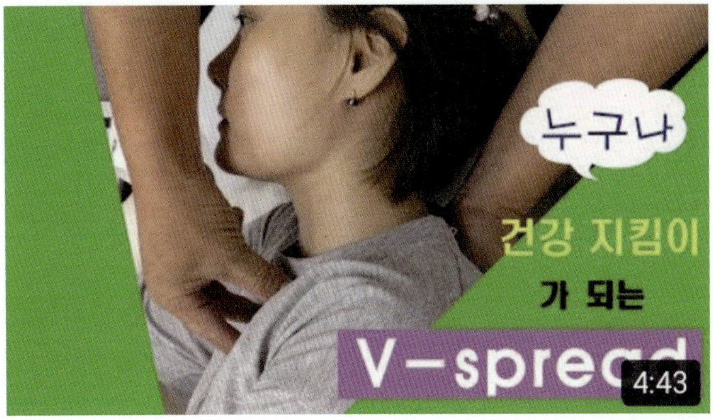

영상 40

V

자가치료 테크닉

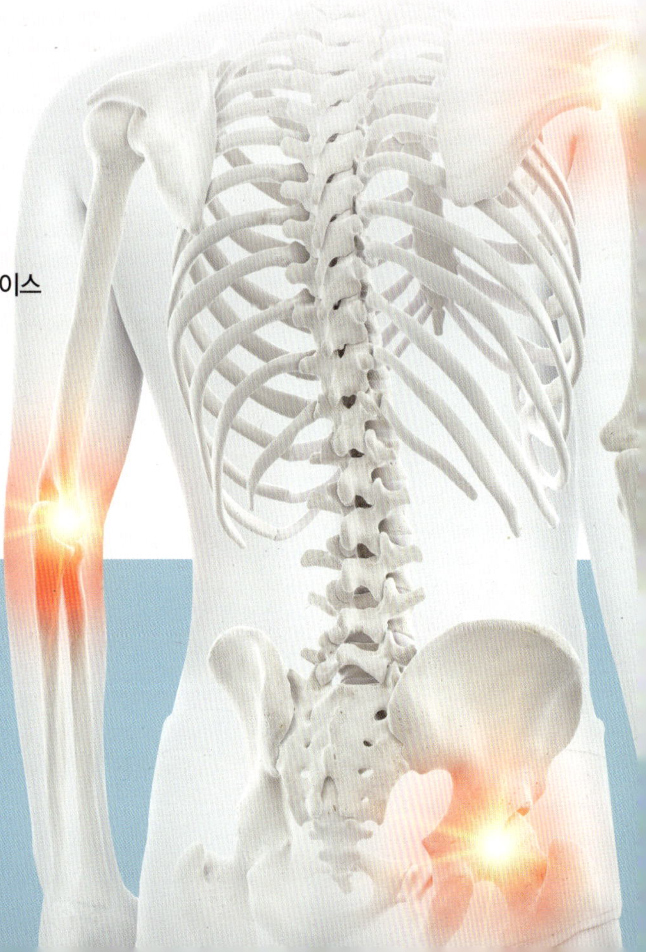

내원자의 건강을 도모하는 데는 카이로프랙틱 시술만으론 부족한 면이 많이 있다. 먼저 생활습관을 개선해야 하고, 바른 자세를 취하는 것이 무엇보다도 중요하다. 그리고 내원자가 평소에 본인에게 맞는 맞춤형 엑스사이스를 한다면 상승효과는 더욱 커진다. 따라서 카이로프랙틱 시술을 한 후에 필요에 따라 맞춤형 엑스사이스의 지도는 치료가로서 중요한 역할이 된다.

본 장에서는 내원자의 건강을 더 한층 상승시키고 치료의 효과를 높이기 위해 가정에서나 직장에서 쉽게 할 수 있는 엑스사이스를 소개한다. 신체의 부분적인 문제 해결을 위한 엑스사이스를 포함하여 몸 전체의 건강을 위한 엑스사이스도 소개한다. 전신 관련 엑스사이스는 평생을 통해 매일 한다면 건강한 생활을 하는데 많은 도움이 된다.

1. 맥켄지 엑스사이스(Mckenzie exercise)

요통과 관련하여 카이로프랙터에게 관심을 받고 있는 엑스사이스 중의 하나가 맥겐지 엑스사이스이다. 맥켄지 이론은 요통을 호소하는 이들 대부분이 신전이 되지 않고(허리가 펴지지 않음) 굴곡 상태(굽어진 상태)로 내원하는데, 이러한 굴곡된 상태의 몸을 신전시켜주면 요통은 대부분 해소된다는 이론에서 출발한 엑스사이스이다. 실제로 요통을 호소하면서 시술원에 내원하는 분들 중, 많은 이들이 몸을 펴지 못하고 구부린 상태로 내원한다.

맥켄지 엑스사이스는 임상에서도 아주 유용하게 활용할 수가 있으며, 엑스사이스가 어렵지 않기에 초보자라도 가정에서도 손쉽게 활용할 수가 있다.

◈ 맥켄지 엑스사이스 순서 영상 41

① 피술자는 테이블이나 바닥에 엎드린다(복와위) (사진 112).

② 양 팔을 앞으로 뻗어 상체를 들어올린다. 이때 골반 부위가 테이블이나 바닥에서 떨어지지 않는 것이 포인트이다(사진 113).

③ 이 동작을 1분 정도 유시한다. 이어서 원위지로 되돌아와서 1분간 쉰다.

④ 3~5회 반복한다.

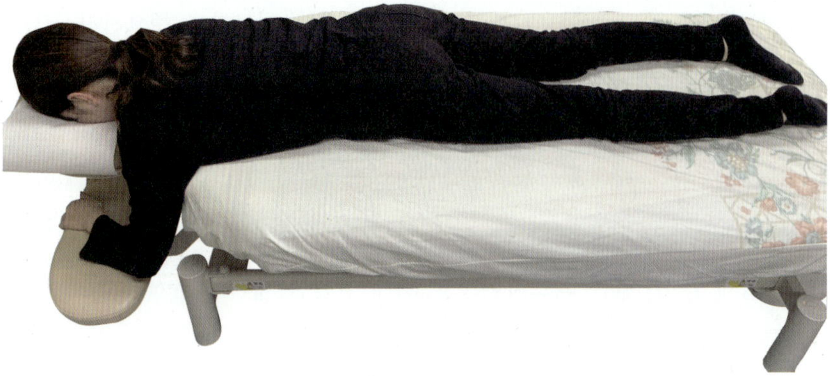

-사진 112-

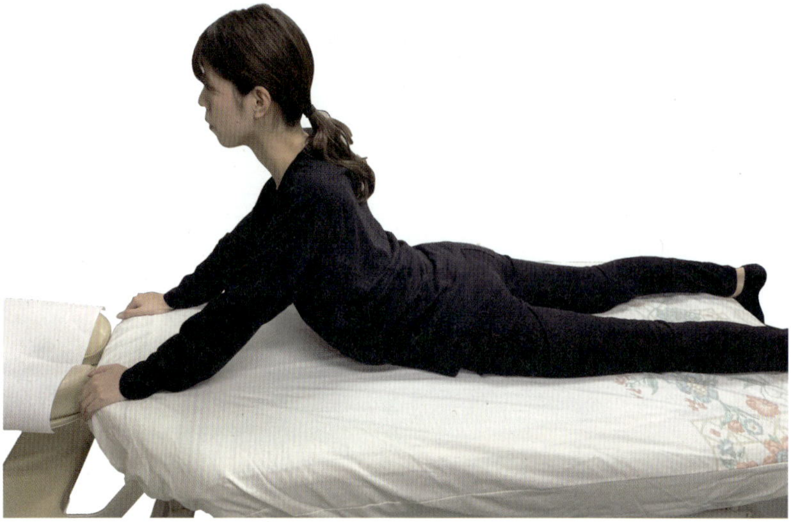

-사진 113-

⑤ 만일 통증이 심해지면 엑스사이스를 멈추거나 강도를 줄인다. 몸의 상태를 확인하면서 이 엑스사이스를 활용한다.

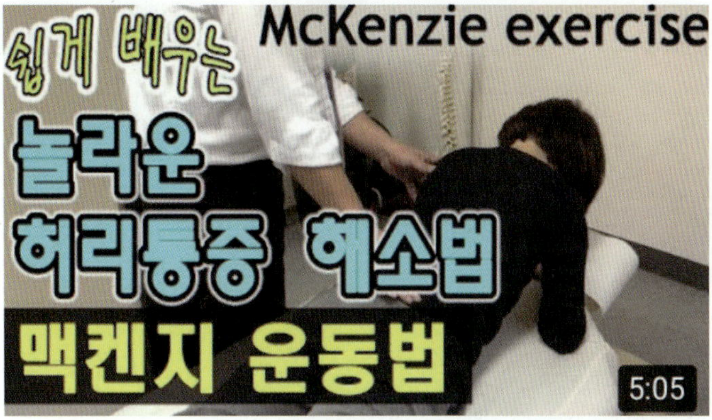

영상 41

2. 윌리엄 엑스사이스(William exercise)

윌리엄 엑스사이스는 맥켄지 엑스사이스와 반대되는 개념으로, 몸을 굴곡시킴으로써 요통을 해소하는 자가치료법이다. 내원자에 따라서는 신전이 필요하기도 하고, 굴곡이 필요하기도 한다. 특히나 내원자가 과전만으로 요통을 호소하는 경우라면 윌리엄 엑스사이스가 효과적이라고 할 수 있다. 이 엑스사이스는 임상에서나 가정에서 누구나 쉽게 활용이 가능하다.

◈ **윌리엄 엑스사이스 순서** 영상 42

① 피술자는 테이블이나 바닥에 바르게 눕는다(앙와위).

② 두 무릎을 구부리고 두 손을 깍지 껴서 무릎을 잡고 무릎이 자신의 가슴 부위까지 오도록 당긴다(벨트가 있으면 무릎 아래 부위에 고정시키면 한결 수월하게 할 수 있다).

③ 구부린 무릎에 턱이 닿듯이 상체를 구부린다. 무리하게 턱을 무릎에 붙이지 않아도 된다(사진 114).

④ 이 상태에서 1분간 유지한다. 이어서 턱과 구부린 무릎을 살짝 펴서 휴식을 1분간 취

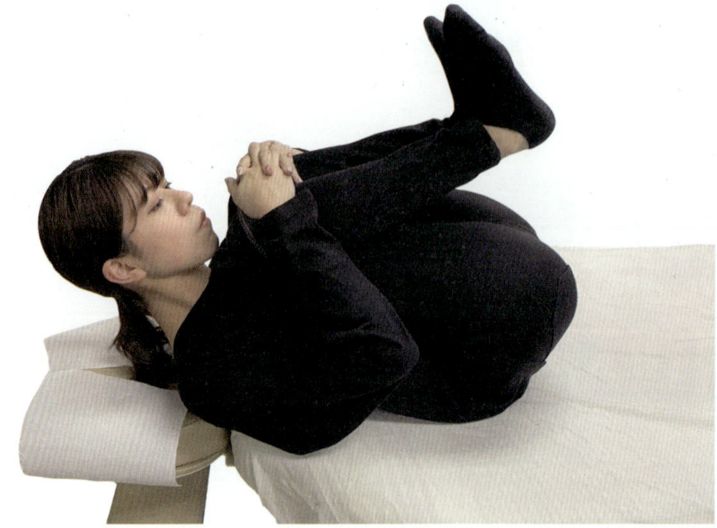

-사진 114-

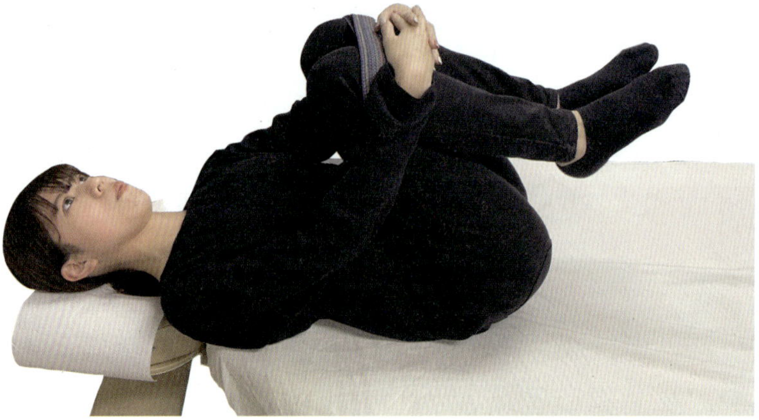

-사진 115-

한다(사진 115).

⑤ 이 동작을 3~5회 반복한다.

⑥ 만일 통증이 심해지면 엑스사이스를 멈추거나 강도를 줄인다. 몸의 상태를 확인하면서 이 엑스사이스를 활용한다.

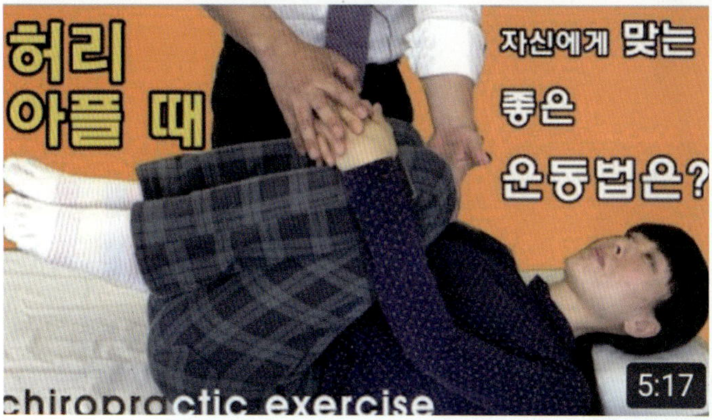

영상 42

3. 오십견 엑스사이스

오십견은 나이가 오십이 되면서 어깨가 대단히 아프고 경직되어 못 움직인다고 하여 명명지어졌다. 요즘엔 사십견, 삼십견, 이십견이라는 용어가 자주 들리기도 한다. 심지어는 십견이나 어린 아이들에게도 어깨의 통증으로 고생하는 이들이 많다. 보통 오십견은 개선되는데 시간이 오래 걸린다. 따라서 오십견을 카이로프랙틱 시술에만 의존하지 않고 엑스사이스를 병용한다면 그 시너지 효과는 크게 나타난다. 시간이 있을 때마다 내원자 본인이 오십견 엑스사이스를 할 수 있도록 카이로프랙터는 소개해주는 것이 좋다.

이 오십견 엑스사이스는 반드시 오십견에만 국한하지 않고, 어깨 결림이나 어깨 통증, 어깨가 부자연스러울 때 활용해도 많은 도움이 된다.

◈ 오십견 엑스사이스 순서

① 피술자는 자신의 어깨 넓이만큼 다리를 벌리고 선다.

② 팔을 구부려서 좌우 어깨를 시계방향(CW)으로 10회 원을 그리듯이 돌려준다. 이어서 반시계방향(CCW)으로 10회 원을 그리듯이 돌려준다(사진 116).

③ 팔을 자연스럽게 늘어뜨린 후, 양쪽 어깨를 동시에 최대한으로 위로 올렸다가 갑자기

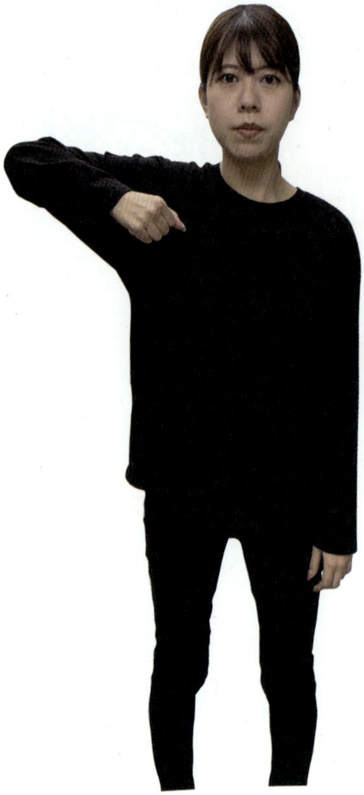

-사진 116-

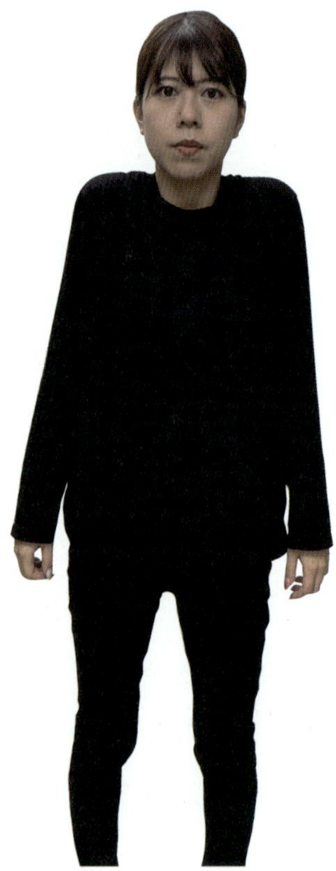

-사진 117-

힘을 빼서 내려준다. 5회 반복한다(사진 117).

④ 이 외에도 팔을 펴서 스트레칭을 해주는 엑스사이스를 첨가해도 좋다. 매일 반복하는 것이 중요하다.

◈ 봉을 이용한 견관절 엑스사이스 순서(예, 좌측 어깨 오십견)

오십견은 통증도 심하고 팔을 들 수가 없기에 엑스사이스를 하는데 어려움이 존재한다. 그러나 봉을 이용한다면 한결 쉽게 할 수가 있다. 봉은 1.5 m 길이 정도가 좋지만 봉을 구입하기가 어렵다면 조금 긴 우산을 활용해도 좋다.

① 피술자는 자신의 어깨 넓이만큼 다리를 벌린 다음, 양손을 벌려서 봉을 잡는다.

② 피술자는 오십견이 있는 왼쪽 방향으로 최대한 왼쪽 어깨가 외전이 되도록 오른손으로 봉을 밀어 올려준다. 이후 갑자기 힘을 빼준다. 이를 20회 반복한다. 이때 왼쪽 손은 팔을 편 상태에서 봉을 잡고만 있을 뿐 힘을 주지 않는다. 모든 동작은 건강한 쪽인 오른손에서 이루어진다(사진 118).

③ 이어서 왼쪽 발을 앞으로 내밀고 왼쪽 팔을 편 상태에서 왼쪽 어깨(견관절)가 굴곡이 되도록 오른손으로 봉을 최대한 앞으로 밀어 올려준 후 힘을 뺀다. 20회 반복한다. 이때에도 왼팔은 편 상태로 유지하며 힘을 주지 않는다(사진 119).

④ 이어서 왼발을 뒤로 한 후, 팔을 편 상태에서 왼쪽 어깨(견관절)가 신전이 되도록 오른손으로 봉을 최대한 뒤로 밀어 올려준 후 힘을 뺀다. 20회 반복한다. 이때에도 왼팔은 힘을 주지 않는다(사진 120).

⑤ 이 엑스사이스를 매일 반복하면 오십견이나 어깨 결림, 어깨 통증에 많은 도움이 된다.

Cf) 봉을 이용한 오십견 엑스사이스 동영상은 유튜브 “정지문 카이로프랙틱 TV–JJ chiropractic TV”를 봐 주세요.

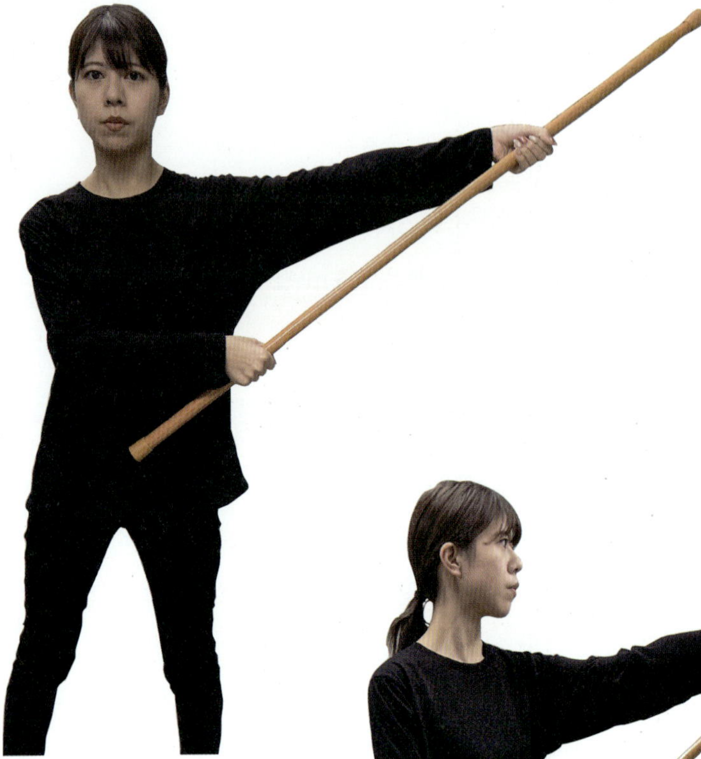

-사진 118-

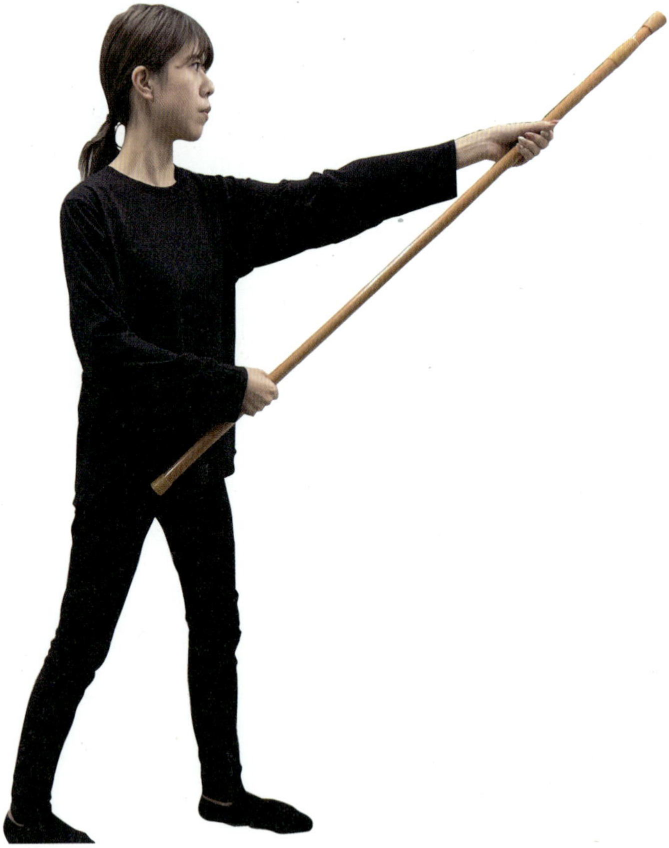

-사진 119-

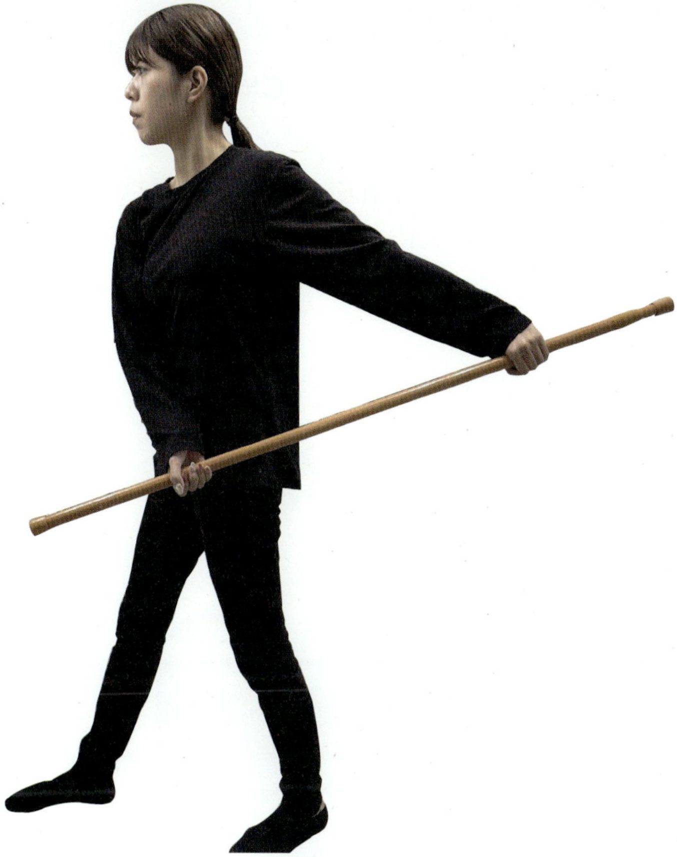

-사진 120-

4. 테니스 엘보(tennis elbow) 엑스사이스

전완(팔)의 신전근은 공통으로 상완골외측상과에 부착하고 있는데, 테니스를 많이 치는 분들에게 이 부분이 자극을 받아 염증을 일으키게 되고 통증을 유발하게 된다. 이를 테니스 엘보(tennis elbow)라고 한다. 테니스 엘보는 테니스를 치지 않는 분들에게도 자주 발생하는 부위로 가장 좋은 치료법은 가능하면 이 부위에 자극이 가지 않도록 무리하지 않는 것이 중요하다. 테니스 엘보는 좋아지는데 오랜 시간이 걸리기도 하지만 본 장에서 소개한 엑스사이스를 해주면 도움이 된다.

◈ 테니스 엘보 엑스사이스 순서(예, 우측 테니스 엘보) 영상 43

① 피술자는 좌위나 입위를 취한다.

② 피술자는 오른손에 주먹을 가볍게 쥐고 손목을 구부려준다.

③ 이어서 팔을 회내(안쪽으로 돌려준다)한다. 1~2분간 유지한다. 이때 회내할 때 통증이 나타나기 직전의 위치에서 그 자세를 유지한다(사진 121).

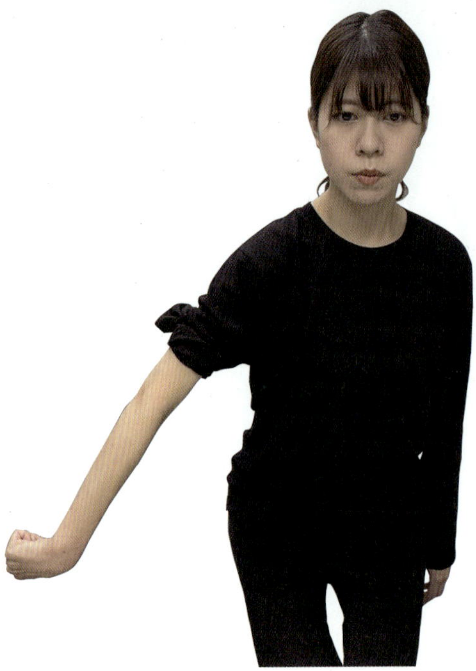

-사진 121-

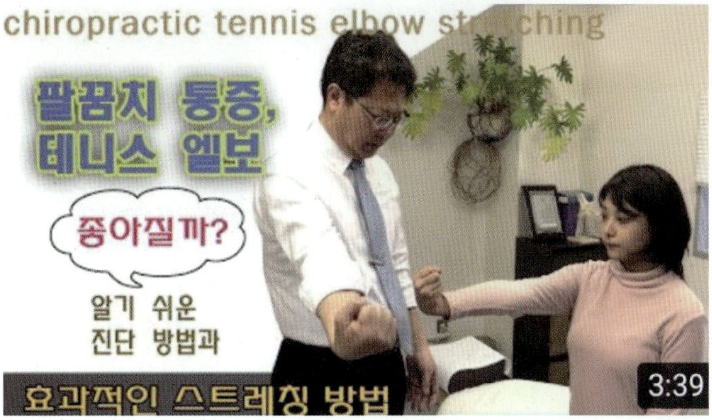

영상 43

5. 골프 엘보(golf elbow) 엑스사이스

골프 엘보는 테니스 엘보와 반대쪽에 존재하는 팔의 통증으로, 상완골내측상과에 염증이 발생하여 동통이 존재한다. 골프를 하는 분들에게 많이 발생하기도 하며, 일상에서도 빈발하게 발생하기도 한다. 테니스 엘보처럼 좋아지는데 많은 시간이 필요하기도 하지만 본 장에서 소개한 엑스사이스를 해주면 도움이 많이 된다.

◈ 골프 엘보 엑스사이스 순서(예, 우측 골프 엘보) 영상 44

① 피술자는 테이블을 향해 선다.

② 피술자는 오른손을 테이블 위에 댄 후, 팔을 회외시킨다(바깥쪽으로 돌려준다). 1~2분 유지한다. 이때 회외할 때 통증이 나타나기 직전의 위치에서 그 자세를 유지한다(사진 122).

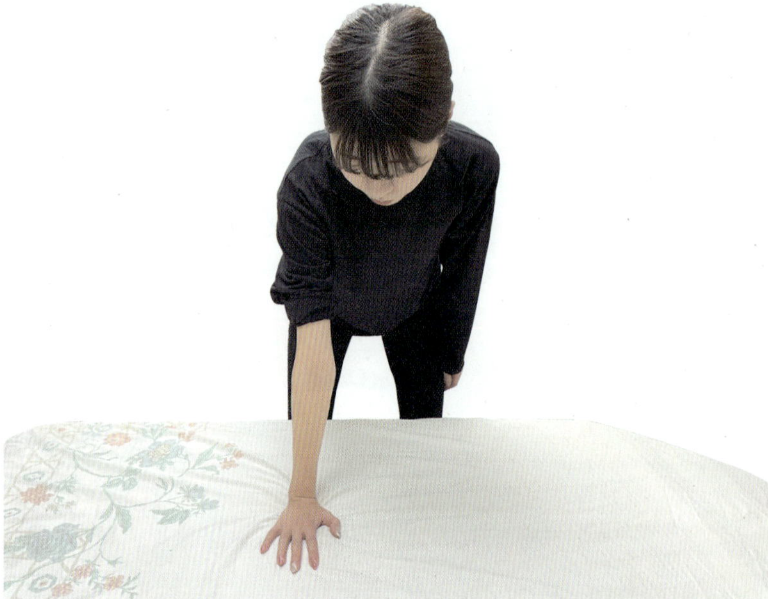

-사진 122-

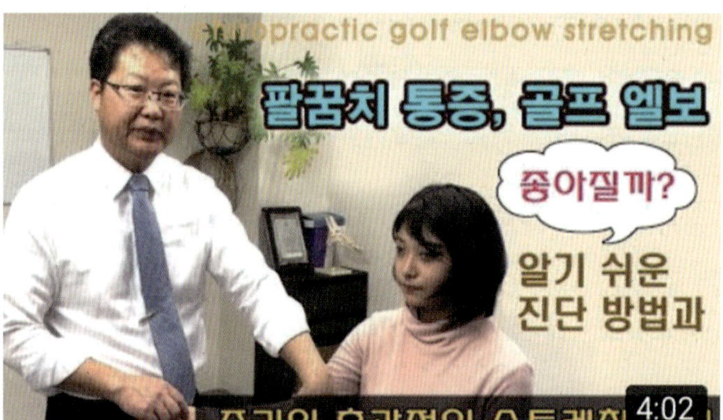

영상 44

6. 손 저림 자가치료

나이가 들면 손의 움직임이 부자연스럽고 둔하면서 힘이 들어가지 않거나, 손이 저릴 때가 많다. 특히나 나이 드신 분들은 아침에 일어나면 이러한 증상이 더 심해지기도 한다. 다른 원인이 있을 수 있으나, 팔 주위의 근육이 긴장되거나 혈액순환이 좋지 않아서 생길 때가 많다. 간혹 손이 경직되거나 아프면 손가락이나 손 부위를 마사지하지만 그 효과는 떨어진다. 왜냐하면 손을 움직이는 근육은 팔에 존재하며, 손이나 손가락에는 팔에서 시작된 근육의 연장선인 건이 주행하고 있기 때문이다. 따라서 손이나 손가락에 대한 자극보다는 팔 쪽의 근육에 자극을 해주어야 한다. 이때 팔 안쪽과 바깥쪽의 근육을 자극해주면 팔 근육의 긴장이 해소되고 혈액순환도 좋아지면서 손의 움직임이 한결 부드러워진다.

이 손 저림 자가치료법은 나이 드신 분들에게 많은 도움이 되기에 평소에 가정에서 자주 해주면 좋다.

◈ 손 저림 자가치료 순서(예, 왼손) 영상 45

① 의자에 앉아서 손바닥이 하늘을 보도록 왼쪽 팔을 테이블 위해 올린다.

② 오른손 검지로 팔의 근육 부위 중앙 라인을 따라서 압을 지긋이 가한다(사진 123). 이어서 손등이 하늘을 보도록 바꾼 다음, 팔 부위 근육 중앙 라인을 따라 압을 지긋이 가한다(사진 124).

③ 나이 드신 분들이라면 타월을 따뜻하게 하여 팔 위에 올려 놓고 동일한 방법으로 자극을 하면 근육이 더욱 빨리 풀어지면서 손의 둔함과 통증이 해소된다.

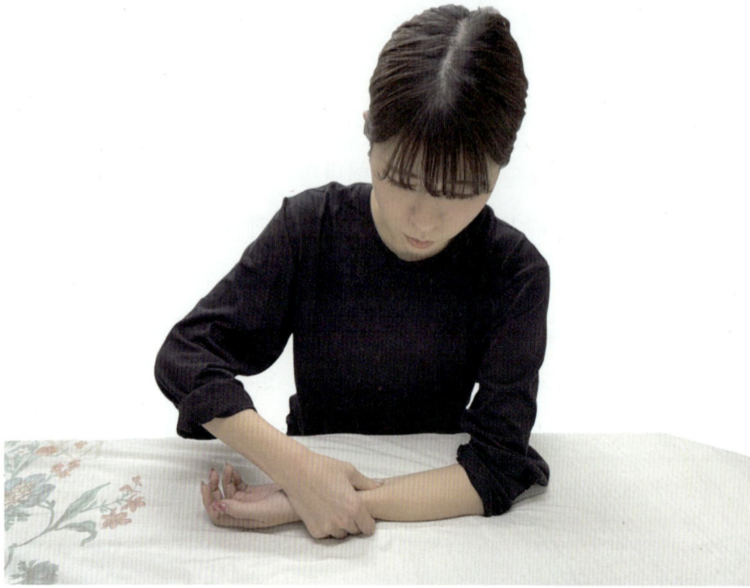

-사진 123-

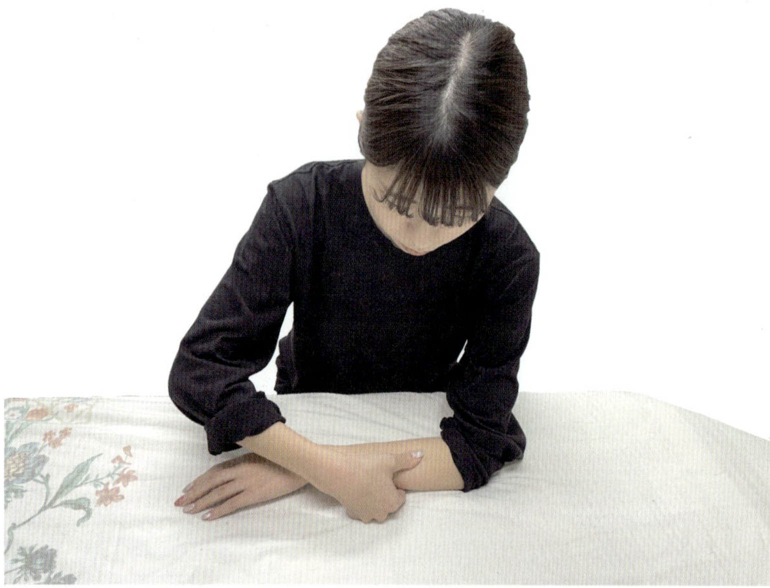

-사진 124-

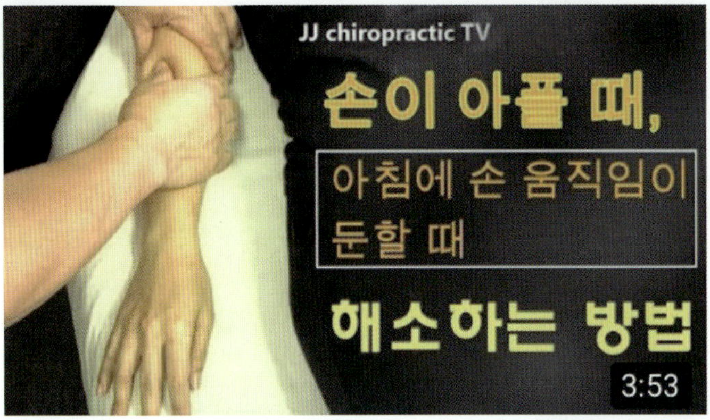

영상 45

7. 발바닥 통증 및 족저근막염 예방 엑스사이스

발바닥 통증이나 족저근막염은 발의 아치가 제 역할을 못하거나 발바닥 근육이 피로를 느끼거나 약할 때 발생할 때가 많다. 발바닥 근육을 단련시켜 발의 아치를 제대로 만들어 주면 발바닥 자체에서 오는 통증이나 족저근막염은 예방이 가능하며, 현재 통증이 존재하더라도 이후에 개선 효과를 발휘할 수가 있다.

◈ 발바닥 통증 및 족저근막염 예방 엑스사이스 순서 영상 46

① 피술자는 양말을 신지 않고 의자에 앉는다.

② 미리 준비해 둔 2~3개 스폰지 볼이나 조금은 딱딱한 볼을 발가락으로 집어서 움직이는 동작을 몇 번 반복한다. 반대쪽도 동일한 방법으로 실시한다(사진 125) (사진 126).

③ 이 엑스사이스를 통해 발가락과 발바닥의 근육이 단련되고 발의 아치도 형성되어 발바닥 통증은 물론 족저근막염의 해소와 예방이 가능해진다.
자주 이 엑스사이스를 하는 것이 중요하다.

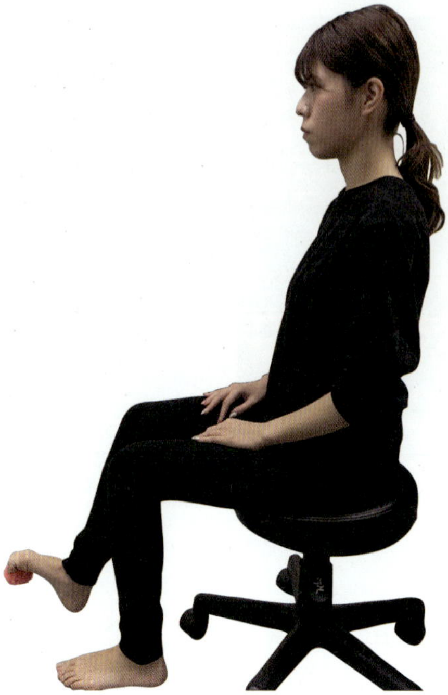

-사진 125-

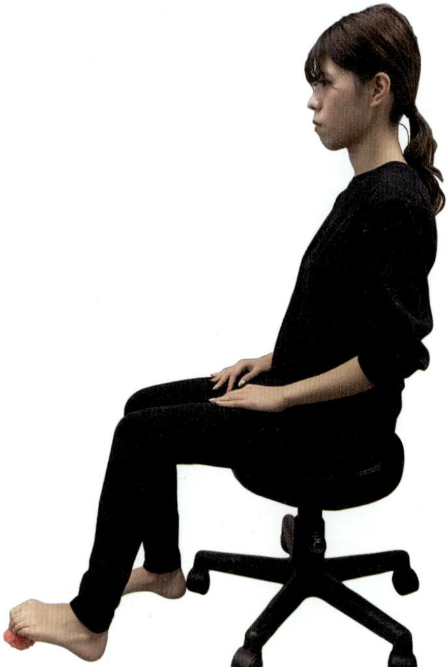

-사진 126-

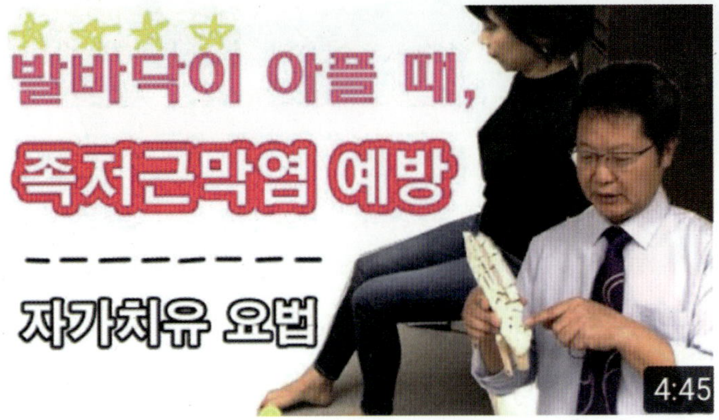
발바닥이 아플 때,
족저근막염 예방
자가치유 요법
4:45

영상 46

8. 전신 긴장완화요법

전신 긴장완화요법은 근막이나 근육의 긴장을 해소하여 피로를 풀어주고 혈액순환을 원활하게 하여 건강을 도모할 수 있는 자가치료법이다. 특별히 몸에 이상이 없더라도 평소에 건강 차원에서 이 엑스사이스를 하면 건강에 많은 도움이 된다.

◈ 전신 긴장완화요법 순서 영상 47

① 피술자는 테이블이나 바닥에 다리를 약간 벌리고 바르게 눕는다.

② 6초간 숨을 들이 마시면서 양쪽 발가락이 자신의 코 방향을 향하도록 발목을 천천히 구부린다(사진 127).

③ 이어서 그 상태로 숨을 멈추고 6초간 유지한다.

④ 이어서 6초간 숨을 내 쉬면서 발 끝이 족방으로 향하도록 발목을 편다(사진 128).

⑤ ②~④를 세트로 하여 3~5회 반복한다.

⑥ 6초의 호흡이 힘들다면 5초, 4초씩 해도 좋다.

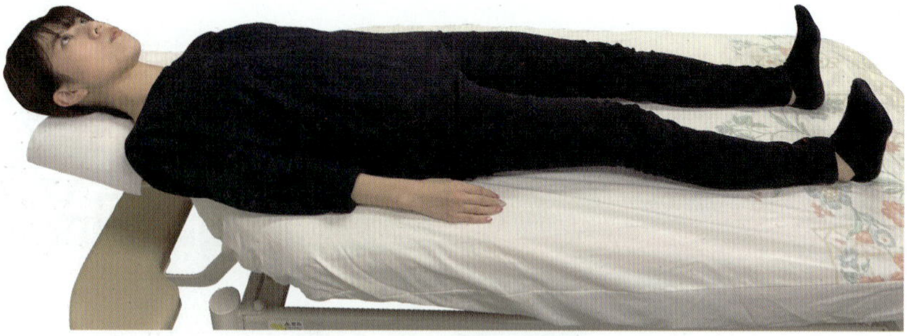

-사진 127-

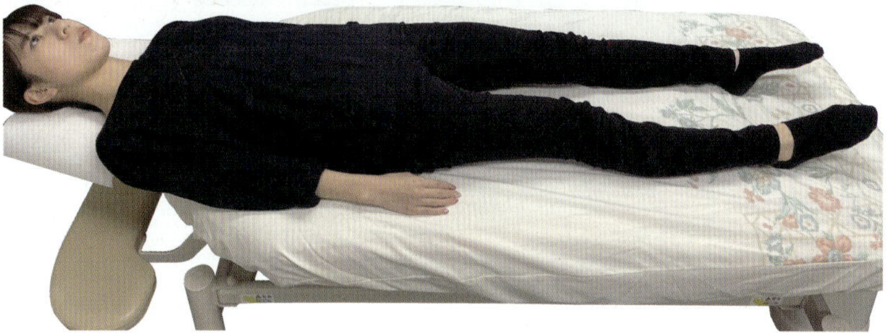

-사진 128-

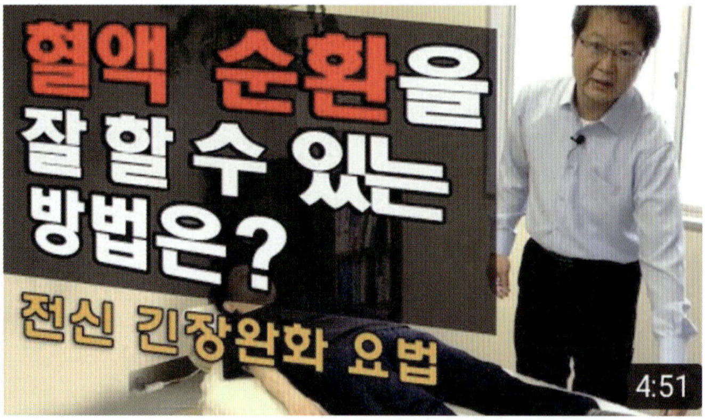

영상 47

9. 귀 당김 요법

신체의 뼈나 장기 중에 중요하지 않는 부분이 없지만, 그 중에서 접형골은 대단히 중요하다. 두개골 안쪽에 자리 잡고 있으면서 뇌하수체를 안고 있는 접형골은 최종적으로 신체의 균형을 담당한다. 결국 척추교정이나 카이로프랙틱 시술은 접형골의 균형을 맞춰서 정상의 움직임을 만들어주는 것이라고 할 수 있다. SOT나 크라니얼(cranial) 치료, 두개천골요법에서 접형골의 균형을 맞추는데 심혈을 기울이는 것도 이러한 이유이다.

귀 당김 요법은 측두골의 자극을 통해 간접적으로 연결된 접형골의 안정을 조절하는 자가치료로, 어지럼증이나 두통, 머리가 무겁거나 울렁거림이 존재할 때 도움이 많이 된다.

◈ 귀 당김 요법 순서 영상 48

① 피술자는 좌위나 입위를 취한다.

② 양손으로 양쪽 귀를 바깥 방향으로 수평하게 3초간 지긋이 당긴다(사진 129).

③ 상황에 따라 귀의 위부터 아래로 순서대로 수평하게 지긋이 당겨줘도 좋다.

④ 귀 당김 요법은 가슴 자극요법과 세트로 함께 해주면 더욱 효과적이다.

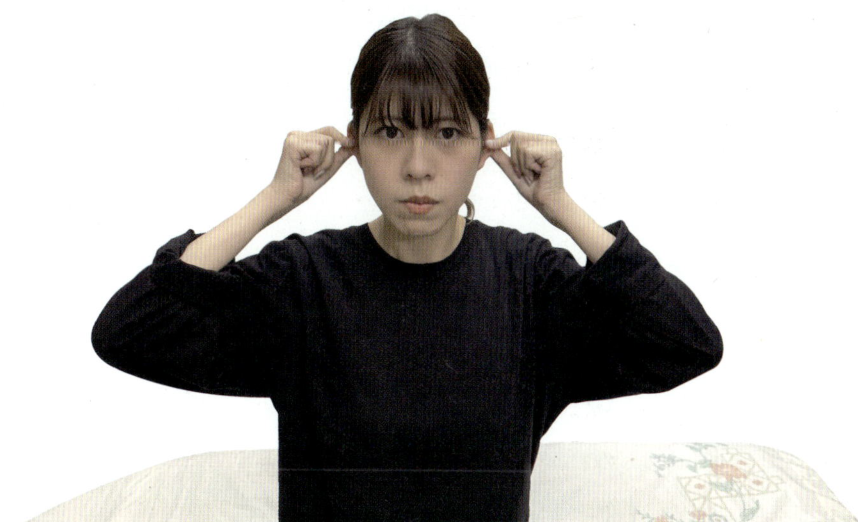

-사진 129-

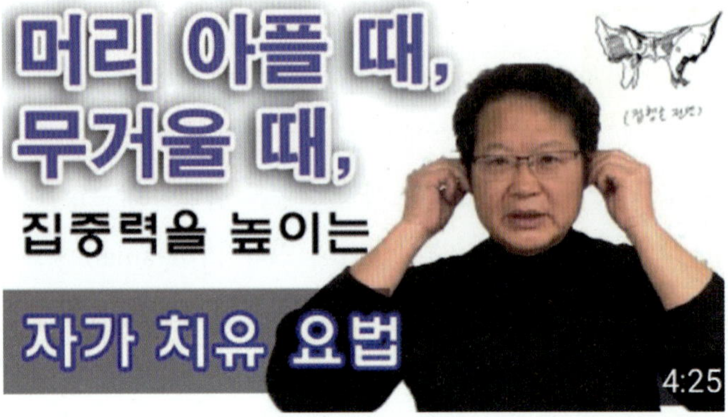

영상 48

10. 가슴 자극요법

가슴 자극요법은 SOT의 CMRT(내장치료) 절전(節前) 테크닉을 응용한 것이다. 중추신경의 절전신경은 신경의 고속도로에 비유하면 인터체인지에 해당된다고 할 수 있다. 가슴 부위(흉골부)의 자극을 통해 신경의 정보전달을 원활하게 하는데 도움을 준다. 특히나 어지럼증이나 두통, 매스꺼움이 있을 때 귀 당김 요법과 함께 해주면 도움이 된다. 그리고 카이로프랙틱 시술 이후, 순간적으로 어지럼증이 있을 때에도 귀 당김 요법과 함께 해주면 도움이 많이 된다.

◈ 가슴 자극요법 순서

① 피술자는 입위나 좌위를 취한다.

② 오른손 네 손가락 끝을 모은 다음에 가슴 부위(흉골부, 유두 라인) 가운데를 위에서 아래로 5회 정도 자극한다(사진 130).

③ 가슴 자극요법은 귀 당김 요법과 한 세트로 활용하면 효과적이다.

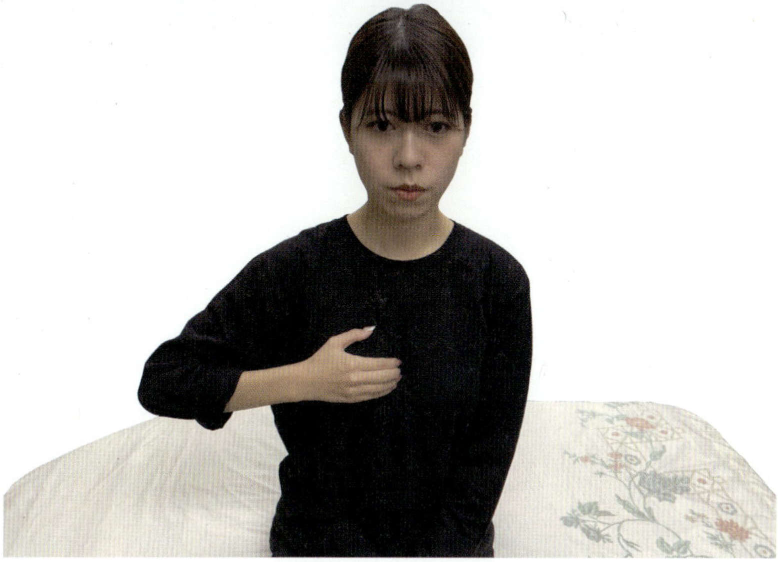

-사진 130-

11. 생리통 자가치료 영상 49 영상 50

몸에는 특별한 병적인 문제가 존재하지 않음에도 불구하고 생리통으로 고생하는 젊은 여성분들이 의외로 많다. 카이로프랙틱 내장치료인 CMRT 테크닉은 생리통에 대단히 효과적인 테크닉 중의 하나이다. 그러나 CMRT를 배운 분이 그다지 많지 않기에 많은 여성분들이 도움을 받는데 한계가 있다. 그러기 때문에 저자는 CMRT의 생리통 테크닉을 베이스로 하여 일반 여성분들이 쉽게 활용할 수 있도록 응용하여 "정지문 생리통 자가치료 요법"을 개발하였다.

본 테크닉을 활용하여 전문가가 임상에서 직접 시술을 할 수가 있으며, 생리통으로 고생하는 여성분들이 스스로 가정에서 쉽게 활용할 수도 있다. 생리 중에는 본 테크닉을 하지 않는 것을 원칙으로 하며, 평소에 실시하면 생리통의 개선 효과를 실감할 수가 있다. 생리통 자가치료를 할 때는 그 효과를 높이기 위해 본서에서 소개한 순서대로 따라 하기를 바란다.

저자가 응용한 생리통 자가치료요법에는 생리통의 개선에만 목적을 둔 방법과 생리통 개선 및 전신의 건강을 함께 도모할 목적으로 병용한 방법이 있다. 본서에서는 생리통 개선에만 목적을 둔 자가치료법을 소개하며, 동영상은 전신 건강과 더불어 생리통 자가치료를 할 수 있는 방법 2가지를 소개하고 있으므로 선택해서 활용하면 된다.

◈ 생리통 자가치료 순서

1) 하복복 견인요법

피술자는 양쪽 무릎을 자연스럽게 구부리고 누워서 손가락을 붙인 후, 양 손을 모은다. 이어서 치골결합과 ASIS(상전장골극)의 중간 부위에 지긋이 압을 가하면서 반대측 어깨 방향으로 30초간 당긴다. 이어서 반대측도 동일한 방법으로 실시한다. 이어서 치골결합 3 cm 위 부분에 컨택트하여 지긋이 압을 가하면서 코 방향으로 30초간 당긴다(사진 131).

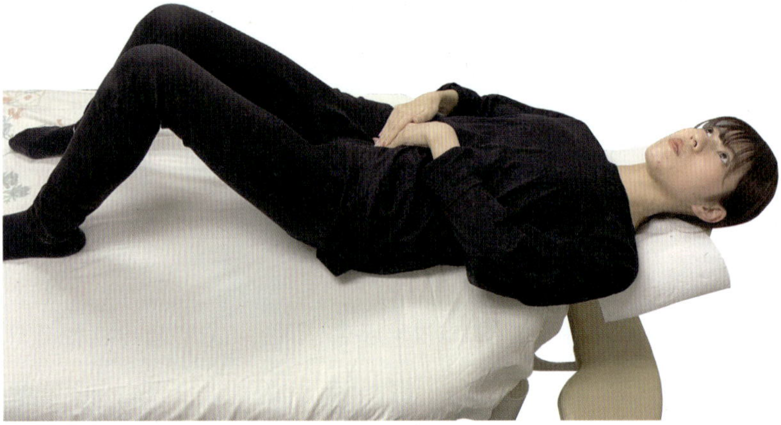

-사진 131-

2) 난소 이완요법

피술자는 바르게 누운 상태에서 손가락을 붙인 후, 양 손을 모은 다음 ASIS 내측으로 약 5 cm 부위에 압을 가하면서 시계방향으로 10회 돌려준다. 반대측도 동일한 방법으로 실시한다(사진 132).

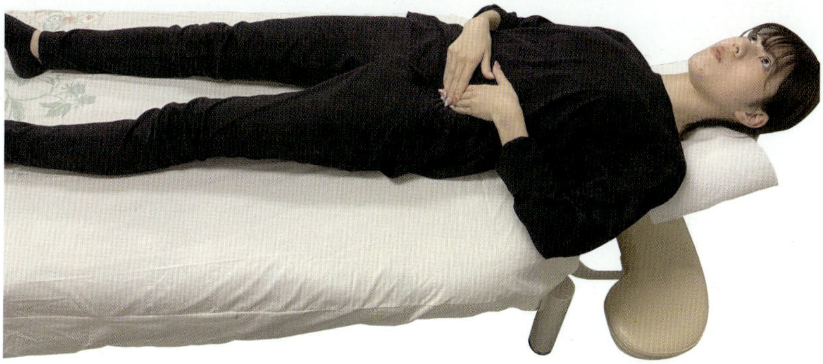

-사진 132-

3) 자궁치골인대 이완요법

피술자는 양쪽 무릎을 자연스럽게 구부리고 누워서 손가락을 붙인 후, 양 손을 모은다. 치골결합 부위에서 3 cm 정도 윗부분에 지긋이 압을 가하면서 머리 쪽으로 당긴 상태를 유지한다. 이어서 다리를 공중에서 바르게 편 상태에서 천천히 바닥을 향해 내린다. 이후 발이 바닥에서 10 cm 정도 높이가 될 때 발과 손의 힘을 순간적으로 동시에 빼준다(사진 133).

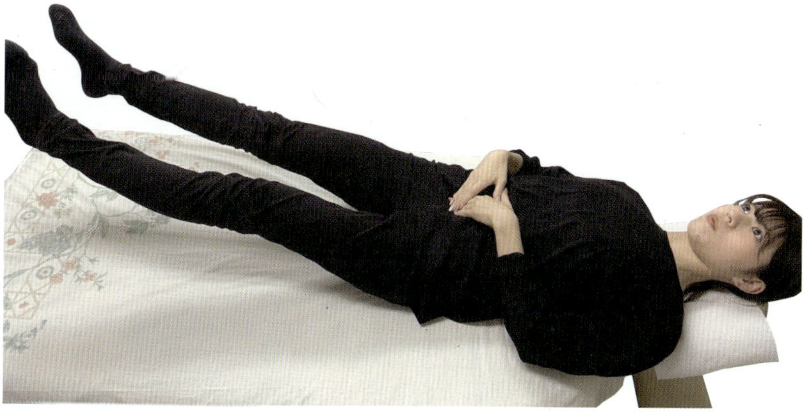

-사진 133-

4) 유방 긴장완화요법

피술자는 편안하게 누운 상태에서 오른손 세 손가락을 붙여서 왼쪽 유방의 외측을 상부, 중부, 하부로 나누어 시계방향으로 원을 그리듯이 자극한다. 반대의 유방에도 동일한 방법으로 실시한다(사진 134).

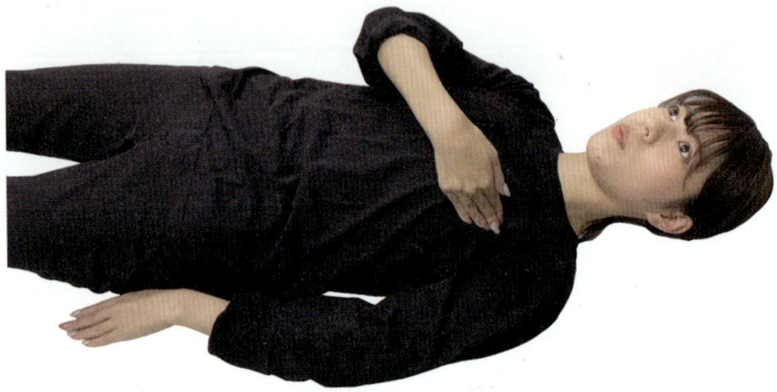

-사진 134-

5) 자궁 긴장완화요법

피술자는 편안하게 누운 상태에서 오른손 손바닥으로 배꼽 아래 부위를 대고 왼손을 포갠다. 이어서 수직으로 압을 가하면서 왼쪽으로 밀어준다. 이어서 왼손 손바닥을 배꼽 아래 부위에 대고 오른손을 포갠 다음 수직으로 압을 가하면서 오른쪽으로 밀어준다(사진 135).

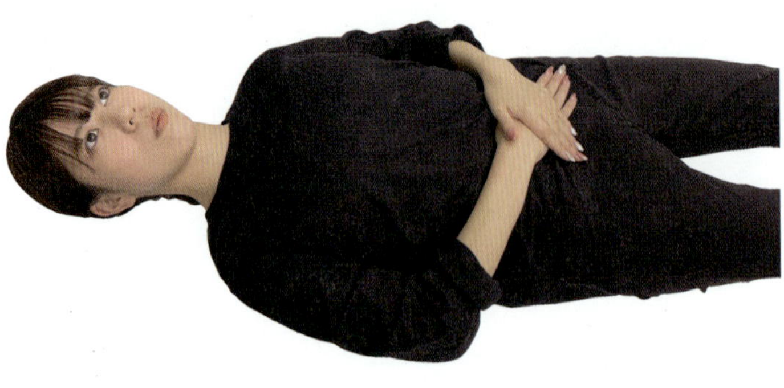

-사진 135-

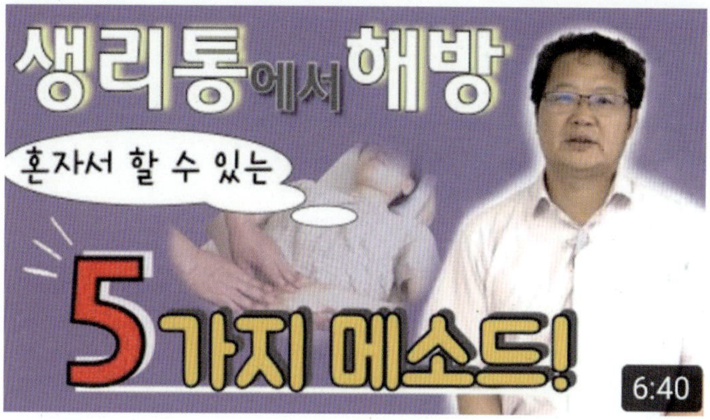

영상 49

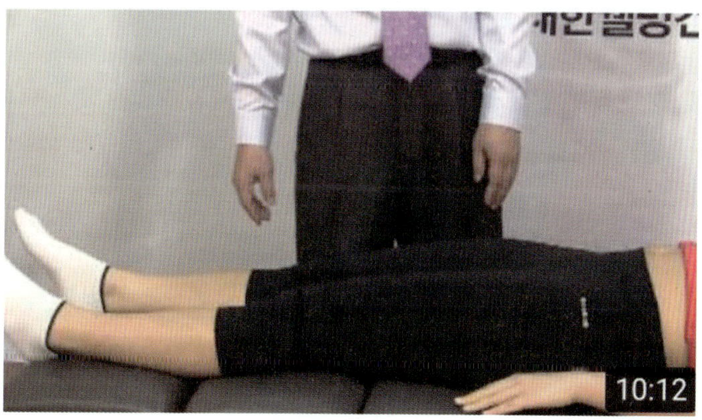

영상 50

VI

근력 테스트 진단법

1 상지 근력 테스트
2 하지 근력 테스트
3 오링(O-Ring) 테스트

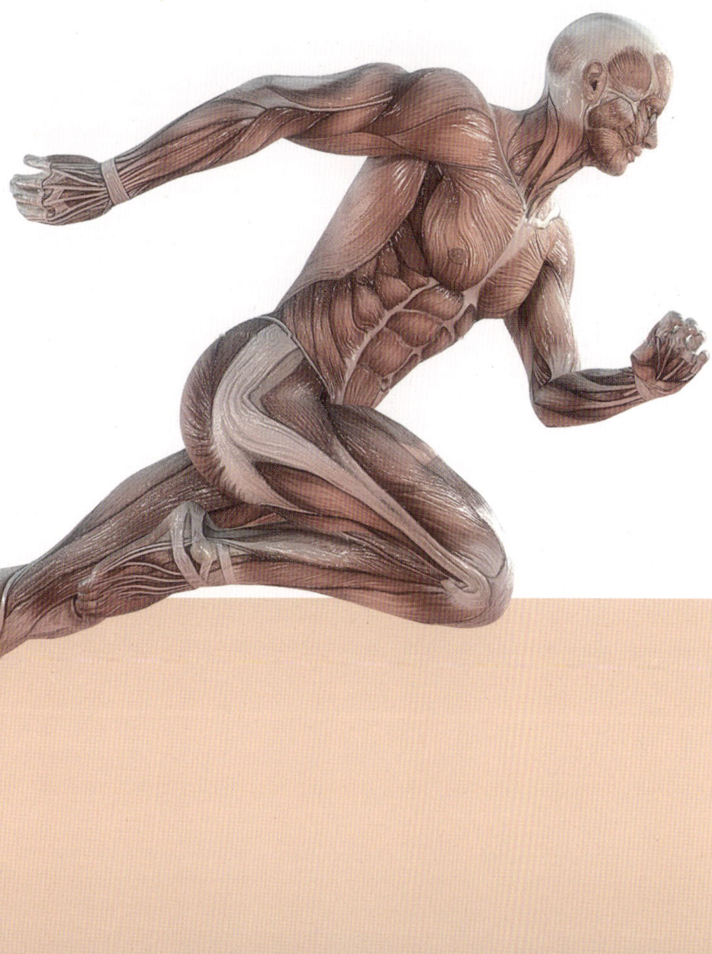

근력 테스트는 카이프랙틱이나 오스테오파시 등의 수기치료에 폭넓게 사용한다. 보통 물리치료나 정형외과 등에서 사용하는 근력 테스트는 본래의 근육이 사고나 질병에 의해 어느 정도 영향을 받았느냐에 초점을 맞춘다. 그러나 카이로프랙틱 등에서는 정상 근육을 활용하여 신체의 지표나 문제가 있는 부위에 대해 근력의 변화가 있는지 진단의 관점에서 주로 활용한다. 따라서 카이로프랙틱 등에서 사용하는 근력 테스트를 마스트한다면 임상에서 아주 유용하게 활용할 수가 있다.

근력 테스트는 각 근육마다 테스트하는 방법이 다르기에 많은 근육에 대해 테스트 방법을 익히는데 상당한 열정이 필요하다. 근력 테스트는 임상에 적용할 때 많은 테스트로 인해 내원자가 피로를 느끼지 않도록 하는 점과 내원자에게 부담을 주어서는 안 된다는 측면에서 고려가 필요하다. 또한 내원자가 근력 테스트에 대해 제대로 그 방법을 숙지하고 있는지도 중요하게 생각해야 한다.

근력 테스트는 100% 정확하다고 할 수 없기에 다양한 진단 방법을 함께 활용하는 게 바람직스럽다. 근력 테스트는 작은 근육을 사용하는 것보다는 큰 근육을 사용하는 쪽이 정확성 면에서 더 높다고 할 수 있다. 큰 근육 중에서도 시술자나 내원자가 근력 테스트를 잘 이해하고 반응하기 쉬운 근육을 선택하는 게 좋다. 그리고 근력 테스트를 부담 없이 활용하기 위해서는 앙와위, 복와위, 좌위, 입위 등에서 상지와 하지의 근육을 이용한 방법을 최소 한 가지 이상 숙지하고 있다면 많은 도움이 된다.

본 장에서는 임상에서 비교적 쉽고 폭넓게 활용할 수 있는 테스트를 소개한다. 이 외에도 손쉬운 다양한 방법을 "정지문 카이로프랙틱 TV" 유튜브에서 테크닉과 함께 소개하고 있기에 참고하면 도움이 된다. 그리고 앞으로도 임상에 도움이 되는 방법을 소개하려고 한다.

근력 테스트할 때 주의할 점은 신체의 답은 "Yes", "No" 밖에 없다는 것. 즉 "0(zero)%" 또는 "100%"라는 점에 명심해야 한다. 근력은 테스트에서 약해지거나 정상의 강한 힘을 그대로 유지하는 것뿐이다. 따라서 테스트할 때, 시술자는 마음 속에 몸에 이상이 있으면 근력이 "약하게 해달라", 또는 "강하게 해달라"라고 미리 정한 후에 테스트를 해야 한다. 또한 테스트할 때 예단을 해서는 안 된다. 신체의 이 부분이 이상이 있다고 미리 예단하면서 근력 테스트를 할 경우 정확한 테스트 결과가 나타나지 않는다. 덧붙여 피술자의 테스트에 대한 예단도 금물이다. 시술자가 어느 정도 경력이 쌓여 능수능란하게 할 수 있게 되면 근력 테스트를 할 때 피술자가 예단을 하고 있는지 관해서도 응용을 통해 구별할 수 있게 된다.

참고로 본서의 근력 테스트에서는 사용하고 있는 정상 근육에 대해 "약하게 해달라"라는 기준으로 소개하고 있다.

1. 상지 근력 테스트

1) 앙와위 상지 근력 테스트 영상 51

앙와위 상지 근력 테스트는 삼각근을 이용하는 방법을 많이 사용한다. 내원자도 이해하기 쉬우며 그다지 어렵지 않고 결과도 쉽게 확인이 가능한 면도 있다.

◈ 앙와위 상지 근력 테스트 순서(예, 우측 삼각근)

① 피술자는 테이블에 바르게 눕는다(앙와위).

② 시술자는 피술자의 오른쪽 배 부위 위치에서 피술자를 향해 선다.

③ 피술자는 오른손의 주먹을 가볍게 쥐고 천장을 향해 오른 팔을 편다. 팔을 구부리거나 손목을 구부려서는 안 된다.

④ 시술자는 왼손(상방수)으로 피술자의 오른쪽 손목 바로 아래 부분을 가볍게 쥔다.

⑤ 시술자는 족방향으로 압을 가한다고 피술자에게 설명하고 이때 "저항" 또는 홀드(hold)"라고 할 때 힘을 주라고 한다. 이 예비 테스트를 통해 피술자의 근력이 어느 정도인지 확인한다(사진 136).

⑥ 시술자는 본 테스트에서 신체의 이상이 있는 부위를 찾기 위해 테스트할 때 이상이 있다면 근력이 약해지게 해달라고 마음 속에 의념을 한다. 그리고 테스트하고자 하는 신체 부위에 피술자의 왼손을 컨택트하여 실시한다(사진 137).

⑦ 컨택트하면서 근력 테스트를 했을 때 만일 근력이 약해지면 신체 그 부위에 이상이 있을 가능성이 존재한다.

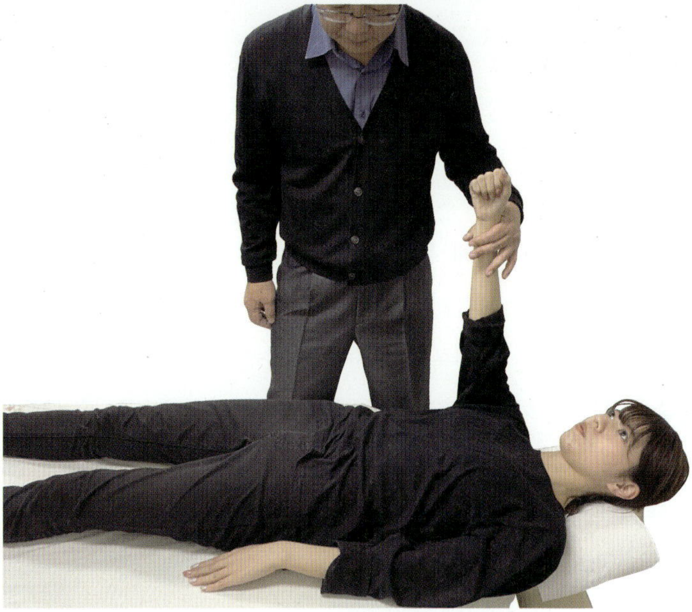

-사진 136-

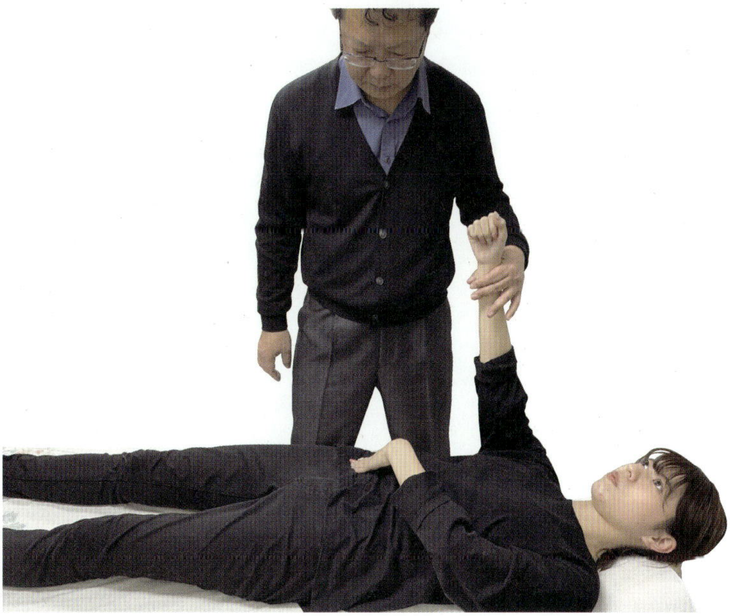

-사진 137-

2) 좌위, 입위 상지 근력 테스트

상황에 따라서는 앉은 자세에서나 선 자세에서 테스트가 필요할 때가 있다. 이때 보통 중부 상각근을 많이 활용한다. 이 근력 테스트도 그다지 어렵지 않을 뿐더러 내원자도 쉽게 이해를 할 수가 있다.

◈ 좌위, 입위 상지 근력 테스트 순서(예, 우측 삼각근)

① 피술자는 의자에 바르게 앉거나 다리를 자신의 어깨 넓이만큼 벌린 다음에 선다.

② 시술자는 피술자의 뒤쪽 약간 오른쪽에 피술자를 향해 선다.

③ 피술자는 오른손의 주먹을 가볍게 쥐고 팔을 옆으로 편다. 팔을 구부려서는 안 된다.

④ 시술자는 오른손(하방수)으로 피술자의 오른쪽 손목 위 부분에 가볍게 컨택트하고 왼손(상방수)은 피술자의 오른쪽 어깨 위에서 가볍게 지지한다.

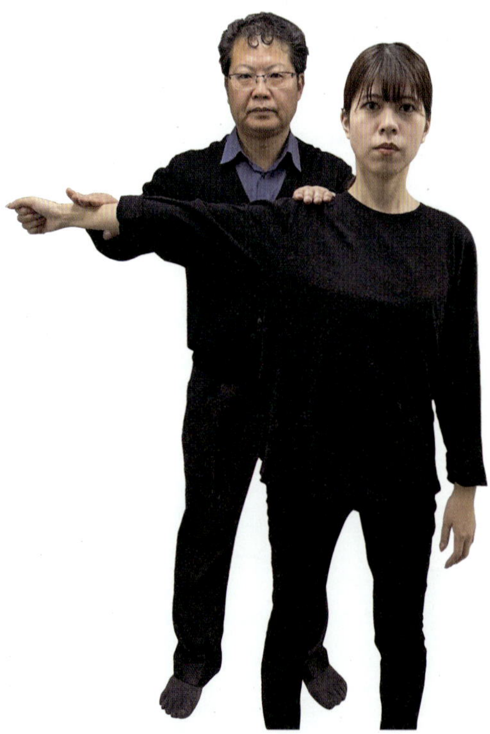

-사진 138-

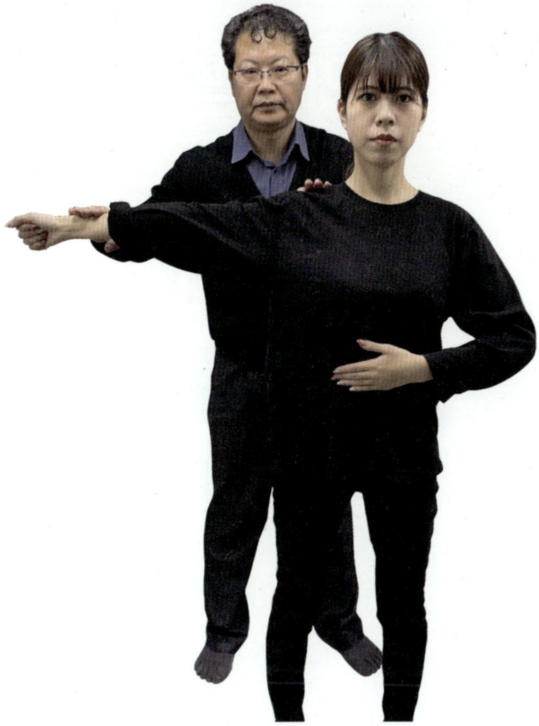

-사진 139-

⑤ 시술자는 하방으로 압을 가한다고 피술자에게 설명하고 이때 "저항" 또는 홀드(hold)"라고 할 때 힘을 주라고 한다. 이 예비 테스트를 통해 피술자의 근력이 어느 정도인지 확인한다(사진 138).

⑥ 시술자는 본 테스트에서 신체의 이상이 있는 부위를 찾기 위해 테스트할 때 이상이 있다면 근력이 약해지게 해달라고 마음 속에 의념을 한다. 그리고 테스트하고자 하는 신체 부위에 피술자의 왼손을 컨택트하여 실시한다(사진 139).

⑦ 컨택트하면서 근력 테스트를 했을 때 만일 근력이 약해지면 신체 그 부위에 이상이 있을 가능성이 존재한다.

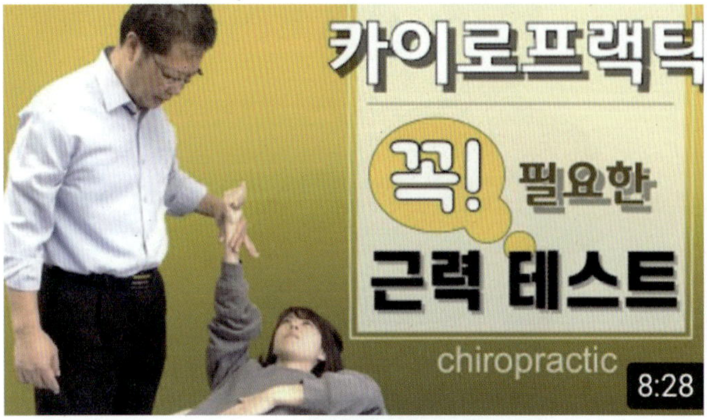

영상 51

2. 하지 근력 테스트

상지 근력 테스트와 더불어 보편적으로 많이 활용하는 테스트가 대퇴사두근을 활용한 방법이다. 내원자에 따라서나 시술하는 위치나 상황에 따라 하지 근력 테스트가 편안한 경우가 있다. 특히 내원자가 팔을 사용할 수 없다면 하지 쪽의 근육을 사용하거나 반대일 경우에는 상지 쪽의 근육을 사용하면 좋다.

◈ 하지 근력 테스트 순서(예, 우측 대퇴사두근) 영상 52

① 피술자는 테이블에 바르게 눕는다(앙와위).

② 시술자는 피술자의 오른쪽 무릎 위치에서 피술자를 향해 선다.

③ 피술자는 오른쪽 고관절을 90도가 약간 안 되게 굴곡하고 무릎도 90도 이하로 굴곡한다.

④ 시술자는 왼손(상방수)으로 피술자의 오른쪽 원위 대퇴부에 컨택트하고 오른손(하방수)은 피술자의 오른쪽 발목 약간 아래를 위에서 가볍게 쥔다.

⑤ 시술자는 족방향으로 압을 가한다고 피술자에게 설명하고 이때 "저항" 또는 홀드(hold)"라고 할 때 힘을 주라고 한다. 이 예비 테스트를 통해 피술자의 근력이 어느

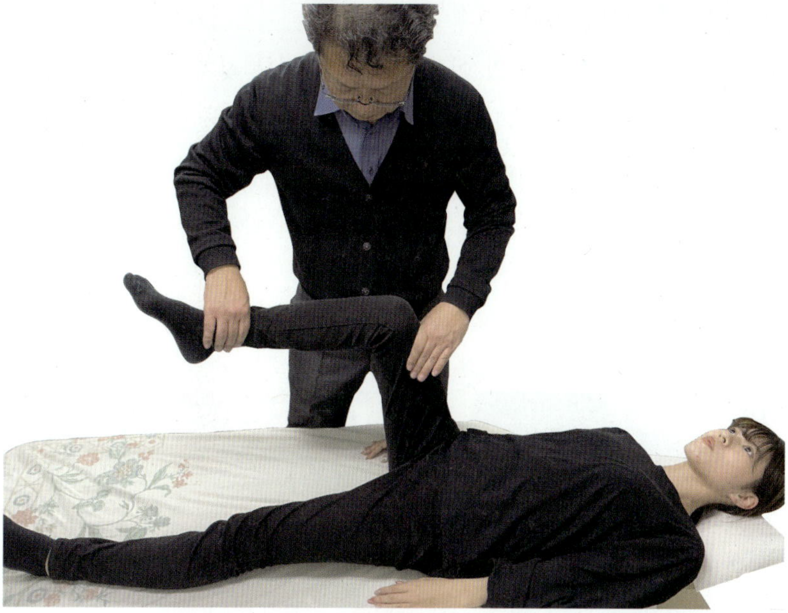

-사진 140-

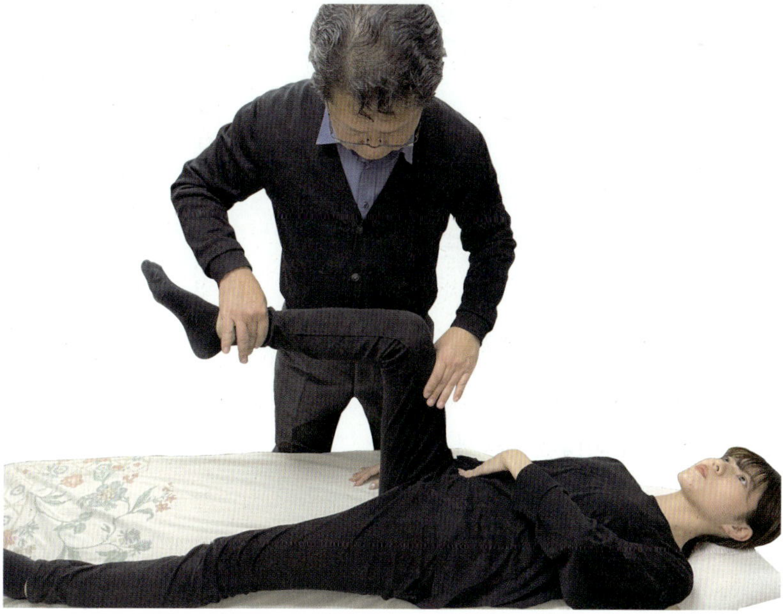

-사진 141-

정도인지 확인한다(사진 140).

⑥ 시술자는 본 테스트에서 신체의 이상이 있는 부위를 찾기 위해 테스트할 때 이상이 있으면 근력이 약해지게 해달라고 마음 속에 의념을 한다. 그리고 테스트하고자 하는 신체 부위에 피술자의 왼손이나 오른손을 컨택트한 후에 실시한다(사진 141).

⑦ 컨택트하면서 근력 테스트를 했을 때 만일 근력이 약해지면 신체 그 부위에 이상이 있을 가능성이 존재한다.

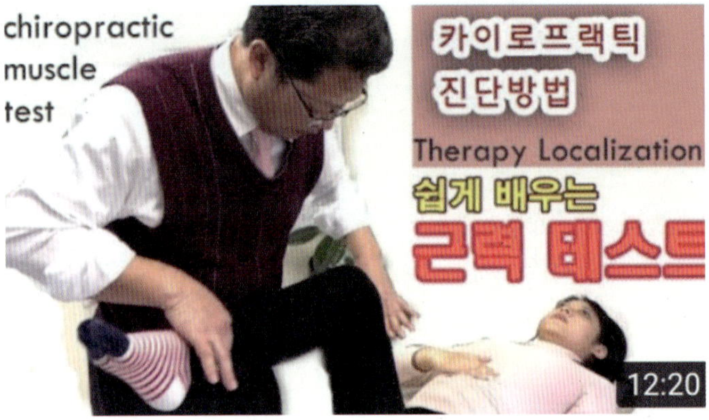

영상 52

3. 오링(O-Ring) 테스트

오링 테스트는 창시자인 오무라 선생의 이름을 따서 명명되었다는 설(說)과 손가락을 "O"로 만들기에 오링이라고 명명되었다는 설이 있다. 오링(O-Ring) 테스트는 전문가는 물론 일반인들도 일상에 폭넓게 활용하고 있다. 그만큼 배우기 쉽고 내원자 또한 이해하기 쉽기 때문이다. 그러나 의외로 오링 테스트가 어렵다고 하는 분들도 자주 만난다. 오링 테스트에 사용하는 근육은 작은 근육들로써 몇 개의 근육을 동시에 활용하기에 단일 근육인 큰 근육을 사용한 근력 테스트와 비교해서 그 정확성이 떨어지는 면이 있다. 그렇기 때문에 전문가들은 단일 근육이면서 큰 근육을 이용한 근력 테스트를 활용하게 된다. 그러나 오링 테스트는 약간만 연습을 하면 초보자라도 쉽게 활용이 가능하며, 언제, 어디서나 일상에서 부담 없이 활용할 수 있는 장점이 있다.

오링 테스트를 할 때 보통 모지와 소지로 오링을 만들어 사용하며, 이어서 모지와 약지, 모지와 중지, 모지와 검지를 사용하기도 한다. 오링 테스트를 할 때 힘을 가하는 방향은 보통 수평으로 양쪽을 당겨서 한다. 시술자가 수평으로 힘을 가하는 방법을 그대로 활용해도 무방하며, 본 장에서는 다년간 오링 테스트를 연구해온 메자키 카츠이찌 선생의 방법을 소개한다. 유튜브 동영상에서도 이 방법을 따르고 있다. 메자키 선생은 오링 테스트에서 시술자의 힘 넣는 방향은 약간 하방으로 반원을 그리듯이 하면서 수평하게 양쪽으로 당겼을 때 더 정확한 테스트가 된다고 강조한다. 오링 테스트를 할 때 보통 수평으로 힘을 가하는 방법이나 메자키 선생의 방법을 사용하든 어느 쪽의 방법을 따르더라도 괜찮다, 독자 분들이 확인해보고 자신에게 맞는 방법을 취하면 된다.

오링 테스트를 할 때 피술자는 앉거나 서거나, 바르게 눕거나 등, 어떤 자세에서도 활용이 가능하다. 피술자나 시술자의 상황에 맞게 자세를 취한 후에 테스트를 하면 된다. 본 장에서는 좌위에서 하는 테스트이다. 자세만 다를 뿐 방법은 동일하다.

◈ 오링 테스트 순서(예, 오른손) 영상 53

① 피술자는 의자에 앉는다.

② 시술자는 피술자의 오른쪽 어깨 위치에서 피술자를 향해 선다.

③ 피술자는 오른손 모지와 소지를 붙여서 오링을 만든다.

④ 시술자는 왼손 모지와 검지로 피술자의 모지 말절골 부위에 컨택트하고, 오른손 모지와 검지로 피술자의 소지 말절골 부위에 컨택트한다.

⑤ 시술자는 피술자에게 모지와 소지의 오링이 벌어지지 않도록 "저항" 또는 홀드(hold)"라고 할 때 힘을 주라고 한다. 이 예비 테스트를 통해 피술자의 근력이 어느 정도인지 확인한다. 이때 압을 넣는 방향은 컨택트하고 있는 양손의 모지와 검지로 약간 하방으로 반원을 그리듯이 하면서 수평으로 양쪽을 당긴다. (보통 수평으로 당기는 방법도 괜찮다)

⑥ 시술자는 본 테스트에서 신체의 이상이 있는 부위를 찾기 위해 테스트할 때 근력이

약해지게 해달라고 마음 속에 의념을 한다. 그리고 테스트하고자 하는 신체 부위에 피술자의 왼손을 컨택트하여 실시한다(사진 142).

⑦ 컨택트하면서 근력 테스트를 했을 때 만일 근력이 약해지면 신체 그 부위에 이상이 있을 가능성이 존재한다.

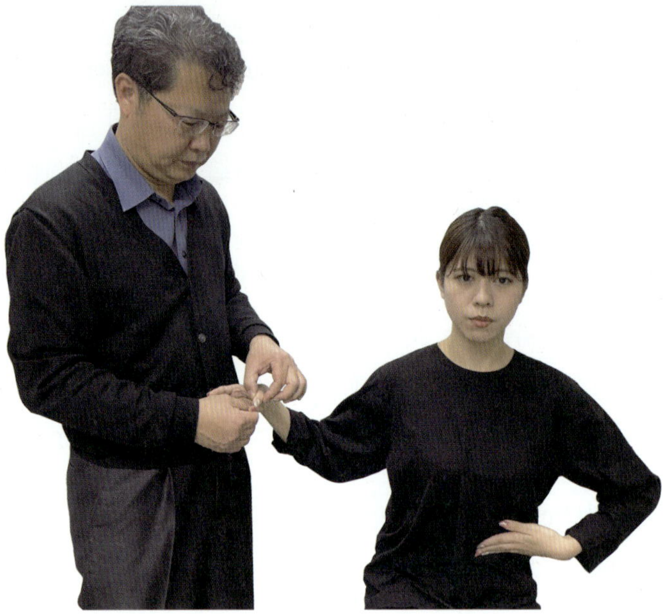

-사진 142-

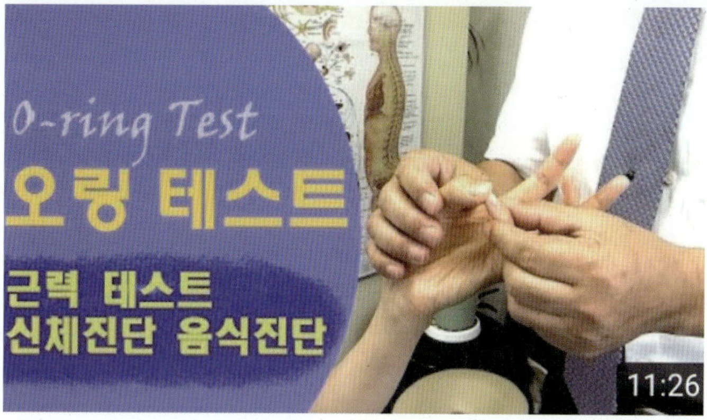

영상 53

VII

임상 응용 진단방법

1 신체균형 진단방법
2 척추 진단 차트
3 경추와 골반 진단 플루 차트
4 Lovett brother 관계

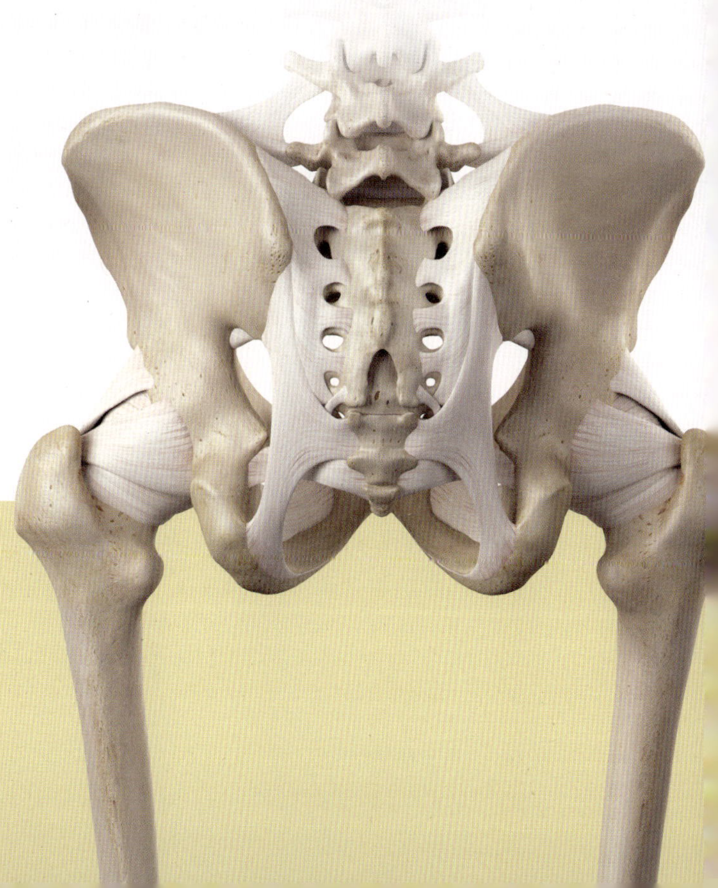

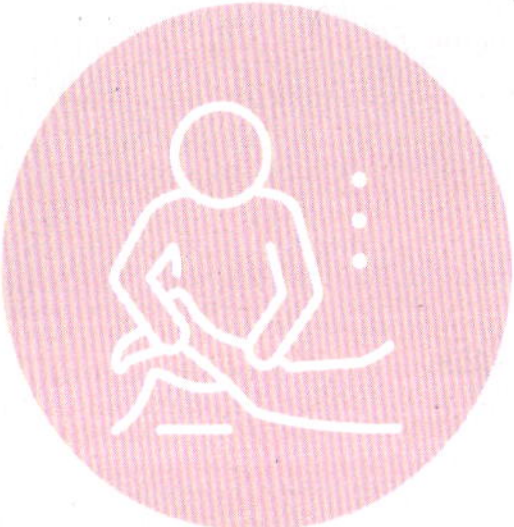

진단에는 다양한 방법이 존재한다. 모든 진단방법을 소개할 수는 없지만, 본서에서는 각 테크닉에 존재하는 인디케이터(지표)나 그에 수반된 진단법, 모션 팔페이션과 근력 테스트를 통한 진단법을 소개했다. 본 장에서는 임상에 쉽게 응용할 수 있는 몇 가지 진단법을 소개한다.

이 외에 다양한 진단법을 "정지문 카이로프랙틱 TV-JJ chiropractic TV"의 유튜브나 강의를 통해서 소개하려고 한다.

1. 신체균형 진단방법

신체균형 진단방법은 스태틱 팔페이션(static palpation, 정적 촉진(靜的觸診))을 통해서 신체의 전체적인 상태를 파악한다. 스태틱 팔페이션은 복와위나 앙와위, 좌위, 입위에서 신체가 어떻게 변형되어 있는지 대략적으로 파악하여 이상이 있다고 생각되는 부분에 모션 팔페이션이나 다른 진단법을 활용하여 더 세밀하게 진단을 한다. 즉 스태틱 팔페이션에서 얻은 신체의 정보는 더 정확한 진단을 위한 예비적인 정보가 된다. 따라서 스태틱 팔페이션의 결과로 얻은 신체 정보를 그대로 서블럭세이션이나 픽세이션으로 간주해서는 안 된다.

그리고 스태틱 팔페이션을 통해 얻은 신체 진단은 카이로프랙틱 시술 전후를 비교함으로써 신체가 어떻게 변화했는지, 시술이 제대로 되었는지 확인도 가능하며, 내원사에게 신뢰를 줄 수 있는 지표로서도 활용이 가능하다.

1) 복와위 신체균형 체크 포인트 및 스태틱 팔페이션 영상 54

입위에서 머리 기울기 및 뒤틀림, 경추 기울기 및 뒤틀림, 상지 회전, 하지 만곡 등을 체크하지만, 복와위에서는 정확한 체크가 어렵기 때문에 생략한다. 단 입위에서 검사할 때 이들 신체 지표를 함께 할 경우 신체 변위를 더 정확하게 판단할 수 있게 된다.

본 장에서는 복와위와 앙와위에서의 신체 진단을 소개한다.

◈ 복와위 신체균형 체크 포인트

① 어깨 높이

② 견갑골 높이 및 벌어짐

③ 흉, 요추 이상 만곡

④ 체표 온도 측정

⑤ 등 근육 긴장

⑥ 장골능 높이

⑦ PSIS 높이

⑧ 대전자 높이

⑨ 둔근선(히프 라인) 높이

⑩ 손의 길이

⑪ 내과 및 종골 높이

◈ 복와위 신체균형 체크 포인트 스태틱 팔페이션 방법

피술자는 테이블에 바르게 엎드리고(복와위), 시술자는 피술자의 왼쪽에 서서 스태틱 팔페이션을 실시한다.

① 어깨 높이

시술자는 네 손가락을 붙인 후 손바닥을 펴서 오른손을 피술자의 오른쪽 어깨, 왼손은 피술자의 왼쪽 어깨를 상방에서 하방으로 댄 후에 좌우 높이를 측정한다(사진 143).

② 견갑골 높이 및 벌어짐

시술자는 오른손 모지로 피술자 오른쪽 견갑골 하각, 왼손 모지로는 피술자의 왼쪽 견갑골 하각을 컨택트하여 좌우 상하 높이를 측정한다. 이후 척추와 견갑골 내측 사이를 좌우 비교하여 어느 쪽의 견갑골이 더 벌어졌는지 체크한다(사진 144).

③ 흉, 요추 이상 만곡

시술자는 오른손 검지와 중지를 이용해서 흉추부터 요추까지 척추를 전체적으로 촉진해 가면서 흉, 요추의 이상 만곡을 체크한다(사진 145).

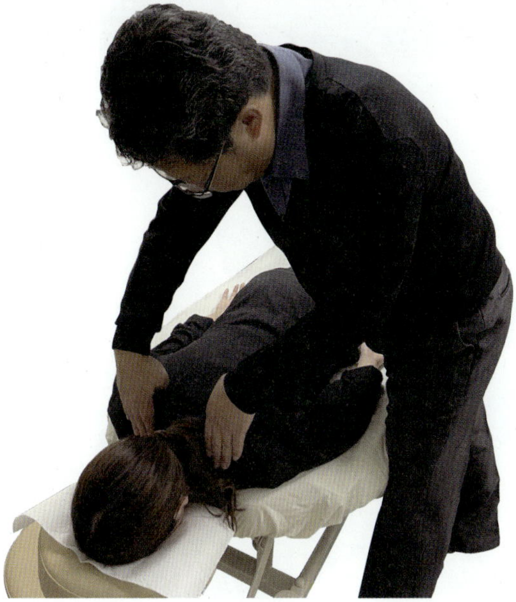

-사진 143-

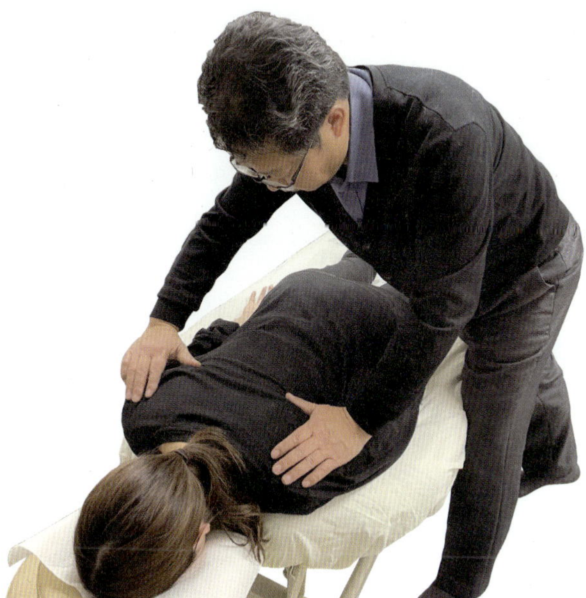

-사진 144-

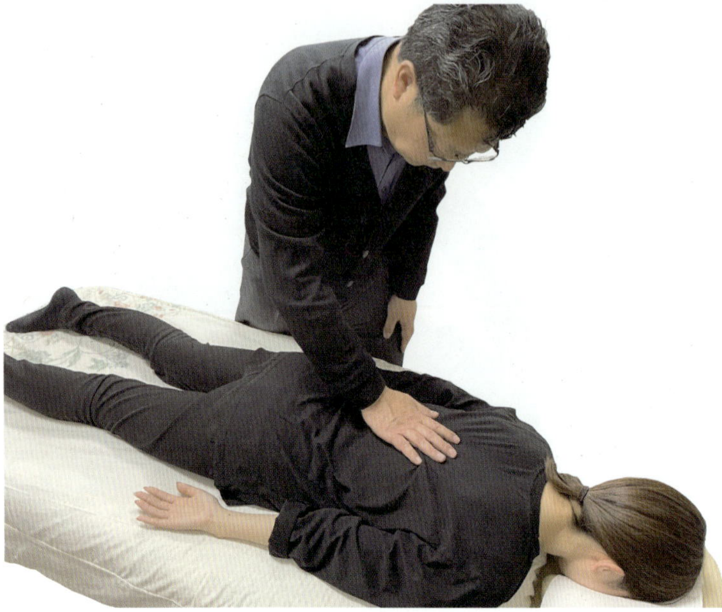

-사진 145-

④ 체표 온도 측정

시술자는 양 손바닥과 손등을 이용해서 피술자의 좌우, 상하 부위의 체온을 측정한다(사진 146). 만일 상대적으로 체온이 낮은 부위가 존재한다면 그 부위에 관련하여 어떤 문제가 있거나 근육의 긴장, 혈액순환이 원활하지 못함을 의미한다.

⑤ 등 근육 긴장

시술자는 육안으로 등 근육이 상대적으로 위로 올라와 있는지, 긴장되어 있는지 확인하고 손으로 직접 등 근육을 확인한다(사진 147).

⑥ 장골능 높이

시술자는 네 손가락을 붙인 후 손바닥을 펴서 오른손 검지 나이프 엣지 부위를 피술자 오른쪽 장골능에, 왼손 검지 나이프 엣지 부위는 피술자 왼쪽 장골능에 상방에서 하방으로 컨택트하여 좌우 높이를 체크한다(사진 148).

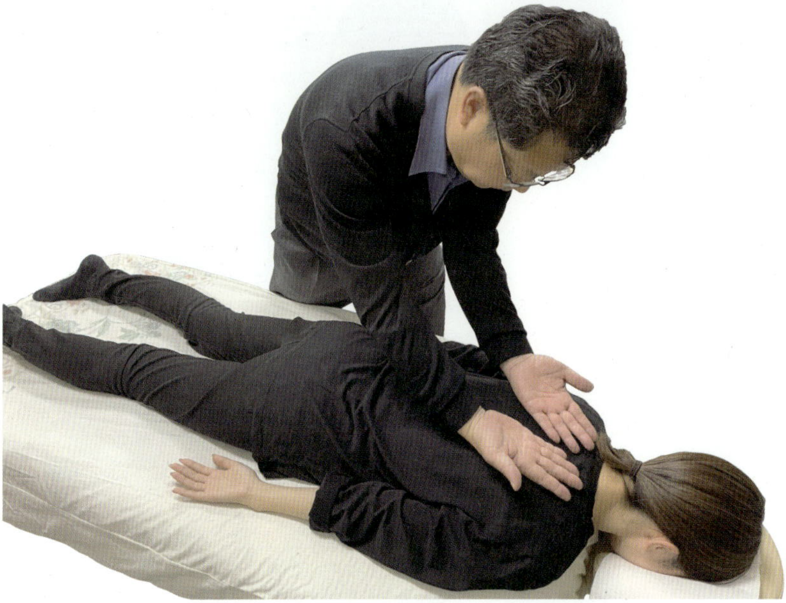

-사진 146-

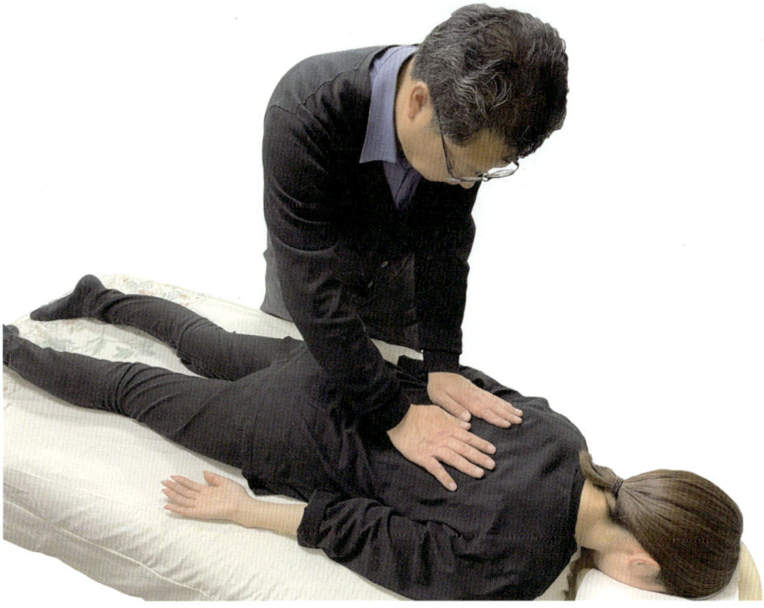

-사진 147-

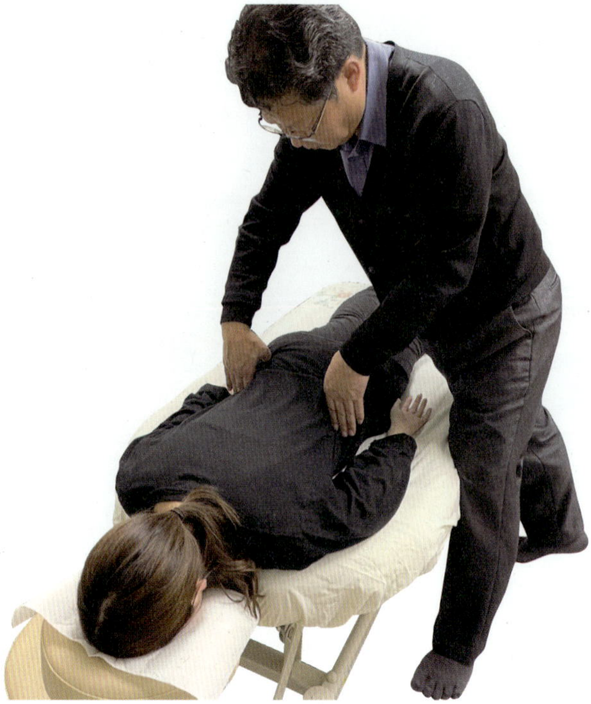

-사진 148-

⑦ PSIS 높이

시술자는 오른쪽 모지로 피술자 오른쪽 PSIS 하방, 왼손 모지로 피술자 왼쪽 PSIS 하방에 컨택트해서 높이를 체크한다(사진 149).

⑧ 대전자 높이

시술자는 네 손가락을 붙인 후 손바닥을 펴서 오른손 검지 나이프 엣지 부위로 피술자의 오른쪽 대전자를, 왼손 검지 나이프 엣지 부위로 피술자의 왼쪽 대전자를 상방에서 하방으로 컨택트하여 좌우 높이를 체크한다(사진 150).

⑨ 둔근선(히프 라인) 높이

둔근선은 옷을 입은 상태에서 체크하기가 어렵기 때문에 이 상태에서는 대략적으로 위치만 파악한다(사진 151). 임상에서 사용하기엔 오해의 소지가 있기에 지양한다.

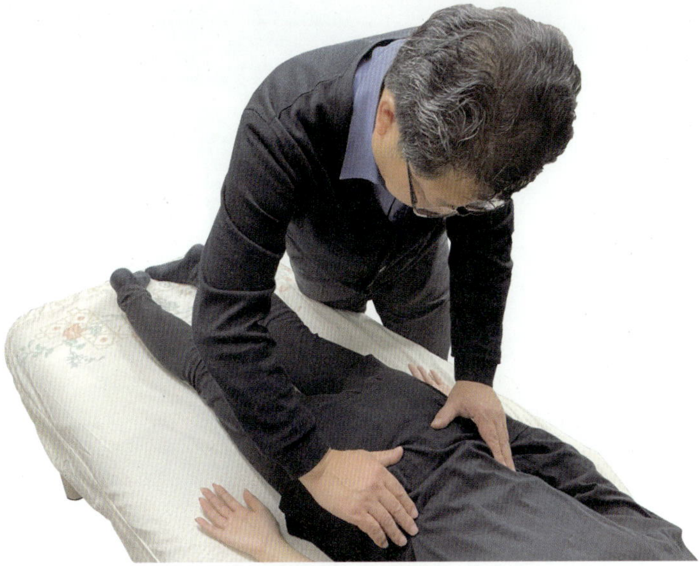

-사진 149-

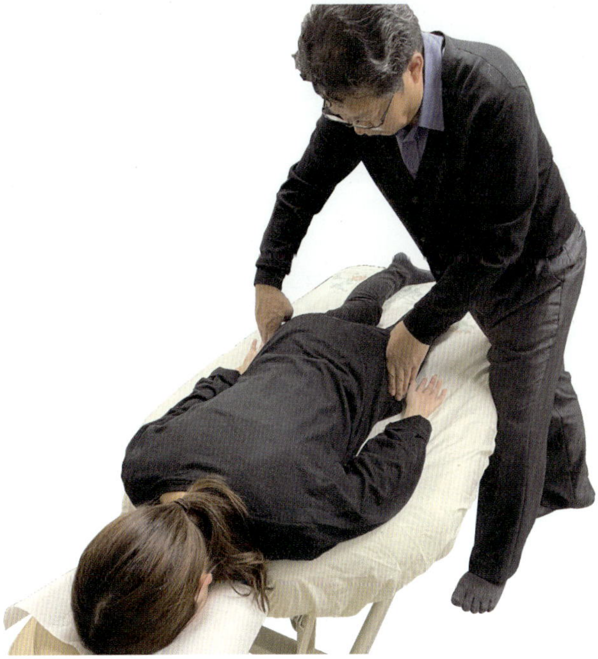

-사진 150-

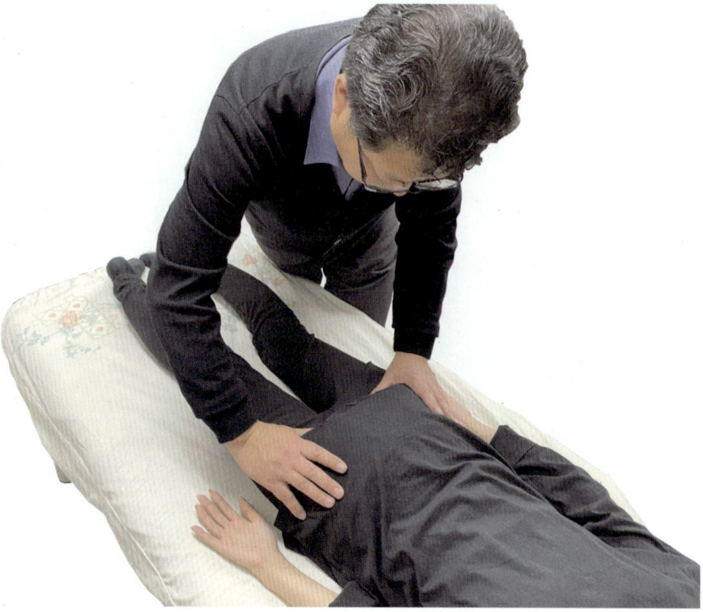

-사진 151-

⑩ 손의 길이

시술자는 오른손 검지로 피술자 오른손 손목 부위에 컨택트하고 왼손 검지로 피술자의 왼손 손목 부위에 컨택트하여 좌우 높이를 측정한다(사진 152).

⑪ 내과 및 종골 높이

시술자는 오른손 모지 내측을 피술자의 오른쪽 발목 내과 부위 하단, 왼손 모지 내측을 피술자의 왼쪽 발목 내과 부위 하단에 컨택트하여 좌우 높이를 측정한다. 또한 양쪽 종골(발 뒤꿈치)의 높이를 체크한다(사진 153).

내과의 높이와 종골의 높이가 다르게 나타나는 경우가 종종 발생한다. 그 이유는 거골하 관절은 많은 관절로 이루어져서 발 관절의 변위나 발의 아치, 인대 등의 영향을 받기 때문이다.

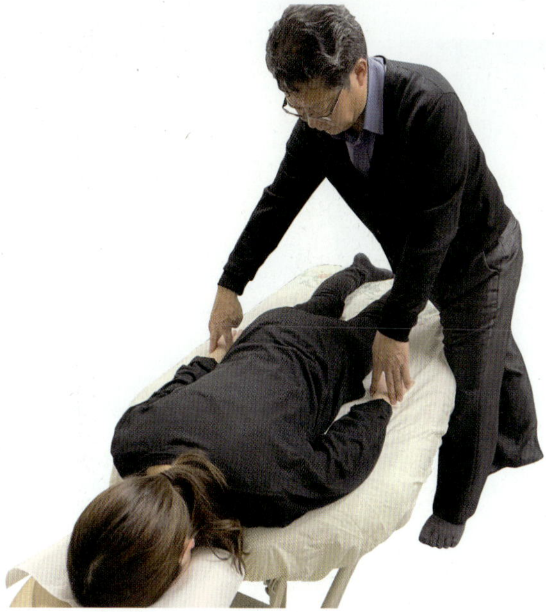

-사진 152-

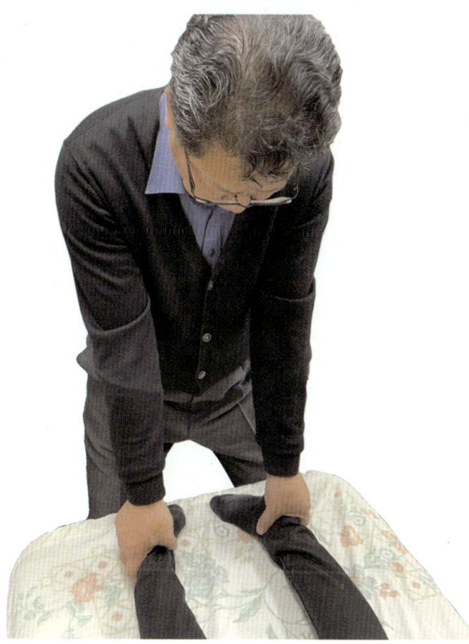

-사진 153-

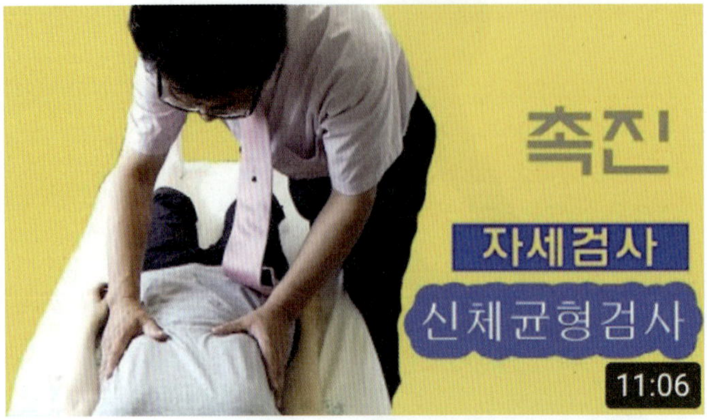

영상 54

2) 앙와위 신체균형 체크 포인트 및 스태틱 팔페이션

입위에서 신체 검사는 얼굴 기울기나 어깨 뒤틀림, 상지 회전, 발의 벌어짐 등을 검사하지만, 앙와위 검사에서는 이들 검사가 정확하게 나오지 않기 때문에 생략한다. 만일 입위에서 검사한다면 이들 항목을 함께 검사하는 것이 좋다.

신체 지표에 따라 스태틱 팔페이션을 하면 전체적인 신체의 변형이나 틀어짐 정도를 알 수가 있게 된다.

◈ 앙와위 신체균형 체크 포인트

① 어깨 높이

② 쇄골 전후, 상하 높이

③ 흉부 근육 긴장

④ 손의 길이

⑤ 흉곽 하각 높이

⑥ ASIS 높이

⑦ 무릎 높이

⑧ 내과 높이

◈ 앙와위 신체균형 체크 포인트 스태틱 팔페이션 방법

피술자는 테이블에 바르게 눕고(앙와위), 시술자는 피술자의 오른쪽에 서서 스태틱 팔페이션을 실시한다.

① 어깨 높이

시술자는 네 손가락을 붙인 후 손바닥을 펴서 오른손을 피술자의 왼쪽 어깨, 왼손은 피술자의 오른쪽 어깨를 상방에서 하방으로 댄 후에 좌우 높이를 측정한다(사진 154).

② 쇄골 전후, 상하 높이

시술자는 오른손 모지로 피술자의 왼쪽 쇄골단 전면부, 왼손 모지로는 피술자의 오른쪽 쇄골단 전면부를 컨택트하여 전방에서 후방으로 컨택트하여 전후 높이를 측정한다. 이어서 좌우 검지로 쇄골단 상부에 컨택트하여 쇄골 좌우의 상하 높이를 측정한다(사진 155).

③ 흉부 근육 긴장

육안으로 피술자의 흉부의 긴장이나 높낮이를 관찰한다. 손바닥 전체를 흉부에 대고 근

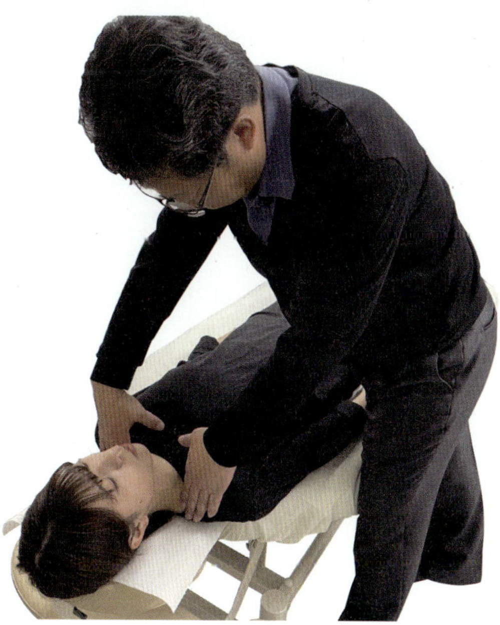

-사진 154-

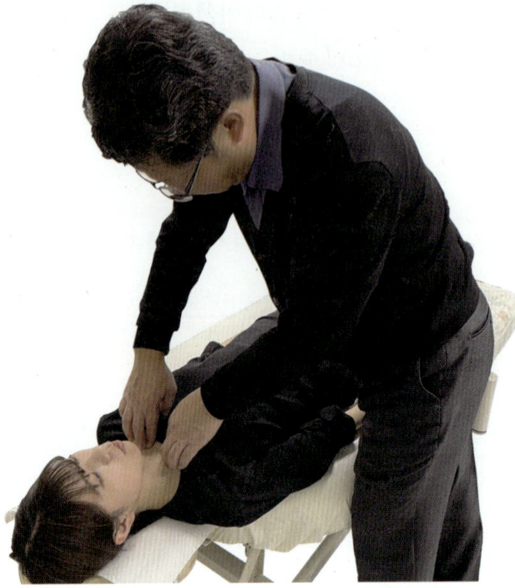

-사진 155-

육의 긴장 정도를 파악한다. 여성은 흉부 컨택트를 제외한다.

④ 손의 길이

시술자는 오른손 검지로 피술자 왼손 손목 부위에 컨택트하고 왼손 검지로 피술자의 오른손 손목 부위에 컨택트하여 좌우 높이를 측정한다(사진 156).

⑤ 흉곽 하각 높이

피술자는 오른손 모지로 피술자의 왼쪽 늑골 하각 부위에 컨택트하고 왼손 모지로 피술자 오른쪽 하각에 컨택트하여 좌우 높이를 측정한다(사진 157).

⑥ ASIS 높이

시술자는 오른손 모지로 피술자의 왼쪽 ASIS, 왼손 모지로 피술자의 오른쪽 ASIS를 하방에서 상방으로 컨택트하여 좌우 높이를 측정한다(사진 158).

⑦ 무릎 높이

시술자는 오른손 모지로 피술자의 왼쪽 슬개골 하부, 왼손 모지로 피술자의 오른쪽 슬개

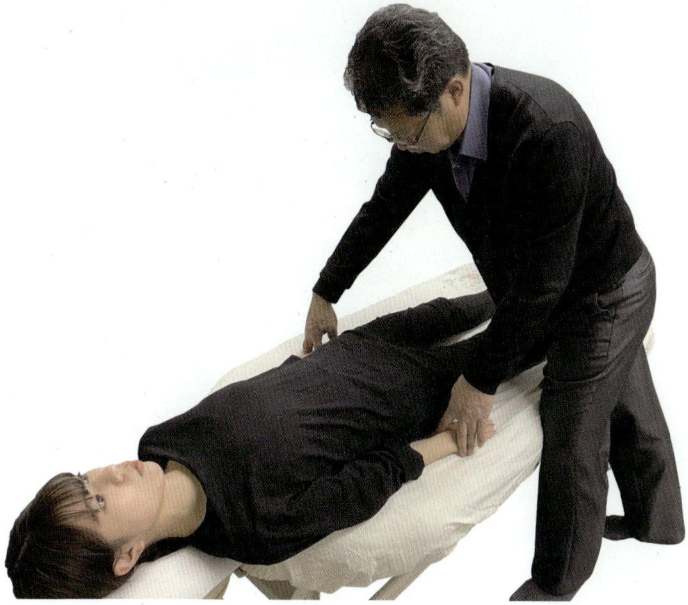

-사진 156-

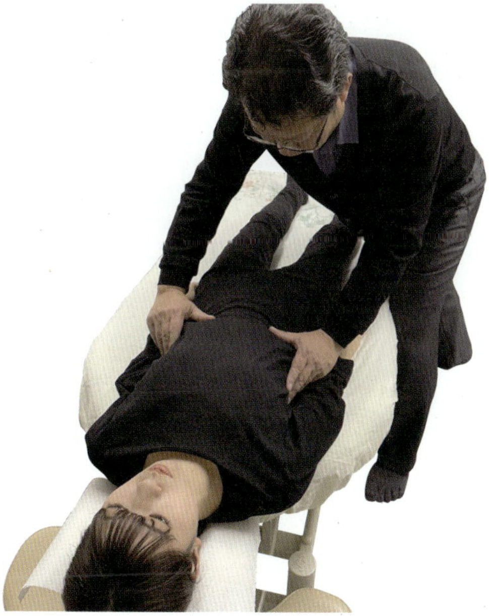

-사진 157-

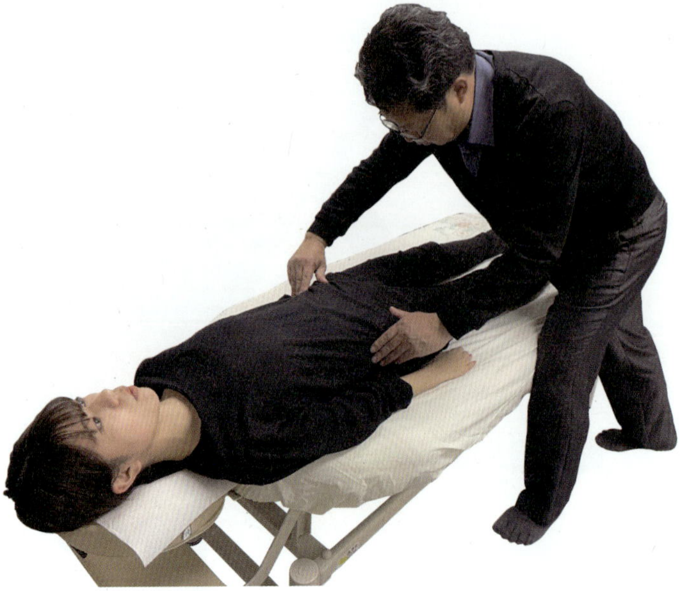

-사진 158-

골 하부를 컨택트해서 좌우 높이를 측정한다(사진 159).

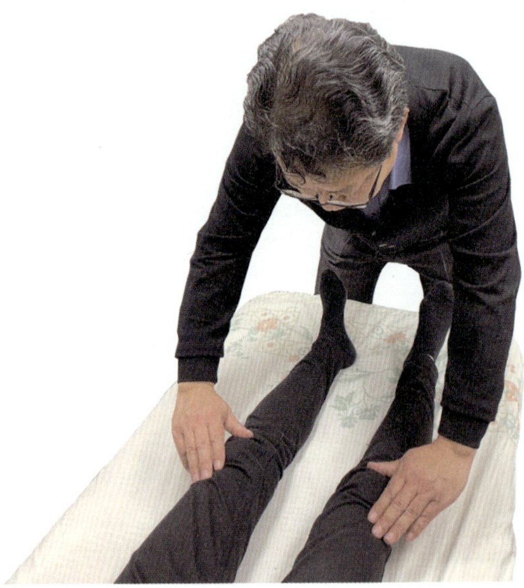

-사진 159-

⑧ 내과 높이

시술자는 오른손 모지 내측을 피술자의 왼쪽 발목 내과 부위 하단, 왼손 모지 내측을 피술자의 오른쪽 발목 내과 부위 하단에 컨택트하여 좌우 높이를 측정한다(사진 160).

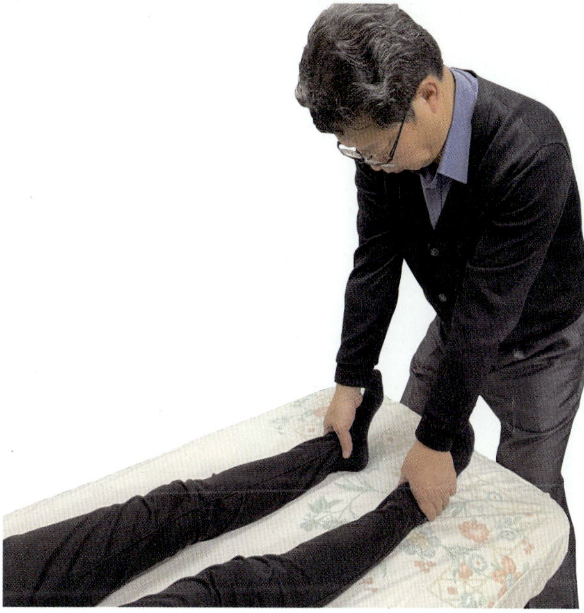

-사진 160-

2. 척추 진단 차트

척추의 변위는 관련된 내장에 영향을 미치고, 내장의 이상은 연관된 척추에 영향을 미치게 된다. 또한 유기적으로 내장은 다른 근골격계 부위에, 근골계 이상은 다른 내장에도 영향을 미치게 된다. 카이로프랙틱은 척추를 통해서 내장의 기능을 회복시킬 수 있으며, 내장의 시술을 통해 척추의 문제를 해결할 수가 있다. 따라서 척추와 내장의 연계를 숙지하고 있으면 임상에 많은 도움이 된다. 또한 내장의 관련 근육은 그 기능에 관계하여 근력이 저하되기도 한다. 따라서 본 장에서는 척추와 내장의 연계와 함께 관련된 근육을 소개한다. 임상에서 참고로 활용하면 도움이 된다(표 1).

내장과 척추의 연계성에 관해 본 장에서 소개한 부분과 다르게 주장하는 분들도 존재한다. 본 장에서는 SOT의 CMRT(내장치료 테크닉)의 관련성을 소개한다. 개인적으로 저자가 SOT를 메인으로 사용하고 있는 이유도 있지만, 다르게 주장하는 일부의 내장과 척추의 관계를 비교해본 결과 CMRT의 관련성이 더 높게 나온 점도 있었기 때문이다.

그렇다고 다른 분들의 주장이 틀리다는 뜻은 아니다. 만일 내장과 척추의 관련성에 관해 다른 견해를 가지고 있다면 함께 사용해보거나 참고하고 응용해보길 권하고 싶다. 사람마다, 지역마다, 나라마다 그리고 카이로프랙터마다 다를 수 있기 때문이다.

◈ 추골, 내장(장기) 그리고 근육의 관련 차트

추골	관련 장기	관련 근육
T1	관상동맥	경부의 신근, 굴근
T2	심근	견갑하근
T3	폐장-호흡기계	전거근, 삼각근
T4	담낭	슬와근
T5	위장	대흉근(쇄골부), 상완이두근, 능형근
T6	췌장	광배근, 상완삼두근
T7	비장	승모근(중부, 하부)
T8	간장	능형근, 대흉근(흉늑부)
T9	부신	박근, 봉공근, 비복근, 가자미근
T10	소장	대퇴사두근(소장), 후대퇴근(직장), 복근(소장)
T11	신장, 십이지장	대요근, 장요근, 복근(십이지장)
T12	신장	대요근, 장요근
L1	회맹판	
L2	맹장	요방형근
L3	선(난소, 정소)	대둔근
L4	결장	대퇴근막장근
L5	전립선, 자궁	이상근, 중둔근, 대둔근

▲표 1

3. 경추와 골반 진단 플루 차트

신체의 서블럭세이션을 찾는 방법은 다양하게 존재한다. 다양한 진단방법을 숙지하고 있다면 그만큼 내원자의 어려움을 해결해 줄 수 있는데 많은 도움이 된다. 본서에서는 다양한 진단방법과 테크닉을 소개하고 있다. 지금까지 본서를 읽고 여기까지 온 분들은 어느 정도 이해가 되었으리라 생각한다.

카이로프랙틱이나 도수치료에서 내원자의 신체 문제를 진단하는데 효과적인 진단 차트를 소개한다. 본 차트는 유니온 카이로프랙틱 협회의 MET(muscle energy technique) 국제 세미나 자료를 참조한 것이다.

본 차트는 내원자의 문제가 경추의 문제인지, 골반의 문제인지를 진단할 수 있으며, 골반의 문제라면 요선(腰仙) 관절의 문제인지, 선장관절 문제인지를 확인할 수가 있다. 요통이나 골반의 변위가 존재했을 때 요선 부위를 시술해야 할지, 선장 부위를 시술해야 할지 고민을 하게 되는 경우가 많다. 본 차트를 이용하면 어느 정도 쉽게 진단을 할 수가 있다.

아래의 차트에서는 상지(上肢)와 하지(下肢) 길이를 통해서 경추의 문제인지, 골반의 문제인지를 먼저 분류한다. 복와위나 앙와위에서 상지와 하지의 길이를 측정한다. 만일 상지와 하지 모두 동측이 짧다면 경추의 문제이다. 만일 동측이 아닌, 반대측이 짧아진다면 골반의 문제일 가능성이 높다. 이 경우에는 골반을 체크한다. 입위에서 양쪽 PSIS에 컨택트해서 높이를 측정하여 높낮이가 있는지 확인한다. 높이 차이가 있다면 요선관절이나 선장관절의 병변을 의미한다. 이후 좌위에서 양쪽 PSIS에 컨택트한 후에 상체를 구부리면서 양쪽을 체크한다. 변화가 없다면 골반은 정상이다. 약간 높이 차이가 있다면 요선관절을 문제를 의미한다. 높이가 크게 존재한다면 선장관절의 문제를 의미한다(표 2).

내원자의 문제가 경추의 문제인지, 골반의 문제인지를 본 차트를 활용해서 찾아내고 골반의 문제라면 요선관절인지, 선장관절인지를 찾아내서 어프러치를 한다면 내원자는 한결 편안한 상태가 되리라 생각한다. 어프러치 이후에는 제대로 시술이 되었는지, 다시 체크를 한다면 진단과 시술이 정확했는지를 확인할 수가 있게 된다.

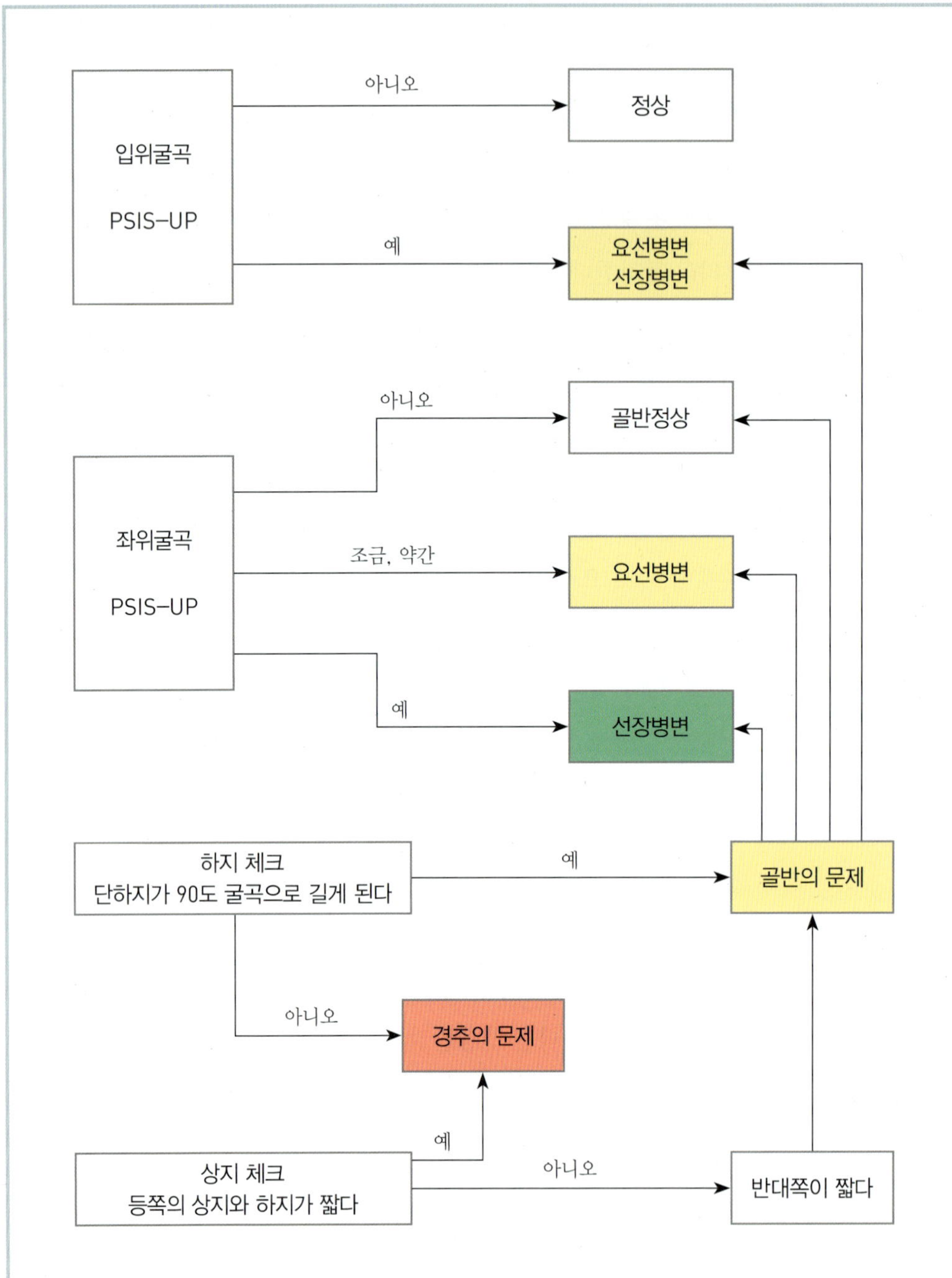
입위굴곡
PSIS-UP
아니오
정상
예
요선병변
선장병변
아니오
골반정상
좌위굴곡
PSIS-UP
조금, 약간
요선병변
예
선장병변
하지 체크
단하지가 90도 굴곡으로 길게 된다
예
골반의 문제
아니오
경추의 문제
예
상지 체크
등쪽의 상지와 하지가 짧다
아니오
반대쪽이 짧다

▲표 2

4. Lovett brother 관계

Lovett brother는 서로 연관된 형제추가 연동되어 보행시에 동일 방향 또는 반대 방향으로 회전이 발생하는 것을 말한다. 즉, Lovett brother의 관점에서 어느 추골에 서블럭세이션이 발생하면 형제추에 대해 2차적으로 대사성 서블럭세이션이 발생하게 된다. 따라서 그 원인인 1차성 서블럭세이션을 시술하지 않고 대상성으로 발생한 2차성 서블럭세이션만을 시술할 경우 형제추 부위에 다시 2차성 서블럭세이션이 나타나게 된다. 그러므로 카이로프랙틱 시술에는 1차성 서블럭세이션의 해결이 무엇보다도 중요하다(그림 13).

이러한 형제추 개념은 척추뿐만 아니라 골반과 두개골까지 연관성이 있으며, 상지와 하지도 서로 연관성을 가지고 있다. 임상에서 동일한 변위 개념을 떠나 연계되는 부위로서 신체의 문제를 해결하는데 응용할 수가 있다. 예를 들면 무릎 관절(슬관절)에 문제가 있을 경우 해당되는 팔꿈치 관절(주관절)의 어프러치를 통해서 무릎 관절의 문제를 개선시킬 수도 있다. 따라서 임상에서는 인체를 Lovette brother 관점에 따라 때론 진단과 통증이나 기능 개선에 응용하여 활용할 수가 있다.

임상에서 Lovette brother 관계를 하나의 진단 방법의 관점으로 활용한 저자의 경험담이다. 30대 후반의 여성이 허리 통증과 함께 왼쪽 주관절(팔 관절)이 아프다고 했다. 전체적으로 카이로프랙틱 시술과 주관절에 어프러치를 했을 때 거의 대부분은 좋아졌다고 하면서 왼쪽 팔의 통증이 아주 약간 남아 신경이 쓰인다고 했다. 그런데 왼쪽 팔에 시술을 너 하너라도 그 이상 변화가 생기지 잃있다. 이후 Lovette brother 관짐에시 무릎 관질(슬관절)을 자극하자, 통증은 사라졌다. 그 내원자를 시술하면서 인체의 Lovette brother 관계성을 실감했었다.

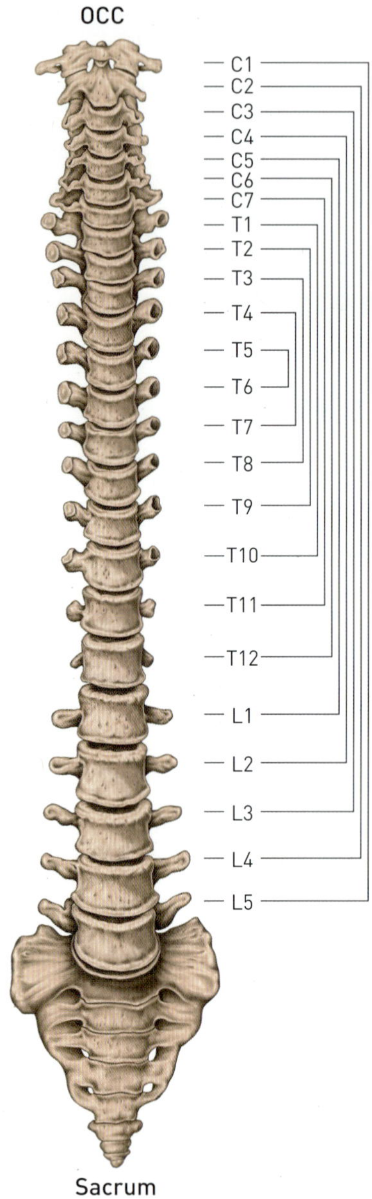
OCC
C1
C2
C3
C4
C5
C6
C7
T1
T2
T3
T4
T5
T6
T7
T8
T9
T10
T11
T12
L1
L2
L3
L4
L5
Sacrum

-그림 13-

◈ Lovette brother

두개골

접형골-미골

후두골-선골

측두골-장골

사지관절

견관절-고관절

주관절(팔꿈치관절)-슬관절(무릎관절)

수관절(손목관절)-족관절(발목관절)

VIII

임상에 활용할 수 있는 진단방법과 테크닉 동영상 모음

1 진단방법

2 테크닉

3 수기요법 및 자가치료

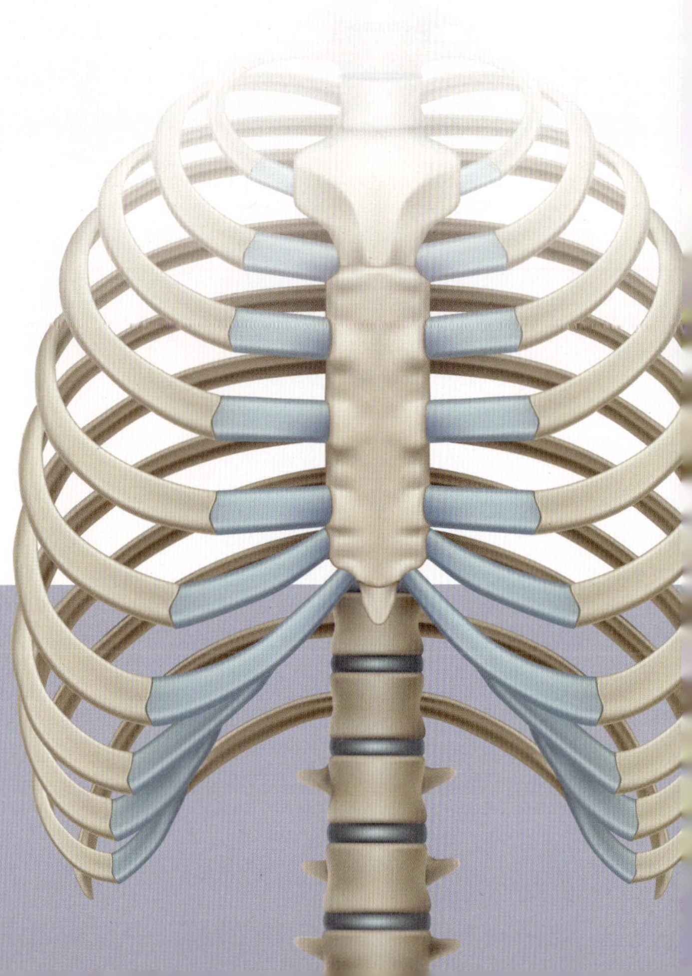

본 장에서 소개한 진단방법과 테크닉 및 자가치료 방법은 지금까지 "정지문 카이로프랙틱 TV-JJ chiropractic TV" 유튜브에 올린 콘텐츠이다. 본서에서는 개별적으로 설명을 하지 않지만 본 동영상을 활용한다면 임상에 많은 도움이 된다고 생각한다. 따라서 핸드폰으로 QR 코드를 찍어서 동영상을 볼 수 있기에 참고하길 권한다.

1. 진단방법

1) 경추 장해 테스트 영상 55

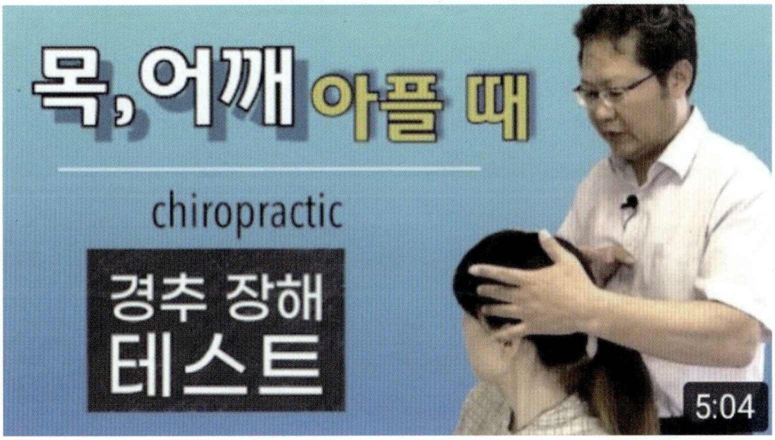

2) 좌골신경통 검사-SLR 영상 56

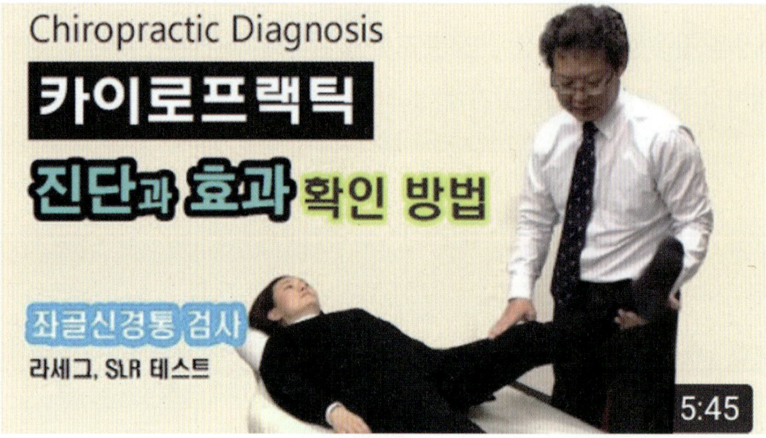

3) 다리길이를 통한 경추와 골반 진단 영상 57

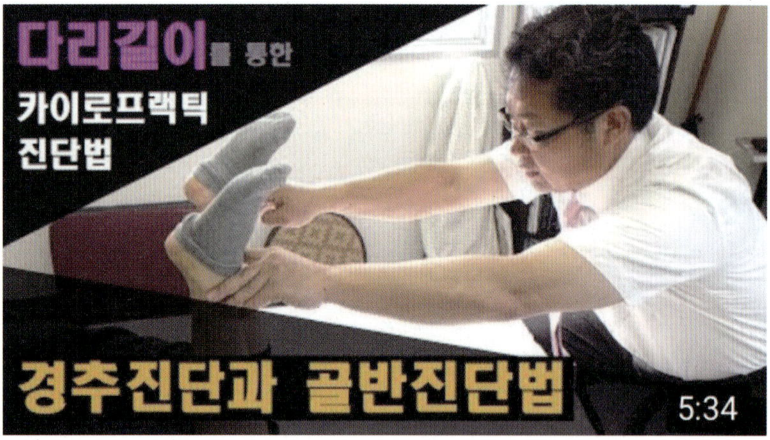

4) 손목 터널 증후군 테스트 영상 58

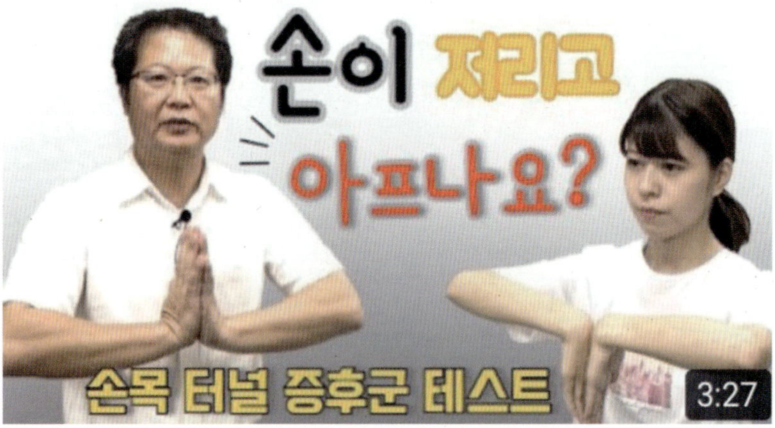
손이 저리고
아프나요?
손목 터널 증후군 테스트
3:27

5) SOT OCC Line(후두골 라인)을 통한 내장 진단 영상 59

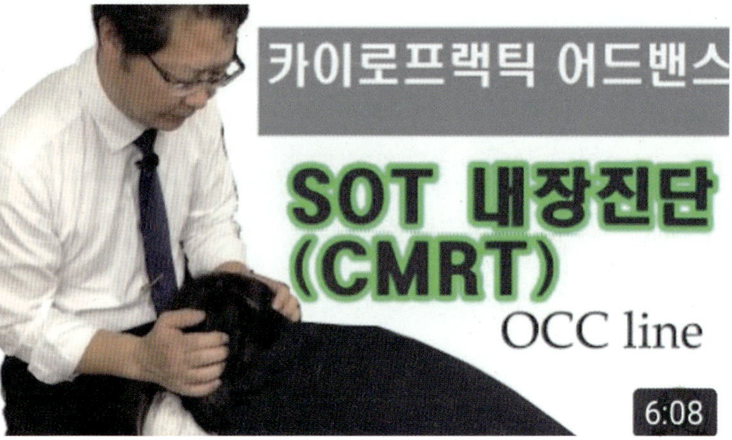

6) 근력을 통한 맥진 내장 진단 영상 60

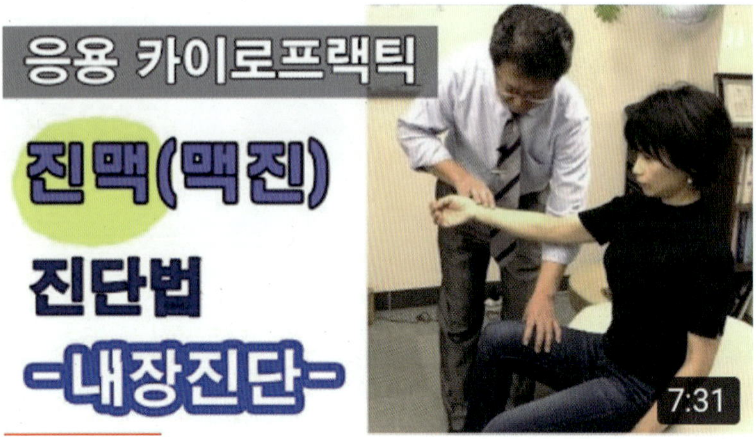

7) 요통의 원인: 디스크와 추간관절 영상 61

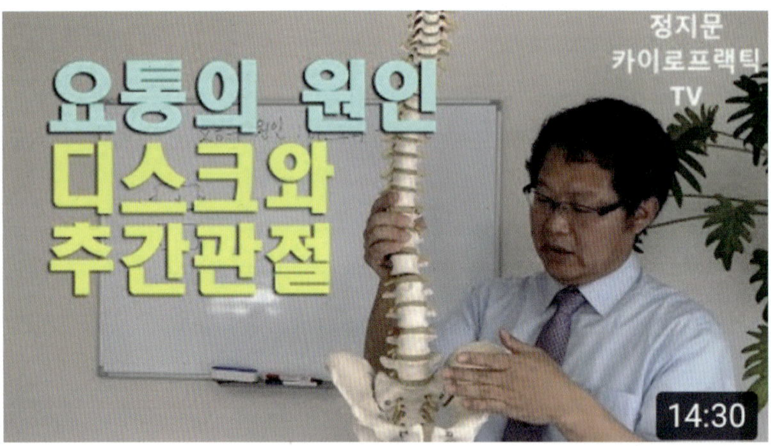

8) 카이로프랙틱으로 가능한 측만증 진단 영상 62

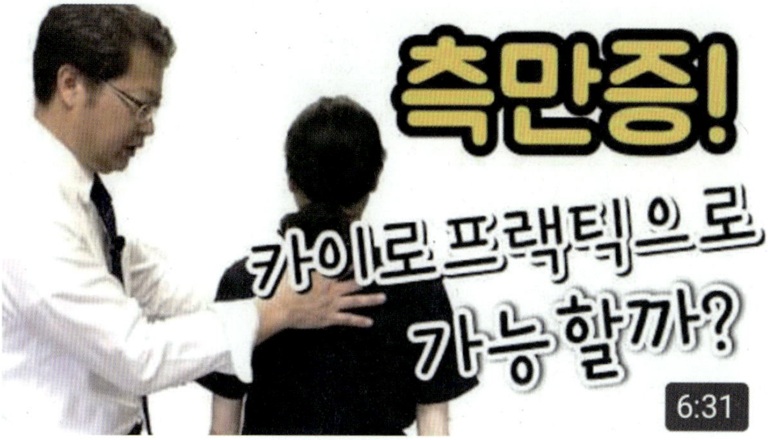

9) 호흡의 중요성: 코호흡과 입호흡(구강호흡) 영상 63

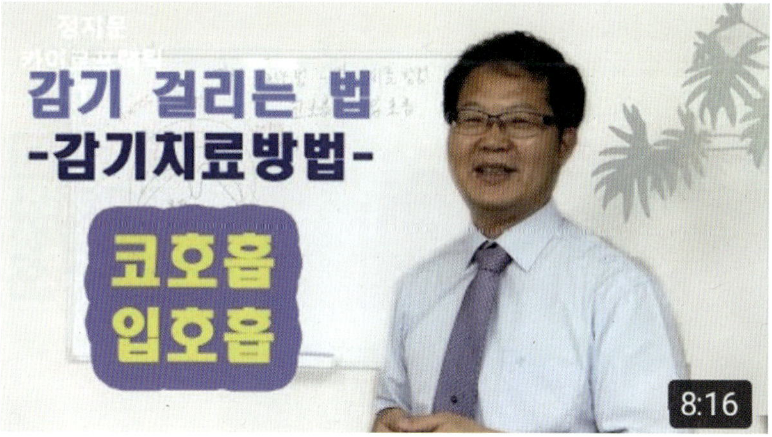

10) 인체에 숨겨진 숫자의 수수께끼 영상 64

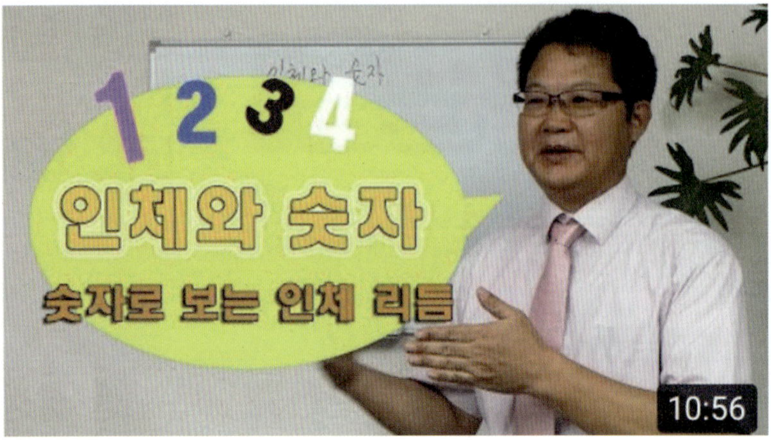

2. 테크닉

1) 다리길이 진단을 통한 후두골교정 영상 65

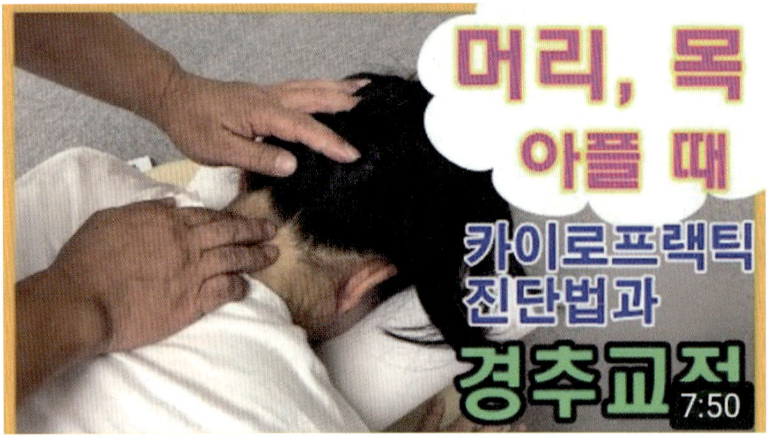

2) 다리길이 진단을 통한 경추교정 영상 66

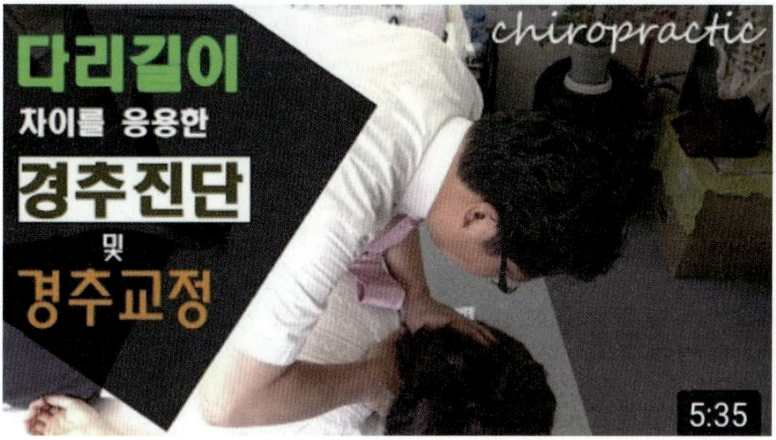

3) 요추 side slip 교정 영상 67

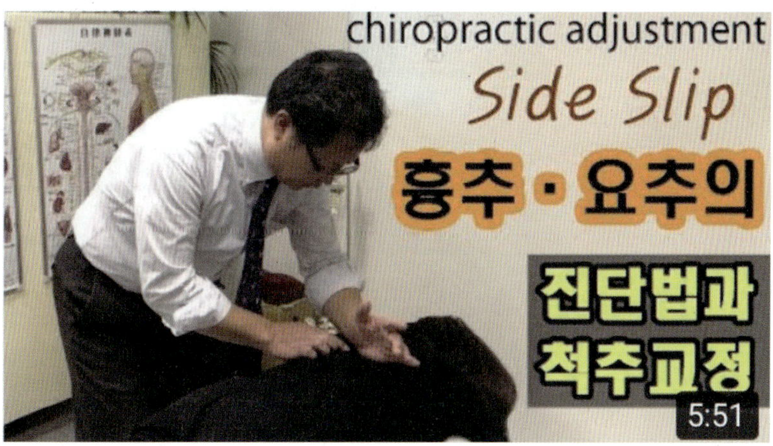

4) 늑골 릴리스 테크닉 영상 68

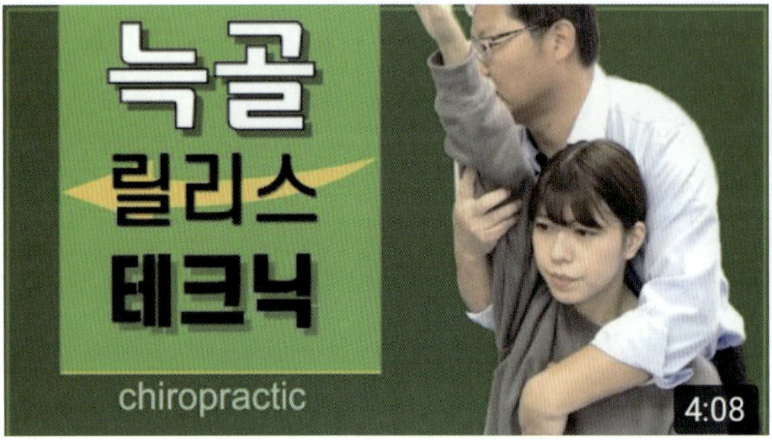

5) 측와위 허리 스트레칭 영상 69

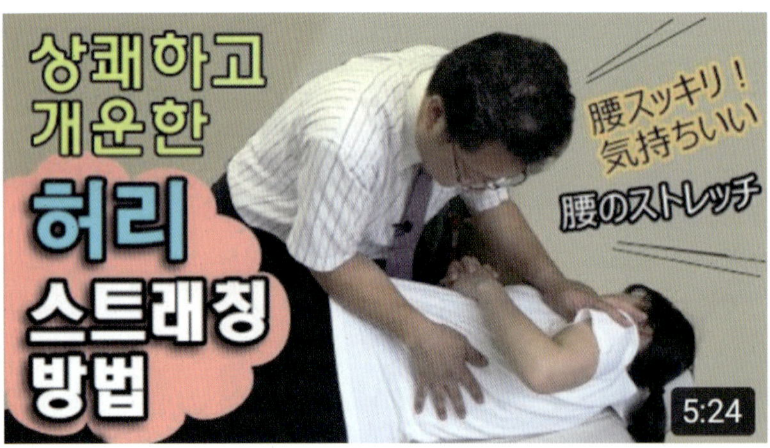

6) 엄지(모지)교정 영상 70

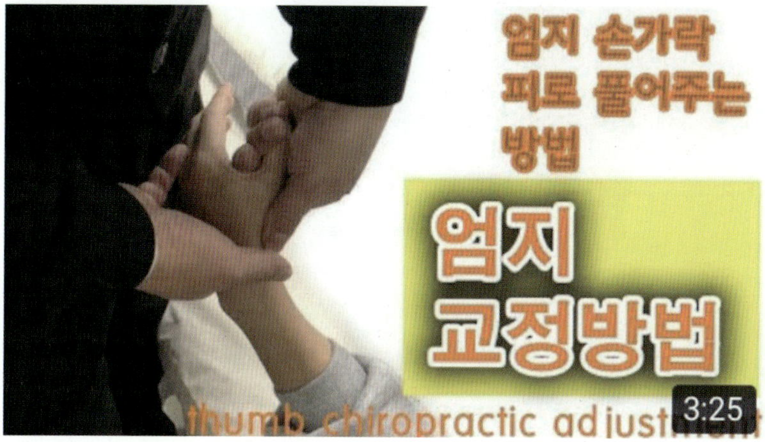

7) 발 아플 때 주상골교정 영상 71

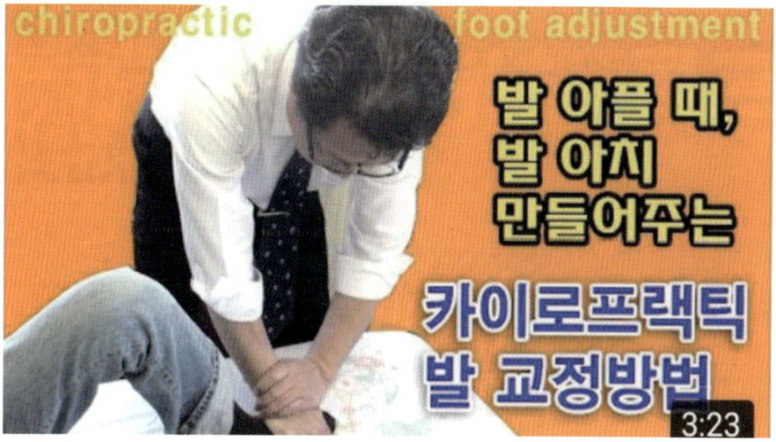

8) 집중력 높이는 CV4 테크닉 영상 72

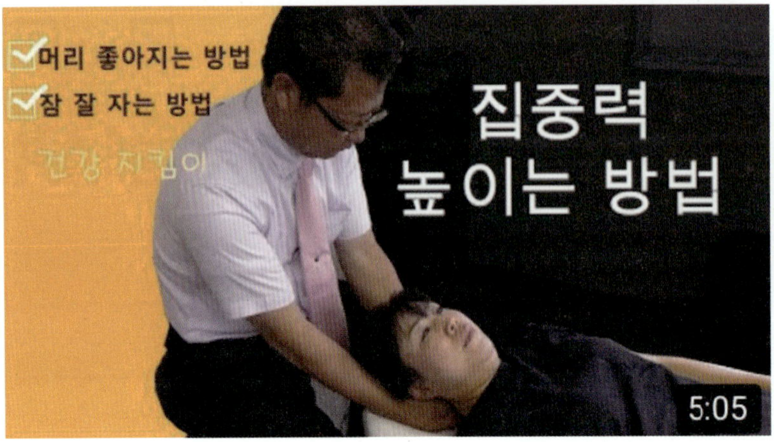

9) 두통 해소의 SOT Basic Ⅲ 테크닉 영상 73

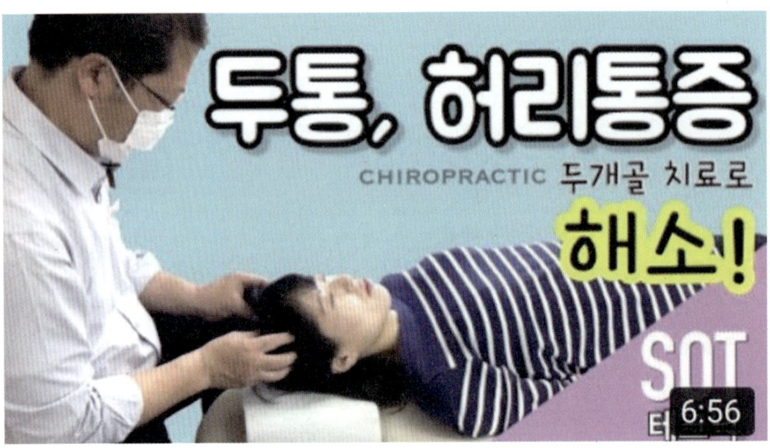

3. 수기요법 및 자가치료

1) 어깨결림 해소하는 수기요법 영상 74

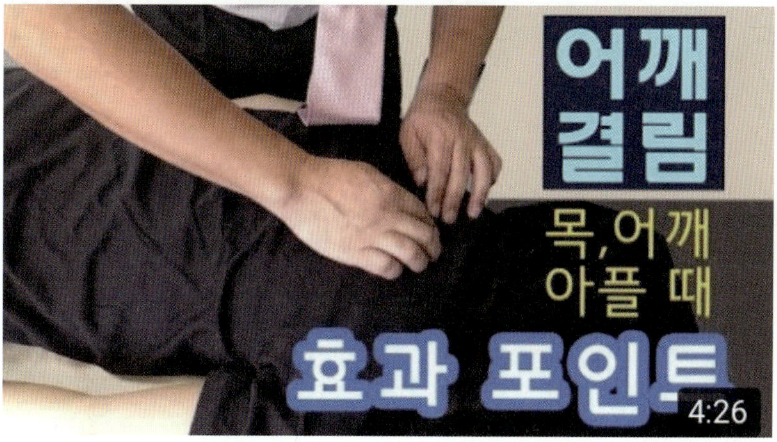

2) 좌골신경통, 요통에 효과있는 수기요법 영상 75

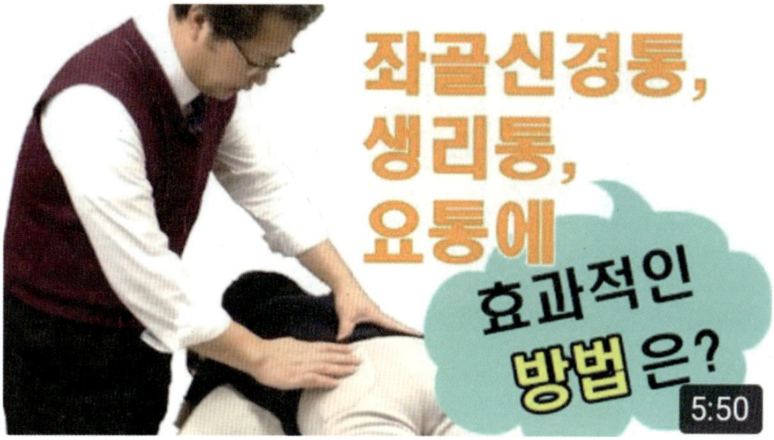

3) 효과적인 지압 방법 영상 76

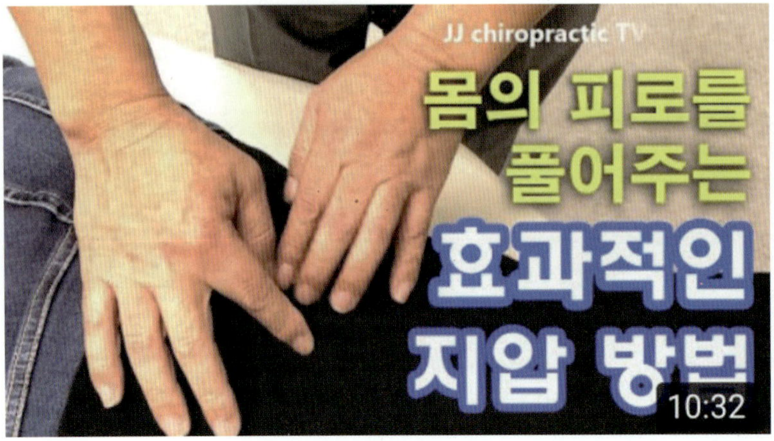

4) 팔꿈치를 이용한 등 수기요법 영상 77

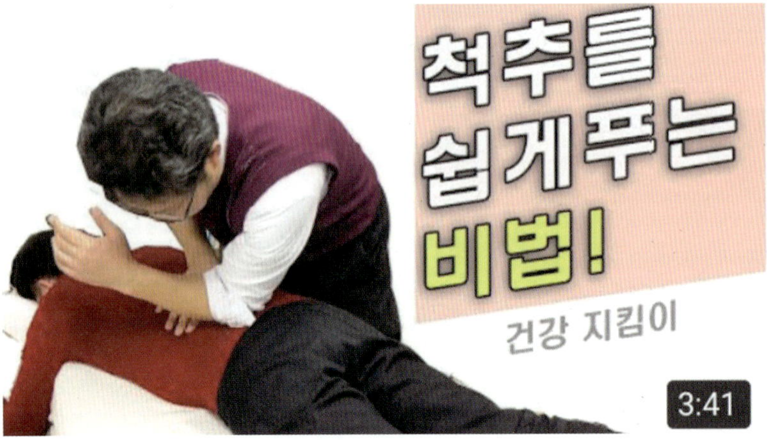

5) 팔꿈치를 이용한 대퇴 후면 수기요법 영상 78

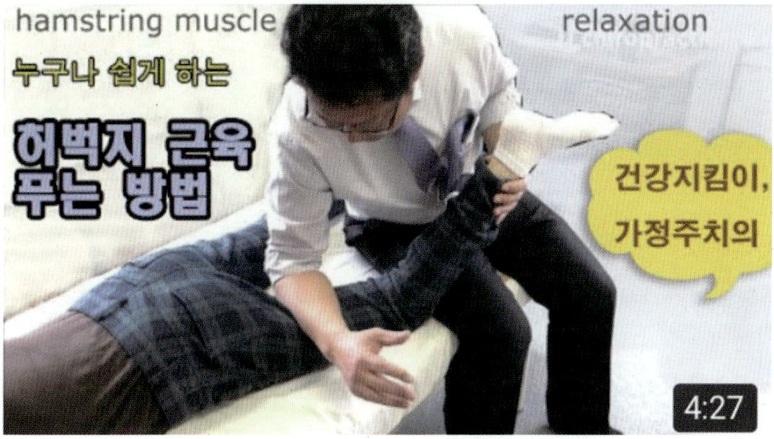

6) 무릎을 이용한 하퇴 전면 요법 영상 79

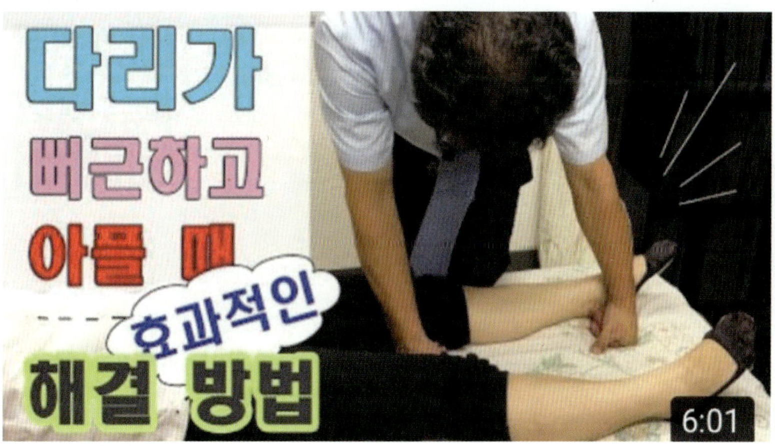

7) 혈액순환을 위한 말초혈관 수기요법 영상 80

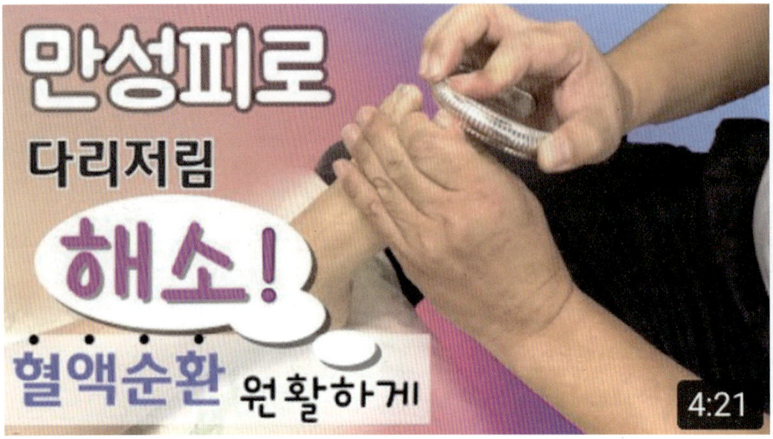

8) 냉찜질과 온찜질 방법 영상 81

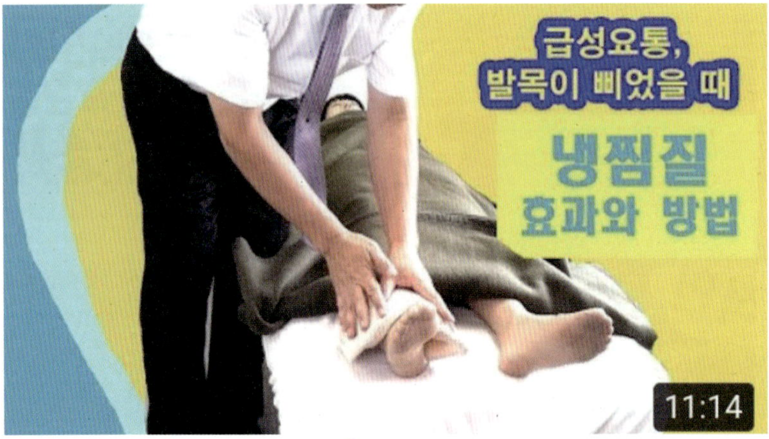

9) 팔꿈치를 이용한 발 피로회복 요법 영상 82

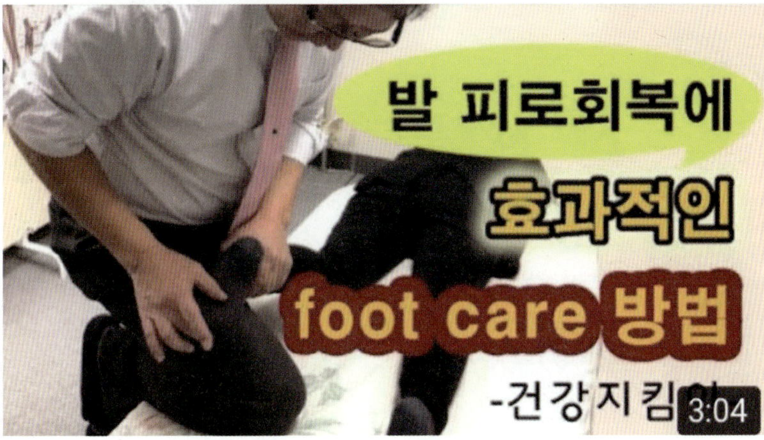

10) 거북목 엑스사이스 영상 83

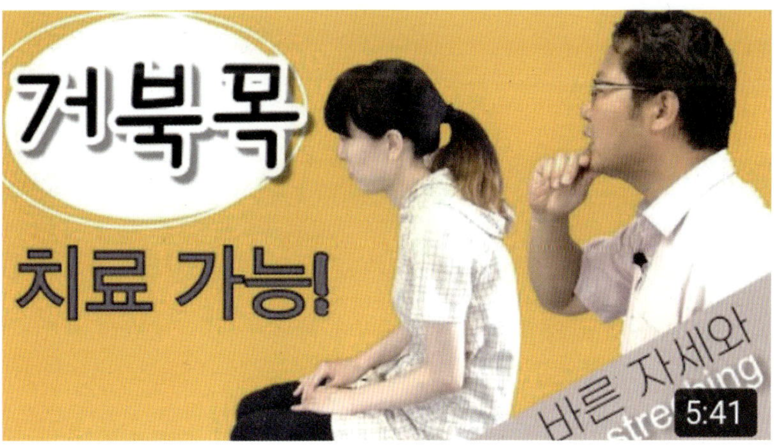

11) 무릎 자가치료 영상 84

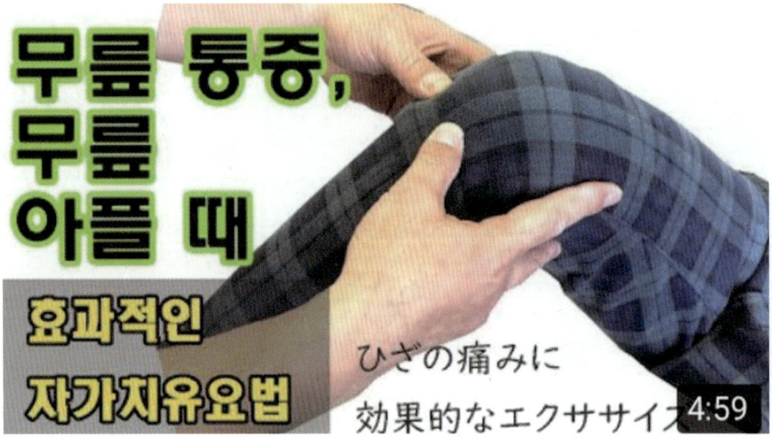

참고문헌

- 선골후두골테크닉(SOT) 테크닉. UCC 교재
- 유니온 카이로프랙틱 MET(muscle energy technique) 국제세미나 교재
- 인체해부학. 현문사
- 일본인체해부학. 가네코 우시노스케 원저. 남산당
- 정형학검사법. 다케야찌 히로아키, 다케야찌 노부요시 저. 과학신문사
- 척추 모션 팔페이션, 나카가와 다카오 저, 정지문 역. 신일서적
- 카이로프랙틱 디버시파이드 테크닉 Part1, 2. 나카이 코지 저, 정지문 역. 대학서림
- 카이로프랙틱 용어집. 과학신문사
- 톰슨 테크닉. UCC 교재
- 트리거 포인트 임상 테크닉. 오카와 야스시. 엔터프라이스 주식회사
- AK(applied kinesiology). 데이비드 월더 저, 쿠리하라 오사무 역. 과학신문사
- Sacro Occipital Technique을 이용한 카이로프랙틱이 만성요통환자의 통증, 체력 및 체형에 미치는 영향. 정지문 박사 논문
- SOT의 CMRT. UCC 교재

저자소개

인곡(仁谷) **정 지문** 대체의학박사

저자는 90년대 초 국내에서 수기치료를 공부하다가 96년 일본유학을 통해 카이로프랙틱과 오스테파시, 각종 수기요법을 배웠으며, SOT 자격 취득과 국내 유일 하모닉 테크닉 이수자이다.

또한 유니온 카이로프랙틱 협회장을 역임하며 국제세미나를 통해 해외의 수준 높은 테크닉 소개와 "정지문 자가치유요법"의 건강 콘텐츠를 계속해서 보급해오고 있다.

그리고 대체의학대학원과 유니온 카이로프랙틱 협회를 통해 오랫동안 후학을 양성해왔으며, "정지문 카이로프랙틱 TV–JJ chiropractic TV" 유튜브와 "정지문 자가치유"(네이버 블로그)를 통해 임상에 활용할 수 있는 진단과 테크닉 그리고 누구나 쉽게 하는 자가치료법을 소개해오고 있다.

저자는 2015년 초, 다시 일본으로 건너가 요코하마에서 "유니온 카이로프랙틱 시술원(ユニオン カイロプラクティック 施術院)을 개업하여 임상에 임하면서 신크로라보 테크닉과 네거티브 에너지 테크닉 등, 각종 테크닉을 이수하고 2021년 4월 귀국했다.

저서로는 "임상 응용 카이로프랙틱, 도수치료 테크닉"(대학서림), "카이로프랙틱 용어사전(대학서림)이 있으며, 역서로는, "척주 모션 팔페이션"(나카가와 다카오, 신일서적), "카이로프랙틱 디버시파이드 테크닉 1, 2"(나카이 코지, 대학서림), "21c 면역과 건강"(아보 토오루, 신일서적), "기적의 내 운명", "재능 살리기의 기적", "기적의 자녀교육"이 있다.

임/상/응/용

카이로프랙틱, 도수치료 테크닉

발행일. 2021년 6월 2일 발행 | **지은이.** 정지문

발행인. 윤진영 | **발행처.** 도서출판 대학서림

주소. 03076 서울특별시 종로구 혜화로2길 8

전화. 02.745.1220 02.763.1220 | **팩스.** 02.744.1210

홈페이지. http://www.daihaks.com | **등록번호.** 제1-88호

정가. 35,000원

ISBN. 978-89-6940-263-9 94510
978-89-6940-262-2 94510(세트)